KNAUR

Über die Autorin:
Julie Barton lebt mit ihrer Familie in Kalifornien. Sie arbeitet als Journalistin und Autorin und hat bereits in mehreren Zeitungen veröffentlicht.

JULIE BARTON

SEELEN FREUNDE

WIE MEIN HUND MICH AUS DER DEPRESSION RETTETE

Aus dem Amerikanischen von
Elisabeth Liebl

KNAUR

Die amerikanische Originalausgabe erschien 2017 unter dem Titel
»Dog Medicine. How My Dog Saved Me From Myself« bei Viking Books.

Besuchen Sie uns im Internet:
www.knaur.de

FSC
www.fsc.org
MIX
Papier aus verantwortungsvollen Quellen
FSC® C083411

Vollständige Taschenbuchausgabe September 2018
Knaur Taschenbuch

Ein Imprint der Verlagsgruppe
Droemer Knaur GmbH & Co. KG, München

Redaktion: Regina Carstensen
Covergestaltung: ZERO Werbeagentur, München
Coverabbildung: © Heathe Knape
Satz: Daniela Schulz, Rheda-Wiedenbrück
Druck und Bindung: CPI books GmbH, Leck
ISBN 978-3-426-78956-8

2 4 5 3 1

Für Greg, meine Mutter und meinen Vater,
und für immer und ewig: für Bunker.

Haustiere haben eine lebenswichtige Aufgabe,
die bislang viel zu wenig gewürdigt wurde:
Sie bewahren Millionen Menschen vor dem Wahnsinn.
Wenn du einen Hund streichelst oder dem Schnurren einer
Katze lauschst, kann der Verstand für einen Moment
ausspannen, und in dir entsteht ein Raum der Stille –
ein Tor in das Sein.

Eckart Tolle

Und nun lauscht mit den Ohren der Seele,
denn das ist das Ziel dieser Geschichte.

Clarissa Pinkola Estés

PROLOG

Ich glaube, dass das Universum mir, als ich aus tiefster Seele litt, einen Heiler in Gestalt eines Hundes geschickt hat. Manche Leute finden diesen Gedanken kindisch, lächerlich und merkwürdig. Mag sein. Andere aber nicken und wissen genau, wovon ich rede.

Die letzten Jahre habe ich damit zugebracht, über meinen geliebten Bunker zu schreiben. Mit diesem Buch möchte ich etwas von seiner Weisheit weitergeben, weil sie mich tatsächlich geheilt hat.

Danke für das Vertrauen, das Sie mir entgegenbringen, indem Sie mich auf dieser Reise begleiten. Ob Hund oder Katze, ob Pferd oder anderer Vierbeiner, ich hoffe aus ganzem Herzen, dass Sie und Ihr geliebtes Tier sich in den nachfolgenden Seiten wiederfinden. Auch wenn diese Geschichte meine Geschichte ist, so vermute ich doch sehr, dass sie, da Sie zu diesem Buch gegriffen haben, viel mit der Ihren gemeinsam hat.

TEIL I

AM SIEDEPUNKT, NEW YORK CITY

16. April 1996

Von der U-Bahn-Station zu meinem Apartment waren es nur sechs Blocks, doch ich war mir nicht sicher, ob ich das schaffen würde. Ich hielt meinen Blick fest nach unten gerichtet: auf den verschrammten Boden des Wagens der Linie 4, auf die kaugummiverklebten Stufen hinauf zur 86th Street, auf die schwarze Pfütze an der Ecke Lexington und 85th. Ich lebte jetzt fast schon ein ganzes Jahr in Manhattan, eine Woche nach meinem Collegeabschluss war ich von Ohio hierhergekommen. Dieses Jahr hatte ich als Lektoratsassistentin in einem Verlag in SoHo zugebracht. Mein Name wurde in den Danksagungen zweier Bücher genannt. Mein Chef sagte, ich sei die beste Assistentin, die er je gehabt habe. Ich hatte genug Geld zusammengekratzt, um meine Miete und meine Rechnungen pünktlich zahlen zu können. Ich hatte fürsorgliche Freunde und Eltern, die mich unterstützten und mir wünschten, dass ich im Leben Erfolg hatte. Außerdem stand ich kurz vor einem Nervenzusammenbruch.

Ich hatte die U-Bahn-Station eben hinter mir gelassen, da fingen die schlimmen Gedanken an: *Lauf doch vor dieses Taxi, das da die Lexington heraufrast. Oder vor den Bus, der gerade ankommt.* Das waren keine Stimmen in meinem Kopf, nur fiese Gedanken, schlimme Gedanken, die ich nicht kontrollieren konnte.

Wären Sie mir damals auf der Straße begegnet, hätten Sie eine müde Frau von knapp über zwanzig gesehen. Vermutlich hätten Sie gedacht, ich sei verkatert oder habe seit Monaten nichts Vernünftiges mehr gegessen. Mit Letzterem hätten Sie sogar weitgehend recht gehabt. Ich war groß und trug ein schlabbriges T-Shirt über einem langen schwarzen Rock und dazu ausgetretene Dr.-Martens-Stahlkappenstiefel. Mein Haar, das einst blond den halben Rücken hinuntergeflossen war, hatte ich auf Ohrlänge absäbeln lassen, das Blond war zu einem Braun verschossen, das sich in den Schaufenstern eher grau spiegelte – das Ergebnis eines unbedachten Ausflugs in einen Drogeriemarkt und einer Flasche Haarfärbemittel zu drei Dollar.

Auf der East 82. Street bog ich um die Ecke, ging vorbei an rotbraunen Sandsteinhäusern mit Erkerfenstern und der P.S. 290, einer teuren Privatschule, in der man eines nie sah: Kinder. Ich stieg die Treppe hinauf zu meiner Wohnung im ersten Stock, schloss zwei Sicherheitstüren auf, sperrte drei weitere Schlösser auf, schlurfte nach drinnen und war endlich allein. Die Tür verriegelte ich fest. In meinem Apartment roch es nach saurer Milch und Staub. Für ein erstes Apartment nach dem College war die Unterkunft nicht übel: zwei übereinanderliegende Zimmerchen, die durch eine steile Holztreppe verbunden waren. Oben schaute ich von der winzigen Kochnische auf die unverputzte Ziegelwand im Wohnzimmer, unten war gerade genug Platz für ein kleines Bad und ein Schlafzimmer. Dort herrschte ewige klamme Dunkelheit. Das Fenster lag eineinhalb Meter über dem Fußboden und gab den Blick frei auf allerlei vorüberschlendernde Beine.

Im Wohnzimmer stand kein einziges Möbelstück, nur meine alte Stereoanlage, die ich schon seit Highschool-Tagen hatte. Daneben ein umgestürzter Stapel von CDs und Kassetten: Van Morrison, Ani DiFranco, Tori Amos, Big Star, Ella Fitzgerald, Metallica. Sie waren meine Gefährten in meinen dunkelsten Stunden, die Musik in meinen Ohren, denn in der Stille hörte ich nur die Gedanken in meinem Kopf. Es waren Gedanken, die ich weder bewusst registrierte noch in Frage stellte, Gedanken, die sagten, ich tauge nichts, sei dumm, hässlich und schwach. Unbrauchbar in jeder Hinsicht. Unbrauchbar fürs Leben.

Ich machte mich daran, Wasser zum Nudelkochen aufzusetzen. Ich stellte die Kochplatte an, füllte den Topf mit Wasser und setzte ihn auf die Platte. Kein großartiger Akt, so scheint es, doch ich hatte ein Gefühl, als hätte ich gerade einen Felsblock gestemmt. Selbst die einfachsten Verrichtungen fielen mir neuerdings ungeheuer schwer. Schuhe anziehen. Bluse zuknöpfen. Morgens wach werden. Ich schloss die Augen, während ich am Herd stand.

Dann setzte ich mich auf den Boden, den Kochlöffel noch in der Hand. Ich kann nicht sagen, ob mir bewusst war, was ich tat. Immerhin kann ich mich daran erinnern, falls das etwas besagt. Das Wasser begann zu kochen. Wassertropfen sprudelten aus dem Topf und zerplatzten zischend auf der heißen Platte. Ich blinzelte, legte eine Hand flach auf die staubigen Hartholzdielen und machte mich lang, bis ich ausgestreckt auf dem verkratzten Küchenboden lag. Mein linkes Augenlid zuckte.

Ich kam mir vor wie ein Roboter, dem der Saft ausging, wie eine Marionette mit durchtrennten Fäden. Ich musste es zum Telefon schaffen. Ich brauchte Hilfe. Irgendetwas stimmte ganz eindeutig nicht. Mir schoss noch durch den Kopf, dass der Küchenboden ein merkwürdiger Ort zum Schlafen sei. Dann bemerkte ich an der Kühlschranktür einen alten, braunen Soßenfleck, ein eingetrocknetes, erstarrtes Rinnsal. Ich betrachtete es aufmerksam, weil es nicht hierhergehörte. Ich gehörte nicht hierher. Mein Kopf lag auf meinem Arm, ein Zucken in der Wirbelsäule, und weg war ich.

Alle Geräusche verschmolzen zu einem gewaltigen Echo: das Hupen der Autos draußen, der Flügelschlag der Tauben, die Stimmen und das Getrappel der Passanten, das Brummen des Kühlschranks. Ich lag da wie betäubt, und in meinem Kopf hämmerte es: *Nervenzusammenbruch, Nervenzusammenbruch.* Die Worte hallten in meinem Kopf wider wie ein Klagegesang, wie ein Seilhüpflied. *Mach kein solches Theater,* höhnten die Gedanken weiter. *Du hast keinen Nervenzusammenbruch. Du bist nur ein verdammter Loser. Bring dich doch einfach um. Mach endlich irgendwo ein Seil fest, wickle es dir um den Hals und spring.*

Vor New York hatte ich mein ganzes Leben in Ohio zugebracht. Ich war des Mittleren Westens mit seinen fernen Horizonten und dunklen, stillen Nächten überdrüssig geworden. Irgendetwas fühlte sich dort immer verkehrt an. Während eines Großteils meiner Highschool- und Collegezeit dachte ich, ich sei einfach am falschen Ort zur Welt gekommen. Ich sah viel fern und kam dabei zu dem Schluss, dass ich in die Großstadt gehörte und nicht nach Ohio. Da war einfach geographisch etwas schiefgelaufen. Meine glücklich verheirateten Eltern konnte ich nicht für mein Unglück verantwortlich machen. Nur mit meinem Bruder stritt ich heftig, aber ich dachte, das sei normal. Es musste erst dieser Nervenzusammenbruch erfolgen und anschließend mehrere Jahre Therapie, damit ich erkannte, dass es das nicht war.

Mein Leben in der Großstadt bekam einen ersten Knacks, als ich von einer Bekannten erfuhr, dass Will, der Junge, mit dem ich seit meinem dritten Collegejahr ging, mit anderen Mädchen herumgemacht hatte, während ich zu Hause auf meinen Abschluss hinarbeitete. Eigentlich hätte er ja auf mich warten sollen, denn der Plan war, dass ich nach New York nachkomme und wir unser Leben dort gemeinsam führen würden. Ich stellte ihn also zur Rede, wir stritten uns wochenlang, und schließlich trennten wir uns. Er spielte in einer Band und meinte, er müsse sich auf seine Musik konzentrieren. Ich wusste, dass das nur so dahingesagt war, und litt schwer unter dem Ende unserer Romanze. Will war mein Trost gewesen, und nun war er nicht mehr da. Ich war eine Frau, der es nur gut ging, wenn sie von einem Mann geliebt wurde, und es musste dieser Mann sein. Will. Und kein anderer. Andere Männer machten mir Angst. Ich streifte einsam durch die Straßen der Stadt im Gefühl, auf dieser Welt keinen sicheren Hafen mehr zu haben. Dann, nach drei Wochen Funkstille, fing Will an, mich um drei Uhr morgens anzurufen und zu fragen, ob er rüberkommen und reden könne. Ich sagte jedes Mal ja, und jedes Mal wieder landete ich mit ihm im Bett. Meine Sehnsucht nach ihm war so stark, dass ich sie wie eine magnetische Kraft auf meiner Haut spürte. Als unsere Beziehung endgültig in die Brüche ging und mir keinerlei emotionale Sicherheit mehr bot, implodierte ich förmlich.

Der Kulturschock der Großstadt und diese schwierige Trennung waren schon klare Hinweise, dass da bei mir noch etwas anderes im Busch war. Es lag nicht nur daran, dass ich jung, unsicher und naiv war und ein gebrochenes Herz hatte. Es war nicht bloß, dass mein Freund andere Frauen und seine Band mir vorzog. Irgendetwas Dunkles, Unerbittliches rumorte in mir.

Leah, meine Mitbewohnerin, war ein paar Wochen vor Beginn dieser Geschichte aus Manhattan weggezogen. Zu der Zeit war ich mir absolut sicher, dass ich der Grund für ihren eiligen Abgang war. Wir kannten uns vom College und bezogen in New York eine gemeinsame Wohnung – nicht etwa, weil wir dicke Freundinnen waren, sondern weil es gerade gepasst hatte. Sie war hübsch, zierlich, hatte blondes Haar und große himmelblaue Augen. Auch sie hatte einen Freund, der ein Jahr vor ihr seinen Abschluss gemacht hatte und nun in der Stadt lebte. Ein paar Wochen nach ihrer Ankunft in Manhattan hatten die beiden sich ebenfalls getrennt, aber sie schien gut damit klarzukommen. Sie ging danach ganz selbstverständlich zur Tagesordnung über, als wäre die Trennung sein Problem und nicht ihres. Als Will und ich uns trennten, verging ich fast vor Liebeskummer. Ich war total auf ihn fixiert und beschäftigte mich nur mit ihm, mit dem, was er tat, und mit wem er zusammen war. Das ließ mich zerstreut und fahrig werden, nicht gerade die Grundpfeiler für eine Freundschaft.

Als ich auf dem Boden wieder zu mir kam, war ich wie geblendet. Ich sah rundherum nur stumpfes Grau. Ich hielt mir die Hand vor die Augen, um zu testen, ob ich wirklich mein Sehvermögen verloren hatte. In dem dichten Nebel konnte ich meine Finger kaum ausmachen. Ich musste husten. Meine Lungen schienen wie mit heißer Watte ausgestopft. Es roch stechend, wie nach brennender Holzkohle. Ich bewegte meinen Arm und stieß mit den Knöcheln gegen den Kühlschrank. Da war der Soßenfleck, der da nicht hingehörte.

Ich roch Rauch. Keuchend tastete ich mich vom Kühlschrank zum Herd. Hätte es in meinem Apartment einen funktionierenden Rauchmelder gegeben, er hätte losgeheult. Ich drehte die Kochplatte ab und lauschte dem Knistern und Knacken des Topfes, ehe ich mich hinlegte und erneut in Dunkelheit versank.

Als ich aufwachte, schien die Sonne. Autos hupten. Es war Morgen.

Daheim. Ich muss daheim anrufen.

Durch den immer noch rauchigen Nebel wurde mir bewusst, dass ich schluchzte. Ich hatte die ganze Nacht auf dem Küchenboden gelegen. Ich hustete, keuchte. Biss die Zähne zusammen. Der Kummer hatte mich mit solcher Gewalt überfallen, dass ich das Gefühl hatte, er würde mich atomisieren, mich in Millionen kleinster Moleküle zerfetzen. Das schreckliche, einsame, unbeschreibliche Gefühl, das so lange unter meiner Haut gelauert hatte, war hervorgebrochen und hatte die Kontrolle übernommen. Während ich weinte, kamen wieder die schlimmen Gedanken: *Du bist so dermaßen dämlich. Steh auf und geh zur Arbeit wie alle anderen Leute auch. Glaubst du vielleicht, du bist was Besonderes, dass du hier den ganzen Tag auf dem Fußboden rumliegen kannst?*

Erneut wachte ich auf, konnte mich aber nicht erinnern, eingeschlafen zu sein. Ich robbte auf den Ellbogen über den Fußboden, hielt kurz inne, um zu husten und zu weinen, und verfiel dann abermals in tiefen Schlummer. Der Schlaf kam wie ein Segen. Ich war so unendlich müde.

Im Laufe des Vormittags, der Qualm hatte sich weitgehend verzogen, schaffte ich es endlich bis zum Telefon. Wieder schlief ich ein, den Apparat gegen die Brust gedrückt, und schreckte auf, als der Hörer aus der Schale rutschte. Ich drückte eine Taste, hörte den Wählton. Ich rief meine Mutter in der Arbeit an. Sie unterrichtete an der Highschool. Ich rief sie so gut wie nie in der Schule an, diesmal aber hinterließ ich eine Nachricht für sie im Sekretariat. »Bitte sagen Sie ihr, ihre Tochter habe angerufen. Es handelt sich um einen Notfall.«

Erschrocken fuhr ich aus dem Schlaf auf, als das Telefon läutete.

»Mom?«, sagte ich mit vom Rauch kratziger Stimme.

»Julie? Was ist los?«, fragte sie. Sie wartete. »Julie?«, sagte sie noch einmal, der Panik nahe. Der Klang ihrer Stimme war ein Wundermittel für mich. Da war jemand, der sich um mich kümmerte. Gott sei Dank kümmerte sich jemand um mich.

»Es ist was passiert«, sagte ich und unterdrückte ein Schluchzen.

»Ich glaube, ich habe einen Zusammenbruch oder so was gehabt.« Ich lag in meinem mehr oder weniger leeren Apartment mit sicher wirrem Haar, dunklen Augenringen und Beinen, die so schwach waren, dass ich nicht darauf stehen konnte. Ich spürte einen enormen Druck in der Brust. Ich wollte meinem Leben ein Ende setzen.

»Ich komme und hole dich«, sagte sie. »Ich steige sofort ins Auto. In genau neun Stunden bin ich da. Du kommst mit mir nach Hause.« Ich ließ das Telefon los, und es schlitterte über den Boden.

»Danke, Mom«, flüsterte ich und versank in Schlaf.

Meine Mutter hat mir später erzählt, sie sei sofort zum Direktor gegangen und habe gesagt: »Ich muss sofort weg. Es gibt einen Notfall in der Familie.«

Sie eilte nach Hause, packte eine Reisetasche und machte sich auf die neunstündige Fahrt von Columbus, Ohio, nach Manhattan. Die Sorge hielt sie wach, bis sie halb Pennsylvania durchquert hatte. Aber als sie am Steuer fast eingeschlafen wäre, fuhr sie vom Highway ab und ging in ein Motel. Sie schlief in ihren Kleidern und rief mich um sieben Uhr morgens an, um mir zu sagen, dass sie vor Mittag in meinem Apartment sein würde. »Du kommst mit mir heim«, sagte sie noch einmal. Ende der Diskussion.

Ich war zweiundzwanzig, ein Jahr raus aus dem College, vielversprechend, aber leider dysfunktional. Mittlerweile weiß ich, dass dieses Gefühl als Depression bezeichnet wird, aber damals hatte ich dafür keinen Namen. Es war ein Phantom, ein Spuk, und es hatte die Kontrolle über mich übernommen. Es hockte auf meiner Brust, befahl mir, allen einen Gefallen zu tun und mich vom Acker zu machen.

Soweit wir das aufgrund von Aufzeichnungen des American Kennel Club, einem Verband von Rassehundezüchtern, und alten Zeitungen sagen können, war der Tag, an dem ich unter der Last meines Kummers zusammenbrach, derselbe Frühlingstag, an dem Bunker Hill das Licht der Welt erblickte. Er war ein Golden-

Retriever-Welpe, geboren auf einer kleinen Farm, einem Familienbetrieb im mittleren Ohio. Er stammte aus einem Wurf von sieben Welpen, war nicht der Größte, aber auch kein Kümmerling. Er kam in einer Waschküche zur Welt, auf einem Haufen alter Handtücher, die nach Waschpulver und nassem Hund rochen. Eine Frau war dabei, als er geboren wurde, auch wenn er sie nicht sehen oder hören, sondern nur ihre Haut riechen konnte. Bunker kam hilflos und nahezu reglos zur Welt, bis seine Mama – groß, rötlich, sanft und fürsorglich – ihn sauber leckte und er seinen ersten Atemzug tat. Er war der zweite gesunde Rüde, ein pelziges Etwas voller Sehnsucht und Bedürfnissen. Er war blind, taub und zahnlos, unfähig, seine Körpertemperatur zu regulieren, und unfähig, sich ohne das stimulierende Bauchlecken seiner Mama zu erleichtern. Ein wackelnder Wurm von einem Welpen, dessen Augen noch geschlossen waren und dessen Ohren erst noch wachsen mussten. Er suchte ständig verzweifelt nach seiner Mutter, damit sie ihn nährte, liebkoste, wärmte und umsorgte.

Genau wie ich.

ICH HÖCHSTPERSÖNLICH

Herbst 1982

Ich besitze heute noch das Tagebuch, das meine Eltern mir zum neunten Geburtstag geschenkt haben. Es wurde zu einem der ersten Anläufe, die ich unternahm, um Zugang zu meiner Kindheit zu finden, nachdem ich in New York auf dem Küchenboden zusammengebrochen war. Das Tagebuch trug den Titel *Ich höchstpersönlich. Ein Buch über mich von Kopf bis Fuß.* Vom hellgelben Einband strahlte ein Unisex-Kind mit einem Pinsel in der Hand. Sobald der letzte Gast meiner Geburtstagsparty gegangen war, rannte ich auf mein Zimmer, um meine Bitte-die-leeren-Felder-ausfüllen-Biographie zu beginnen. Ich kuschelte mich in mein Bett und schrieb, dass mein Haar *strohblond* und meine Augen wie *Brownies* seien. Ich schrieb, meine Lieblingsfarbe sei *Grün.* Meine Lieblingsserien waren *Fame – Der Weg zum Ruhm* und *Die Schlümpfe.* Meine Lieblingsbücher waren *Wilbur und Charlotte* und *Der Wind in den Weiden.* Ich schrieb, dass ich an verregneten Tagen am liebsten *schrieb und schlief.*

Auf der Seite über Gefühle hieß es: »Ich habe viele verschiedene Gefühle …« Ich füllte die leeren Felder aus.

Ich bin echt glücklich, wenn *mein Dad glücklich ist.*

Ich bin echt traurig, wenn *ich allein bin.*

Ich bin zornig, wenn *mich mein Bruder aufzieht.*

Und es tut echt weh, wenn *mein Bruder mir weh tut.*

Ich zeichnete ein kleines Gesicht mit gerunzelter Stirn und zwei schwarzen Augen, und aus jedem Auge kullerten zwei Tränen. Ich schrieb: Ich kann bis *acht* zählen, ohne zu blinzeln, und: *Mein Hund* ist so schön. Und: *Blaue Flecke* sind hässlich.

Mit zehn hatte ich eine Menge blauer Flecken. Die meisten an meinen Armen. Am liebsten schlug mein Bruder mich auf die Oberarme, aber ich hatte solche Male auch an den Schienbeinen. Sie stammten von seinen Tritten oder den Stühlen, die er mir zwischen die Füße warf. Seine Prügelattacken traten nur sporadisch auf und meist dann, wenn wir allein waren. Waren meine Eltern nicht in der Nähe, zischte er mir zu: »Loser. Guck dich doch an mit deiner hässlichen Visage.« Dann tat er so, als würde er mir einen Schlag versetzen, und lachte, wenn ich zusammenzuckte. Nach solchen Aktionen war ich immer fix und fertig.

Viele größere Brüder sind gemein und irgendwie unglücklich. Ich hielt es daher für normal, dass meiner mir Schimpfworte an den Kopf warf wie: Schlampe, Hure, Loser, Schwachkopf, Schreckschraube, Psycho, Arschgesicht. Und mich verprügelte. Brutal. Er spuckte mir ins Gesicht. Er stieß mich zu Boden. Er trat mich mit Füßen. Er riss mich an den Haaren. Er jagte mich mit Messern. Ich begriff nicht, dass Clay massive Probleme hatte. Ich dachte, das sei einfach die Art und Weise, wie größere Brüder sich benehmen. Ich wusste nicht, dass er darunter litt, dass unser Vater so viele Stunden im Büro verbrachte und dass die emotionale Distanz unserer Mutter ihm den notwendigen Halt raubte. Mir war nur klar, dass er mich hasste und ich ihm nichts recht machen konnte. Ich fühlte mich zu Hause nicht sicher, wenn er da war. Dass ich ein sehr sensibles Kind war, machte es nicht eben leichter. Ich glaubte, dass meine Stofftiere Gefühle hätten, deshalb las ich ihnen aus Beatrix-Potter-Büchern vor und bettete sie dann sanft zum Schlafen.

Einmal stieß Clay mich derart heftig, dass ich von der Wand zurückprallte und mit dem Kopf voran gegen eine Angel der Waschküchentür fiel. Er stieß mich, weil ich einmal zu oft gefragt hatte, welches der Mädchen der 1983er-Badeanzüge-Sondernummer von *Sports Illustrated* (auf dem Cover Cheryl Tiegs, die sich in einem fast transparenten weißen Einteiler in einen Wasserfall lehnt) er und sein Freund am hübschesten fänden.

Mein Vater hatte den Krach gehört. Er stürmte aus seinem Arbeitszimmer und fand mich bewusstlos in einer Blutlache liegend. Ich kam wieder zu mir, war aber völlig desorientiert. Mein Vater geriet in Panik und fing zu schreien an. Er trug mich zum Auto und raste zur nächsten Notaufnahme, wo eine allerliebste Krankenschwester meine Hand hielt, während eine Ärztin mit braunem Pferdeschwanz meine Kopfwunde mit ein paar Stichen nähte. Ich weiß noch, wie ich damals dachte, diese Frauen würden wie Engel strahlen. Als wir wieder zu Hause waren, stauchte mein Vater Clay hinter verschlossener Tür zusammen, ich aber war tatsächlich der Meinung, das sei meine Schuld. Ich hätte ihn und seinen Freund nicht nerven sollen. Ich wollte, dass mein Vater aufhörte zu schreien, denn bald, so viel war klar, würde er wieder im Büro sein und ich wäre meinem Feind schutzlos ausgeliefert. Nur dass dieser dann noch wütender auf mich wäre.

Die Wunde verheilte zu einer rosafarbenen Mondsichel an meiner rechten Schläfe, durch deren offene Seite wie durch ein Leck all meine Hoffnung, mein Selbstwertgefühl und mein Vertrauen versickerten. Ich habe unzählige Stunden darauf verwandt, die Beziehung zu meinem Bruder mit therapeutischer Hilfe schreibend aufzuarbeiten. Ich habe zu verstehen versucht, wo meine Eltern während dieser wütenden Attacken waren und warum sie mir nicht beistanden.

Mein Vater arbeitete als Anwalt für eine Kanzlei in Columbus und machte immens viele Überstunden. Irgendwie schien das Geld nie zu reichen, und so ging die Arbeit für ihn stets vor. Die Stimmung bei uns zu Hause schwankte mit dem Ausmaß seiner Arbeitsbelastung. Bereitete er einen wichtigen Prozess vor, durften wir ihn nicht stören. Hatte er gerade einen Fall verloren, so durften wir ihn gleichfalls nicht stören. Er hatte keine Zeit, um seine Aufmerksamkeit an das zu verschwenden, was in seinen Augen nur belanglose Zänkereien zwischen Bruder und Schwester waren. Vater war ein Einzelkind und als solchem fehlten ihm Vergleichsmöglichkeiten, um die Kämpfe zwischen seinen Kindern richtig einzuschätzen. Als ich ihn später als Erwachsene fragte, warum er uns nicht geholfen habe, sagte er, dass er zu wenig zu Hause gewesen sei, um viel von dem Drama mitzubekommen, und er nicht gewusst habe, dass die Rivalitäten zwischen uns so schlimm waren.

Meine Mutter wurde nicht mit uns fertig. Sie erzählte, dass sie und ihre zwei Schwestern als Heranwachsende auch gestritten hätten, doch da sei es um so Sachen wie Lockenstäbe gegangen, aber die Hand gegeneinander erhoben hätten sie so gut wie nie. Diese Situation war auch für sie Neuland. Ihr Rezept für unsere gestörte Beziehung war, darauf zu hoffen, dass sich irgendwann schon alles einrenken würde. Sie versuchte, so zu tun, als sei alles in bester Ordnung. Dann würde, so dachte sie, schon alles gut werden. Manchmal verließ sie einfach das Zimmer, wenn wir aufeinander losgingen. Später, als ich schon erwachsen war, gestand sie mir, dass sie sich einmal unter ihrem Bett versteckt hatte, als wir uns besonders erbarmungslos in den Haaren lagen. Sie erzählte, dass sie im Fernsehen bei einer Talkshow – möglicherweise in Phil Donahues Sendung – gehört habe, dass Geschwister letztlich immer um die Aufmerksamkeit ihrer Eltern kämpften. Seien die Eltern nicht da, so hieß es dort, würden die Kinder auch nicht streiten. Ich kann mir nicht helfen, aber ich muss immer wieder an meine Mutter denken, wie sie sich unter dem Bett versteckt, während ich ein paar Zimmer weiter verprügelt werde. Dabei hatte sie wirklich versucht, das Richtige zu tun.

Ich begriff recht bald, dass meine Eltern mit unseren Rivalitäten nicht umgehen konnten und ich auf mich selbst gestellt war. Ich weiß heute, dass die Gründe, warum Clay mich geschlagen hat, mit mir nichts zu tun haben. Er hat sich mittlerweile bei mir entschuldigt, aufrichtig, aber auch distanziert. Es tue ihm leid, was passiert ist. Doch angesichts der Tatsache, dass er sich an so vieles, was zwischen uns vorgefallen ist, nicht mehr erinnert, während es in mein Gedächtnis für immer eingebrannt ist, frage ich mich, ob sein Trauma so tief reicht, dass sein Geist sämtliche Erinnerungen an die Vergangenheit gelöscht hat. Aber ich frage mich manchmal ebenso, ob vielleicht ich mich falsch erinnere. Darum betaste ich von Zeit zu Zeit die mondsichelförmige Narbe an meiner rechten Schläfe. Sie beweist, dass diese Dinge geschehen sind und ich Wunden davongetragen habe. Natürlich hätte ich, als ich zweiundzwanzig war, auch ohne Kindheitstrauma Depressionen bekommen können. Die meisten psychischen Störungen setzen gegen Ende der Teenagerjahre ein und erreichen ihren

Höhepunkt in den frühen Zwanzigern. Mein Timing war also optimal.

Am Tag meiner Geburt, dem 1. Oktober 1973, stand der Mond in seinem ersten Viertel. Von der Erde aus waren vierundzwanzig Prozent seiner bauchigen Oberfläche zu sehen, und die Sichel des zunehmenden Mondes zeigte dieselbe Form wie die Narbe auf meiner Schläfe. Darum bin ich mir gewiss, dass dieses Geschwistertrauma Teil der Geschichte ist, die hier erzählt werden soll. Doch alle Geschichten reißen und zerren an mir, und so bin ich hin- und hergerissen. Im einen Moment empfinde ich tiefes Mitgefühl für meinen Bruder, der schrecklich gelitten haben muss. Im nächsten überkommt mich der Zorn: Dann rase ich tief innen vor Wut und möchte am liebsten etwas kaputt schlagen. Wieso zum Teufel hat mir niemand geholfen?!

Natürlich habe ich damals, als ich auf dem Küchenboden in Manhattan lag, noch nicht verstanden, wie das eine mit dem anderen zusammenhing. Ich hielt mich nur für eine Idiotin, einen Schwächling. Als ich auf dem Fußboden zusammenbrach, war der Draht zwischen mir und meinem Hirn – aus dem nur ein schwaches Signal kam – fast vollständig durchtrennt. Ich flog wie ein Pingpong-Ball zwischen Anforderungen und Erwartungen hin und her, ohne jede Verbindung zu dem kleinen Mädchen, das unter dem schwarzen, schweren Mondstaub begraben lag.

PARTIELLE SONNENFINSTERNIS, NEW YORK CITY

17. April 1996

Ich erwachte desorientiert. In meinem Kopf hämmerte es. Ich brauchte ein paar Sekunden, bis ich merkte, dass das Telefon läutete. Ich kroch hinüber und drückte auf die Rufannahmetaste.

»Hallo Liebling«, hörte ich meine Mutter in ihrem üblichen Singsang sagen. »Ich bin jetzt in Pennsylvania, direkt östlich hinter Harrisburg. Ich mache gerade den Tank voll und bin gegen Mittag da.«

»Okay«, sagte ich mit heiserer Stimme.

»Ich bin wirklich bald bei dir«, versprach sie. »Fang schon mal an zu packen. Du fährst mit mir nach Hause.«

Ich hörte, wie die Verbindung beendet wurde. Ich wollte sie noch fragen, wie spät es war. Morgen? Abend?

Wieder wachte ich auf. Das Einschlafen war wie eine Ohnmacht. Es gab keinerlei Vorwarnung: In der einen Minute war ich noch da, in der nächsten schon weg, ohne die geringste Ahnung, wie lange ich weg gewesen war. Mit dem Aufwachen kam die Orientierungslosigkeit, jetzt aber musste ich pinkeln. Der Raum drehte sich. Eigentlich hätte dieser Raum mein Wohnzimmer werden sollen, nachdem Leah ausgezogen war, aber er enthielt nichts außer einer Kommode, die ich von der Straße gerettet hatte, und die Basisstation meines Telefons, die an einem geknickten Draht herabhing. Der eingebrannte Topf stand immer noch auf dem kleinen Küchenherd. Die aufgerissene Nudelpackung lag umgestürzt herum.

Als ich mich aufsetzte, sah ich Sternchen und blaue Lichtpunkte. Ich blieb mit ausgestreckten Beinen und kraftlosen Händen hocken, bis das Tosen in meinen Ohren aufhörte. Meine Haut machte quietschende Geräusche auf dem Boden. Ich drückte mich in die Höhe, den Hintern weit emporgestreckt, und wackelte dabei wie eine Betrunkene. Ich schob mich an der unverputzten

Ziegelwand hoch. Die Gedankenspirale in meinem Kopf, deren wahre Natur ich noch nicht kannte, lief weiter: *Du bist dumm und schwach. Du bist dick und hässlich. Du kriegst nichts auf die Reihe. Diese Wohnung wartet nur darauf, dass du endlich von hier verschwindest mitsamt deiner negativen Energie.* Gedanken werden Überzeugungen – und ich war überzeugt davon, wertlos zu sein. Ich glaubte, dass dieser unbelebte Raum mich hasste. Diese Gedanken waren für mich so normal wie das Gefühl von Hunger oder Müdigkeit, sie waren einfach ein Teil von mir.

Schließlich schaffte ich es die Treppe hinunter zur Dusche, getrieben von dem Gefühl, dass in ein paar Stunden meine Mutter an meine Tür klopfen würde und ich nicht wollte, dass sie sah, wie schlecht es mir wirklich ging.

Unter der Dusche fühlte sich das Wasser auf meinem Gesicht an wie die Hand eines Engels. Ich war so dankbar für diese Berührung, dass ich zu weinen anfing. Und dann wurde aus dem Weinen ein seltsames, schrilles Schreien. Denn wer bildete sich schon ein, dass Wasser die Hand eines Engels ist, die über sein Haar streicht? Ich wusste genau, wer sich solche Dinge einbildete – Geisteskranke. Die Sorte, deren Schicksal es war, ihr Leben mit einem Müllsack als Mantel, mit urindurchtränkter Hose und einem Einkaufswagen statt eines Bankkontos zu führen.

Irgendwo in einem entlegenen Winkel meines Geistes erhaschte ich einen Blick auf das Selbst, das wahrhaft *Ich* war, ein kleines Rund unberührter Seele tief drinnen. Und dieses Rund kapitulierte nun. Alles, was das Wasser mir sagte, war: »Lass los. Lass einfach los. Es ist zu schwierig. Es ist Zeit, loszulassen.«

Und das tat ich dann auch. Ich hockte mich auf den Boden der Dusche und heulte. Ich wusste nicht, was mit mir los war. Mein Freund hatte mit mir Schluss gemacht, ja. Mein Job ödete mich an, ja. Meine Freunde hatten mein Elend über, ja. Doch all das rechtfertigte nicht die Qualen, die ich litt. Und da fing ich an, abermals darüber nachzudenken, ob es nicht eine Erleichterung wäre, meinem Leben ein Ende zu setzen.

Jahrelang hatte ich mich bemüht, einen emotionalen Schutzwall gegen diesen Schmerz zu errichten. Aber irgendwie schien nach dem College der Spalt an meiner Schläfe noch größer geworden zu sein. Die Mondsichel war im Zunehmen begriffen. Ich konnte es kaum ertragen, wenn die Leute mich anschauten. Die tägliche Fahrt zur Arbeit mit der U-Bahn war für mich eine Tortur wegen dieser Augen. So viele Augen. Die furchtbaren Gedanken in meinem Kopf überzeugten mich, dass ausnahmslos alle mich mit Abscheu betrachteten.

Der Türsummer weckte mich. Einmal mehr war ich in Schlaf versunken wie ein Astronaut, der ohne Sicherungsleine in den Weltraum abtreibt. Ich zitterte, weil mich mein altes, kratziges Badetuch mit den blauen und roten Segelbooten nicht warm hielt. Wieder quäkte der Türsummer, hörte nicht auf. Ich richtete mich auf, mein nackter Leib war schwer, und dann stieg ich, das feuchte Badetuch gegen meine Brust drückend, die Treppe hinauf. Der Türsummer läutete weiterhin Sturm. Ich wollte rufen, dass ich unterwegs sei, doch ich hatte weder genug Luft noch genug Energie oder Willenskraft.

Ich drückte auf den Türöffner, um die Eingangstür aufzumachen. Dann sperrte ich alle vier Schlösser auf, die Augen kaum spaltbreit geöffnet. Ich wusste, dass dies der Wendepunkt war. Wenn ich jetzt meine Mutter hereinließe, dann hätte ich kapituliert und würde zurück nach Ohio gehen. Ich würde jede Hoffnung zurücklassen, je wieder mit Will zusammenzukommen, mit dem Mann, den ich zu brauchen glaubte. Ich würde mein Leben in New York aufgeben. Vielleicht würde ich mein Leben sogar ganz aufgeben.

Am 17. April 1996, dem zweiten Tag in Bunkers Leben und meinem zweiten Tag auf dem Boden, fand eine partielle Sonnenfinsternis statt. Der Mond trat zwischen Sonne und Erde und verdunkelte das Licht. Zwar war die Sonnenfinsternis nur in den Tiefen der südlichen Hemisphäre sichtbar, doch der Mond, mein ständiger Begleiter, hatte sich vor die Sonne gestellt und die Dunkelheit eingelassen.

Kein Licht für mich. Kein Licht für Bunker, dessen Augen noch nicht geöffnet waren. Als ob wir beide dem Ort zustrebten, an den wir gehörten: Das Dunkel war der Ort, an dem wir uns begegneten, wo unsere Seelen sich trafen. Wir wussten es damals noch nicht, doch wir glitten, in jenem Augenblick, als der Mond sich vor die Sonne schob, in die lange und beschwerliche Rast hinein, die unserer Vereinigung, die dem Licht vorangehen sollte.

VORSTADT-GRAFFITI, OHIO
1983

Ich war zehn, mein Bruder dreizehn, und wir stritten wieder einmal. Er jagte mich den Gang entlang auf mein Zimmer zu. Außer Atem rettete ich mich mit einem Satz hinter die Tür. Ich hatte gerade noch genug Zeit, sie zuzuschlagen und zu versperren. Ich kroch auf mein Bett und drückte mich in die hinterste Ecke, als er auf die Tür eindrosch. Sie bebte unter seinen Fußtritten und erzeugte ein seltsam hohles Geräusch – wie Gitarrensaiten, die mit einem Flaschenhals gestrichen werden. Von seinen Schlägen und Tritten vibrierte die Tür in den Angeln, so massiv, dass selbst noch die Wand hinter meinem Kopf erbebte.

»Mach die Scheißtür auf!«, brüllte er. Ich zog die Knie gegen die Brust, quetschte mich mit dem Rücken an die Wand und starrte wie hypnotisiert auf die Tür, die unter der Kraft seiner Hiebe erzitterte. Ich kann mich nicht erinnern, warum er so tobte. Mein Mom war zu Hause, aber sie harkte im Garten das Laub zusammen. Mein Dad war in der Kanzlei.

Bei jedem Schlag oder Tritt schrie Clay obszöne Beschimpfungen: »Du Dreckschlampe! Ich reiß dir deinen gottverdammten Scheißschädel ab!« Ich sah, wie erst die obere linke Türfüllung in die Brüche ging, dann löste sich die ganze Tür aus den Angeln. Sie fiel aus dem Türstock, kippte nach innen und schlug mit einem kaum hörbaren dumpfen Geräusch auf meinem lindgrünen Teppich auf. Wie ein gefällter Baum. Er stürzte auf mein weißes Weidenbett mit der Spitzendecke zu, drückte mich nieder und prügelte auf meine Arme ein, wobei er seine Faust so hielt, dass der Knöchel des Mittelfingers wieder und wieder auf dieselbe Stelle traf. Ich rutschte nach unten, doch er quetschte meinen Kopf so fest gegen die geblümte Tapete, dass ich in einem Ohr ein Klingeln vernahm. Meine Haare verfingen sich im Kopfteil des Weidenbetts.

Ich schaffte es nicht, ihn wegstoßen. Mit seinen dreizehn Jahren war er schon über eins achtzig und übergewichtig. »Geh runter von mir!«, schrie ich und versuchte, ihn wegzudrücken. Ich hatte aber nur ein Drittel seiner Kraft.

Er spuckte mir noch in die Augen, bevor er von mir abließ. »Du hast Glück, dass ich dich nicht umgebracht habe«, sagte er. »Das könnte ich nämlich jederzeit.« Ich setzte mich auf und tat so, als könne er mir nichts anhaben, während ich meine zerzausten Haare glatt strich. Er täuschte einen weiteren Fausthieb vor, bremste aber ein paar Zentimeter vor meinem Gesicht ab. Ich zuckte zusammen, schloss meine Augen und streckte ihm meine Hände entgegen, um mich zu schützen, doch sie griffen ins Leere. Als ich die Augen wieder aufmachte, verließ er den Raum.

Ich weiß nicht, wohin sich Clay nach dieser Attacke verdrückt hat. Womöglich hielt er sich irgendwo versteckt, denn die eingetretene Tür war ein nicht wegzuleugnender Beweis für seinen Tobsuchtsanfall. Auf Zehenspitzen schlich ich an seinem Zimmer vorbei und rannte dann den Gang hinunter zum Schlafzimmer meiner Eltern. »Mom!«, schrie ich, sobald ich von drinnen hörte, wie eine Schublade aufgezogen wurde. »Clay hat die Tür von meinem Zimmer kaputt gemacht. Die ganze Tür! Er hat sie eingetreten!«

Sie schälte sich gerade aus ihrer schmutzigen Gartenkleidung. Jeden Herbst verbrachte sie ganze Wochenenden damit, jedes einzelne Blatt, das von einem Baum auf die zwölftausend Quadratmeter unseres Grundstücks gefallen war, zusammenzuharken. Ein dünner Schweißfilm überzog ihr Gesicht. Erde und Reste von Blättern klebten ihr an den Haaren und auf der Haut. »Geh ihm einfach aus dem Weg«, seufzte sie. Sie nahm ein Handtuch und drückte es, tief Luft holend, gegen ihr Gesicht. Meine Mutter hasste es, wenn wir uns stritten. Sie verstand nicht, warum wir uns fetzten, und konnte nichts dagegen tun.

Ich sagte nichts mehr. Ich blieb auf ihrem Bett sitzen, während sie sich schweigend auszog und in ihre taubenblau gekachelte Dusche ging. Ich borgte mir den Nagelknipser vom Nachttisch meines Vaters und fing an, mir die Zehennägel zu schneiden, wobei ich sorgfältig darauf achtete, keine Schnipsel auf der geblümten Steppdecke zu hinterlassen.

Später, als Clay einen Freund besuchte und ich gefahrlos in mein Zimmer zurückkehren konnte, sah ich, dass die Tür noch immer auf dem Teppich lag wie ein gefallener Soldat, der, wenn auch vergeblich, versucht hatte, mich zu schützen. Als ich vorsichtig über das zersplitterte Holz stieg, blieb mein Blick an etwas hängen. Graffiti, in gezackter Schrift an meinen Türstock geschmiert: »Loser«, »Lesbe«, »Hure« und »Jeder hasst dich«. Ich schnappte nach Luft. Ich war bestürzt, dass er diese Sachen geschrieben hatte, doch noch schrecklicher war die Vorstellung, dass jemand sie lesen könnte. Denn wie Clay über mich dachte, so dachte ich über mich. Er war älter, stärker, intelligenter. Ich hatte keinerlei Beweis für das Gegenteil, und ich hatte Angst, dass meine Eltern und meine Freundinnen meinem Bruder recht geben würden, wenn sie diese Schmierereien zu Gesicht bekämen. Ich nahm einen Radiergummi von meinem Schreibtisch, schaffte es aber nicht, die Worte auszuradieren. Clay hatte einen Bleistift benutzt und so fest aufgedrückt, dass die Buchstaben ins Holz eingegraben waren.

PARTIELLE SONNENFINSTERNIS, NEW YORK CITY

17. April 1996

Meine Mutter stand in der Tür, und sie vor mir zu sehen, war das Einzige, was sich richtig anfühlte: ihre blauen Augen, ihre kleinen, fleißigen Hände, ihr altvertrauter Geruch nach Kaffee, Bettlaken und Parfum. Sie schloss mich in die Arme und drückte mich fest an sich, ich aber war zu schwach, um ihre Umarmung zu erwidern.

»Wie geht's dir denn?«, fragte sie und legte die Arme um meine Taille. »Ist alles okay mit dir?«

»Ich muss mich hinlegen«, sagte ich, drehte mich um und humpelte die Treppe hinunter zu meinem Bett. Sie stellte ihre Tasche auf den Boden und folgte mir.

»Kannst du mir sagen, was passiert ist?«, fragte sie, nachdem sie sich auf den Rand meiner Matratze gesetzt hatte.

»Nicht wirklich.« Ich deckte mich zu, da ich außer dem Badetuch immer noch nichts anhatte. Das Deckenlicht tat mir in den Augen weh, darum ließ ich sie geschlossen. »Ich bin einfach nur entsetzlich müde.«

Ich war müde, aber auch total verängstigt. Ich wusste, dass etwas Gravierendes passiert war, doch meine Gedanken kreisten einzig um die Frage, was ich denn nun mit meinem Leben anfangen sollte, wenn ich wieder in Ohio wäre, bei meinen Eltern wohnte, ohne Job, ohne Partner, ohne Perspektive, ohne Freunde und ohne Zukunft.

»Ist ja gut, Liebes«, sagte sie. »Schlaf jetzt einfach.«

»Ja«, sagte ich und merkte noch, ehe ich wieder in meinen ohnmachtsähnlichen Schlaf fiel, dass ich vor Erleichterung leise seufzte, weil ich nicht mehr alleine war.

Als ich erwachte, zog der Duft von Kaffee durch meine Wohnung. Ich selbst trank nie Kaffee, also öffnete ich vorsichtig die Augen. Da stand meine Mutter und machte mit dem Putzschwamm mein Bad so leise wie möglich sauber. Als ich mich bewegte, stellte sie das Putzzeug und den Kaffee weg und kam zu mir. Sie setzte sich auf den Rand der Matratze, wie sie es so oft getan hatte, als ich noch ein Kind war. Sie strich mir die Haare aus dem Gesicht und hinters Ohr. Bei dieser kleinen Geste begann mein Kinn zu zittern und Tränen traten mir in die Augen.

»Du hast drei Stunden geschlafen«, sagte sie. »Ich hab schon mal angefangen, deine Sachen zu packen. Du musst deinem Chef sagen, dass du nicht mehr kommst.« Sie lächelte und nahm sich dann erneut das Bad vor.

Meine Mutter lächelt *immer.* Sie war gerade etwas über eins sechzig groß, doch zu so gut wie jeder körperlichen Tätigkeit fähig. Ich habe gesehen, wie sie mit bloßen Händen in pinkfarbenen Gartenhandschuhen ganze Sträucher ausriss, deren Wurzeln einen Meter zwanzig in die Tiefe reichten. Ich habe auch gesehen, wie sie eine Schlange mit einer Gartenhaue zweiteilte. Viele Jahre lang habe ich ihr zugeschaut, wie sie, ihr langes Haar in ein Basecap gesteckt, die Tausende Quadratmeter ihres Rasens mit einem John-Deere-Traktor abrasierte. Sie hat keine Angst, Dreck unter die Fingernägel zu kriegen, schlüpft aber auch gern mal in ein schickes Kleid und geht auf eine Party. Ihr braunes Haar hat sie immer lang getragen, mindestens eine Handbreit über Schulterlänge. Sie hat lavendelblaue Augen. Als sie bei einem Ehemaligentreffen ihres Colleges zur Ballkönigin gewählt wurde, machte mein Vater beim Footballspiel den entscheidenden Touchdown. An so gut wie jedem Tag legt sie Parfum auf, Estée Lauders Knowing. Dieser Duft ist für mich gleichbedeutend mit bedingungsloser Liebe. Und obwohl alles drunter und drüber ging, so wusste ich doch, dass sie sich um mich kümmern würde, wenn ich ihre einfachen Anordnungen befolgte. Vielleicht würden die Dinge sogar in Ordnung kommen.

Das Problem war nur, wir schrieben das Jahr 1996, und damals hatte man psychische Erkrankungen noch nicht so auf dem Radar. Meine Eltern hatten, genauso wie ich, nicht die geringste Ahnung, was eine schwere Depression war. Schlecht drauf? Klar, kommt vor. Gerade in einer schwierigen Phase? Macht jeder mal durch. Aber ein medizinisches Problem? Wir sollten noch eine Weile brauchen, bis wir uns der Diagnose »Depression« näherten, eine Weile, in der wir die Dunkelheit viel zu nahe an unsere Schwelle treten ließen.

Mit der Hilfe meiner Mutter gelang es mir, aufzustehen und mich anzuziehen. Ich nahm ein Taxi nach SoHo und sagte meinem Chef, dass ich kündige. Ich hatte zwar das Gefühl, auf Gummiringen zu gehen, doch ich schaffte es. Es war drei Uhr nachmittags, als ich nach eineinhalb Tagen Absenz ins Büro schlenderte. Mein Chef begrüßte mich mit einem Blick, der sagen sollte: »Wo in aller Welt bist du gewesen?« Ich wollte ihm in aller Ruhe erklären, dass ich aufhören würde, doch stattdessen brach ich in hysterisches Schluchzen aus und stieß hervor: »Es ist was passiert. Ich muss aufhören. Ich kann nicht hierbleiben. Ich gehe weg aus New York.«

Er wusste nicht, was er sagen sollte, außer: »Okay. Beruhige dich erst mal.« Zehn Minuten später ging ich, nach einer flüchtigen Übergabe meines Arbeitsplatzes und meiner Akten, wobei ich mich unter Tränen ständig entschuldigte.

Nach Hause fuhr ich mit der U-Bahn, weil es mir schier nicht möglich war, ein Taxi heranzuwinken. Einmal mehr stellte ich mir aber vor, wie sich alle Fahrgäste von meinem Äußeren abgestoßen fühlten: meinen Pickeln, meinem strohigen Haar und den Tränenspuren auf meinen Wangen. Nur diesmal beschloss ich, den Kopf nicht zu senken. Ich machte eine Bestandsaufnahme dieser Menschen, da ich wusste, dass ich für sehr lange Zeit nicht mehr U-Bahn fahren würde. Alle blickten finster drein. Kontakt herstellen, das, wonach ich mich so lange verzweifelt gesehnt hatte, war im Untergrund von Manhattan verboten. Es war, als seien wir wild herumschießende Ionen, die eine viel zu große negative Ladung besitzen, um eine Verbindung eingehen zu können. Schon vor langer Zeit hatte mein Geist die Anonymität und Beziehungslosigkeit in der U-Bahn nach innen gekehrt. Und schon stimmte der Chor meiner schlimmen Gedanken ein: *Warum sollte dich denn jemand ansehen wollen? Du bist nur blöd und unausstehlich und hast ein hässliches Gesicht.*

Der Zug hielt kreischend an der Station 86th Street. Schnell schlüpfte ich seitlich durch die erst halb offene Tür hinaus. Mit gesenktem Kopf ging ich zurück zu meinem Apartment und wünschte, ich könnte im betonierten Gehsteig versinken und mich darin auflösen. Meine Gedanken wurden erneut düster: *Spring doch vor dieses gelbe Taxi. Es ist ganz leicht. Du verlierst das Bewusstsein und spürst gar nichts.* Doch ich wusste, dass meine Mutter auf mich wartete.

Als ich um die Ecke in die East 82. Street bog, sah ich, dass meine Mutter es irgendwie geschafft hatte, das vergammelte Mobiliar meiner Zweizimmerwohnung auf den Gehsteig zu stellen, damit die Leute es mitnehmen konnten. Außerdem hatte meine kleine, aber beeindruckende Mutter Mittel und Wege gefunden, an einem Nachmittag meine ganzen Sachen inklusive eines Kaninchens im Käfig in ihr Auto zu packen. Ich ging hinein, aber es war alles leer bis auf ein paar Staubmäuse, Drähte und den verbrannten Topf in der Küche. Ich wollte mich auf den Boden hinsetzen und weinen. Doch Mom nahm mich an der Hand, drehte den Türknopf so, dass er einrastete und sich von außen nicht mehr öffnen ließ, warf die Schlüssel in den Flur und zog energisch die Haustür hinter uns zu.

Wir gingen die Stufen zu ihrem Auto hinunter, das mit laufendem Motor in zweiter Reihe parkte. »Spring rein«, sagte sie und legte den Arm um meine Taille. »Wir sind bald daheim.«

In Zeitlupe kletterte ich in den Wagen. Mom stellte den Beifahrersitz des SUV richtig ein und schnallte mich anschließend an, während ich weiter weinte. Sie fragte nicht, was los war. Sie strich mir nur so das Haar hinters Ohr, dass ich mich wie damals fühlte. Ich war wieder das kleine Mädchen, das sicher in seinem Bett lag, während draußen die Bäume und die Rehe und der Mond auf es aufpassten. Tränen liefen mir ins Ohr und den Nacken hinunter, während wir aus Manhattan rollten. Ich war eingeschlafen, noch ehe wir die Stadtgrenze hinter uns gelassen hatten.

Da gibt es einen Punkt, der meinen Weg in die Hoffnungslosigkeit schwer verständlich macht: Denn in den meisten Fällen konnte ich auf die Hilfe meiner Eltern zählen. Hatte ich Probleme in der Schule, legte mein Vater seine Arbeit nieder, meldete sich im Büro ab und war bald darauf bei mir. So einmal, als ich auf der Highschool einen Französischtest vergeigt hatte. In Tränen aufgelöst hatte ich ihn angerufen, und er war sofort zur Schule gerast, um mich abzuholen und mit mir Donuts mit Milchschokolade zu essen. Dabei erklärte er mir, dass meine Note bei diesem blöden Französischtest nicht über meine Zukunft bestimmen würde. Und als ich mit siebzehn meine Jungfräulichkeit verlor und glaubte, schwanger zu sein, weil der billige Schwangerschaftstest, den ich mir besorgt hatte, ein positives Resultat zeigte, ging meine Mutter mit mir zur Apotheke, um einen zuverlässigeren Test zu kaufen. Während des Martyriums blieb sie ruhig, zugewandt und verständnisvoll. Ich erinnere mich noch, wie sie meine Hand gehalten hat.

Meine Eltern waren also in vielfacher Hinsicht phänomenal. Doch warum haben sie nicht eingegriffen, als es zu dieser Gewalt zwischen ihren Kindern kam? Auch heute weiß ich keine Antwort auf diese Frage. Theorien habe ich viele, aber Fakt ist, dass selbst die wunderbarsten, fürsorglichsten und wohlmeinendsten Eltern Fehler machen. Ihr Fehler war mangelnde Aufmerksamkeit. Ein Unterlassungsdelikt. Ich vermute, dass sie hilflos waren.

Ein vier Tage alter Welpe lebt in völliger Dunkelheit. Seine Augen haben sich noch nicht geöffnet, sein Bewegungsradius ist kaum ein solcher zu nennen, Wärme und Nahrung sind seine einzigen Ziele. Er schiebt seine Geschwister beiseite, um näher an den Bauch seiner Mutter zu gelangen, folgt seiner Nase zu einer freien Zitze. Hat er sie gefunden, saugt er mit aller Kraft, zieht und tritt, um den Milchfluss anzuregen. Die Zitzen sind gerötet, bis auf das Zehnfache ihrer normalen Länge schwellen sie an, prall gefüllt mit Milch. Bei all dem vergisst die Mutter nicht, dass ihre Jungen sie brauchen. Unentwegt brauchen sie Liebe und

Fürsorge, sie bellen und beißen und kratzen, bis sie total müde sind. Die Mutter lässt fast alles mit sich geschehen. Sie liegt mit geschlossenen Augen da, für alle sichtbar ihr verwundbarer Bauch. Sie atmet schnell und schwer, hält aber still, damit die Kleinen, schwach wie sie noch sind, das bekommen, was sie benötigen, um zu wachsen und in der Welt zu überleben. Viel davon ist Instinkt, der Rest reine Liebe.

ABNEHMENDER ZAUBER, OHIO

1984

Als Kind redete ich mit den Bäumen. Ich hatte einen Beste-Freundin-Baum, eine hundertjährige Buche, der ich den Namen Alice gegeben hatte. Hätten Sie mich damals, als ich sechs war, nach Alice gefragt, ich hätte Ihnen erzählt, dass dieser Baum für mich wie eine Urgroßmutter war. Mich mochte sie von allen am liebsten. Sie wollte, dass ich sie jeden Tag besuchte. Sie unterhielt sich freundlich mit mir. Sie hatte Geschenke für mich: fünf muntere Marienkäfer, einen Monarchfalter, der um ihren Stamm flatterte. Sie sagte mir, ich solle mir keine Sorgen machen, es würde alles gut werden.

Ganze Tage verbrachte ich damit, allein durch die Felder in der Nähe unseres Hauses zu streifen. Ich packte mir ein Erdnussbutterbrot mit Marmelade in eine Papiertüte, marschierte geradewegs durch den Garten der Killians auf der anderen Straßenseite und schlüpfte unter dem Stacheldrahtzaun durch. Sobald ich einmal auf der anderen Seite des Zauns war, gab es nur noch Maisfelder, Wälder, Wiesen und Geborgenheit.

Gleich hinter dem ersten Maisfeld auf der rechten Seite lag versteckt, als hätte man ihn vergessen, der Lehmansweiher, ein winziges Gewässer, in dem es vor wildem Getier nur so wimmelte: Frösche, Fische, Schlangen, Vögel, Schnecken und Käfer. Eine alte, verlassene Scheune befand sich nicht weit vom Ufer entfernt, vielleicht war es einst auch eine Unterkunft für Landarbeiter gewesen. Eigentlich stand sie mehr über als neben dem Weiher, denn sie war zwei Stockwerke hoch, auch wenn mittlerweile eine Außenwand umgestürzt war und den Blick auf die vermodernde Stiege und das morsche Gebälk freigab. Stellenweise waren am Holz noch Reste von roter und weißer Farbe erkennbar. Saß ich in der Scheune und ließ meine Füße vom vermoderten Boden baumeln, berührten meine Zehen das Wasser. Stunden verbrachte ich in dieser stillen Umgebung mit Lesen, Dösen, Steine schlittern lassen und Fröschefangen.

In der Nähe des Lehmansweihers wuchs ein Hain aus großen, in vier Reihen gepflanzten Kiefern. Diese Bäume – sie mussten mindestens fünfzig Jahre alt sein – steckten einen magischen Naturraum ab, mit Ästen als Dach und einem Teppich aus Kiefernnadeln, der sämtliche Geräusche des Waldes verschluckte. Blieb ich dort nur lange genug sitzen, nahm ich nichts wahr – und doch alles. Ich konnte hören, wie ein Vogel auf einem Ast landete. Wie ein Blatt zu Boden fiel. Ein herumschwirrender Kolibri klang wie ein vorbeisausendes Fahrrad.

Einmal registrierte ich – ich hatte schon eine Weile in dem Wäldchen gesessen – den knisternden Huftritt einer Rehgeiß mit ihrem Kitz. Als sie mich bemerkte, erstarrte sie, ihr dunkles Auge funkelte. Dann führte sie ihr Junges, keine drei Meter entfernt von meinen verschrammten Knien, um mich herum zum Weiher. Das Kitz hatte unglaublich dünne Läufe, die hellen Flecken auf dem Fell waren noch deutlich sichtbar. Mit seinem kleinen Schwanz wedelte es um Aufmerksamkeit. Seine Hufe waren klein und schmal wie ein Lippenstift. Während es den Kiefernhain durchquerte, beäugte es mich misstrauisch. Plötzlich blieb es auf der Lichtung stehen. Wir sahen uns für einen Moment, der eine Ewigkeit zu dauern schien, in die Augen. Irgendetwas passierte zwischen uns. Etwas Magisches. Ich meinte fast, mit dem Kitz reden zu können. Es verstand mich. Tiere verstanden mich. Dieser Gedanke hatte etwas ungeheuer Tröstliches. Ich hatte einen Verbündeten. Doch dann wandte sich das Kitz ab und lief zu seiner Mutter. Springend verschwanden die beiden im Mais und aus meinem Blickfeld.

Ich war noch keine zehn und fühlte mich so eins mit dem Land, mit den Bäumen, mit den herumstreifenden Tieren. Ich sah mich als eine von ihnen – ich war Teil der Natur, war ein Waldmensch, ein Vogel, ein Frosch, der Mond, gehörte dem Volk der Rehe und Eulen an, war nicht anders als unser Hund. Sie alle waren meine Gefährten, meine nie versagende Quelle des Trostes.

An den stillen Winterwochenenden hatte ich niemanden zum Spielen außer Alice. War es zu kalt, um zu ihr hinauszugehen, machte ich mir Sorgen. An einem besonders kalten Winternachmittag beobachtete ich, wie Alice sich unter den eisigen Böen eines Schneesturms bog. Ich stellte mir vor, wie es wohl wäre, wenn ich, meine ungeschützten Finger in fünfzehn Metern Höhe, den langen Winter über draußen stehen müsste. Ein solches Leben wäre schrecklich. Es musste etwas geschehen.

Aus meinem Schrank holte ich zwei meiner Babydecken, ging in die Garage und schlüpfte in meine Schneestiefel. Im Freien musste ich dauernd blinzeln, damit mir in der Kälte nicht die Wimpern zusammenklebten. Ich hatte große Mühe mit den Decken, doch schließlich gelang es mir, den Stoff an der Rinde festzumachen und um den Stamm zu wickeln. An zwei Zipfeln verknotete ich die Decken und verband die anderen Enden mit Sicherheitsnadeln. Alice sah aus, als hätte sie eine viel zu kleine Schürze an, aber nichtsdestotrotz schlang ich meine Arme um sie. »Ich hoffe, das nützt was, Alice«, flüsterte ich. »Bald wird es wieder Frühling.« Ich tätschelte sie und lief wieder hinein.

Tagelang verharrte ich im Esszimmer und beobachtete Alice. Die Decken waren bald von Eis verkrustet. Während ich nachts eingemummelt unter mehreren Schichten lag, fürchtete ich, dass das Heulen des Windes und das Krachen der Äste der Anfang von Alices Ende wäre. Würde der Wind sie umstürzen, fiele sie zwar nicht auf unser Haus, doch vielleicht würden ihre Äste wie Finger an unseren Fenstern kratzen, als wollten sie nach uns greifen, uns bitten, sie zu retten, obwohl sie wusste, dass wir nichts tun konnten, um ihren Sturz in den Tod aufzuhalten.

MÄNNER, KENYON COLLEGE & NEW YORK CITY

Winter 1994 und 1995

Hatte die schwierige Beziehung zu meinem Bruder das Fundament meines Selbstwertgefühls beschädigt, so war mein Freund Will gleich einer finalen Termiteninvasion, die das gesamte Gebäude dem Einsturz preisgab. Kennengelernt hatte ich ihn in meinem dritten Jahr am College bei einer Zimmerparty. Er war ein Jahr über mir, trug einen Kinnbart und einen langen braunen Pferdeschwanz: also so ganz und gar nicht mein Typ. Ich stand auf die klasse aussehenden bösen Jungs, die Typen mit der Ausstrahlung eines wortkargen Freibeuters, die mich zu sich nach Hause mitnahmen und ihren Spaß mit mir hatten. Unnahbare Männer waren super. Ich hatte keine Probleme mit Männern, die ihre Freundin für ihre Kumpels in den Wind schossen. Kerle, die nur Sex, davon aber reichlich, wollten und mich danach in der Cafeteria keines Blickes mehr würdigten. Das war absolut okay für mich. Männer waren nun mal Männer. Ich erwartete nichts anderes, als abserviert und mies behandelt zu werden.

Bei dieser Party aber saß Will neben mir, während wir zu fünft oder sechst Poker spielten. Seine Stimme war sexy, tief und sonor, aber ich stand nun mal nicht auf den empfindsamen Pferdeschwanz-Typ. Deswegen war es seltsam, dass ich, als ich zufällig mit dem Ellbogen leicht seinen Schenkel berührte – ich wollte eine Karte vom Tisch aufnehmen –, so etwas wie einen leichten elektrischen Schlag verspürte. Wir sahen uns an. Wir hatten beide den Schlag gespürt.

Ein paar Tage später traf ich Will zufällig im Buchladen. Ich erkannte ihn im ernüchternden Tageslicht zuerst gar nicht wieder. Er war spindeldürr, über einen Meter achtzig und brachte vermutlich weniger Gewicht auf die Waage als ich. Beinahe wäre ihm die Hose runtergerutscht, als er aufstand, um mich zu begrüßen.

»Hey Julie, ich such dich schon die ganze Zeit. Möchtest du mit mir zum Philander's Phling gehen?«

Ich lachte, die Frage war sicher ein Scherz. Wer bitte lädt ein Mädchen zu einem Tanzabend am College ein? Der Ausdruck in seinem Gesicht jedoch gab mir zu verstehen, dass es kein Witz war und ich mich wie ein erstklassiges Arschloch benahm.

»Ach«, druckste ich herum. »Ähm, in Ordnung.«

»Perfekt«, meinte er. »Dann treffen wir uns um neun vor der Peirce Hall am Samstag. Okay?«

»Okay«, sagte ich und ging fort. Ich winkte ihm noch zu und verfluchte mich selbst, weil mir keine schnelle Ausrede eingefallen war.

Philander Chase war der Gründer des Kenyon College. Sein Namenstag wurde mit einer alljährlichen Tanzveranstaltung begangen mit dem Ziel, den Winterfrust (-phrust) auszutreiben. Nur die allergrößten Langweiler und Streber machten Pläne fürs Philander-Phest. Die coolen Kids erschienen zu dieser Veranstaltung halb besoffen und möglichst schräg angezogen. Natürlich wollte ich zu den Coolen gehören, andererseits wollte ich auch nicht unhöflich sein. Also schlüpfte ich in mein schulterfreies schwarzes Kleid mit Rüschensaum, das ich schon auf Highschool-Partys getragen hatte, und fand mich um neun in der Dunkelheit einer Ohio-Winternacht in High Heels und Strumpfhose bibbernd am vereinbarten Treffpunkt ein.

Meine Freundinnen fanden es gut, dass ich meine Fühler zumindest versuchsweise ausstreckte. Sie waren schon völlig entnervt, weil ich immer noch Brian, meinem Ex-Freund, hinterherschmachtete, mit dem ich seit meinem ersten Monat am College bis in mein drittes Jahr eine On-Off-Beziehung hatte. Ich liebte ihn auf diese Erste-große-Liebe-Art, mit dieser verzweifelten Das-gibt's-nur-einmal-im-Leben-Seligkeit, wie sie sich einstellt, wenn man zum allerersten Mal in einen anderen Menschen verliebt ist. Für meine Freundinnen sah das ganz anders aus: In ihren Augen hatte Brian mich dermaßen schlecht behandelt, dass sie einfach nicht verstehen konnten, warum ich ihm nachtrauerte.

Unsere Beziehung war ebenso leidenschaftlich wie dysfunktional. Wir schickten uns handgeschriebene Briefe, einzelne Worte von Tränen verwischt. Er war ein ausgesprochen hübscher Junge: haselnussbraune Augen und dunkles, gelocktes Haar, Landesmeister im Schwimmen, eins neunzig groß und mit Schultern doppelt so breit wie die meinen. Er hatte lange, muskulöse Beine, und seine sporadischen Zuwendungen hatten etwas süchtig Machendes. Es hatte immer wieder Geschichten mit anderen Frauen gegeben, sowohl während wir zusammen waren als auch nach unserer Trennung. Aber dann sahen wir uns auf irgendeiner Party wieder und landeten unweigerlich für eine Nacht im Bett. Ich betete innerlich, dass er mir am Morgen seine unsterbliche Liebe schwören und unsere Trennung als den größten Fehler seines Lebens bezeichnen würde. Aber im brutal hellen Licht des Tages stand er auf und sagte: »Du solltest jetzt wohl besser gehen.«

Von diesen ungesunden romantischen Adrenalinschüben konnte ich nie genug bekommen. Und ich kam gar nicht auf die Idee, nach dem Warum zu fragen. Ich zog solche ungesunden Muster nicht in Zweifel, sondern suchte förmlich danach. Als daher der sensible, Gitarre spielende Will mit seinem Pferdeschwanz in mein Leben trat, war ich alles andere als bereit, meinem Dasein die entscheidende Wendung zu geben.

Ich habe noch ein Foto von Will und mir von diesem Abend beim Philander's Phling. Ein Fotograf, der sich damals um die Tanzfläche herum postiert hatte, machte Fotos von allen Paaren. Auf dem Bild von uns steht Will hinter mir und hat die Arme um meine Taille gelegt. Es wirkt so, als würden wir gerade einen Tanzschritt auf die Kamera zu machen. Mein erster Gedanke, als ich diese Aufnahme betrachtete, war, dass ich ein dickes Gesicht habe. Mein zweiter Gedanke, dass ich glücklich aussah – ohne Wenn und Aber wirklich glücklich.

Nach dem Tanz gingen wir auf mein Zimmer. Ich ließ meine Tori-Amos-CD laufen, und es kam der Song mit den Zeilen: »God, sometimes you just don't come through / Do you need a woman to look after you?« (Gott, manchmal kapiere ich dich einfach nicht /

Brauchst du vielleicht eine Frau, die sich um dich kümmert?) Will hielt mich eng umschlungen, seine Hüften gegen meine gepresst, dann lehnte er sich an mich. Etwas geschah, als unsere Lippen sich berührten. Es war wie weißes Licht. Ein Donnerschlag. Ich erinnere mich noch, wie ich dachte, das also ist gemeint, wenn es heißt, der erste Kuss könne wie ein Feuerwerk sein. So war es tatsächlich. Ich war auf der Stelle rettungslos verloren.

Von da an verbrachten wir jeden freien Augenblick miteinander. Wir knutschten rum, redeten und machten alles Mögliche, nur dass wir keinen Sex hatten. Anfangs. Ich wollte mich nicht noch einmal auf eine dysfunktionale, rein sexuelle Beziehung einlassen. Als würde ich ein Heiligtum hüten im Versuch, endlich selbst gut zu mir zu sein, schickte ich ihn jede Nacht um zwei oder drei Uhr morgens nach Hause. Ich mochte es, wenn er bei mir war, doch ich mochte es auch, wenn er ging. Diese Romanze fühlte sich gesund an.

Er spielte Gitarre, und war er bei mir, zupfte er ein paar Melodien, während wir uns über unsere Familien und unsere Kindheit unterhielten. Er sagte, er hätte noch nie jemanden wie mich kennengelernt. Er sagte auch, dass er sich in meiner Nähe sicher fühlte. Ich wäre nie auf die Idee gekommen, dass Männer sich unsicher fühlen könnten. Die Männer, mit denen ich bisher zu tun gehabt hatte, schienen nie Schutz zu brauchen. Seine Verletzlichkeit schien mir so vorurteilsfrei und schön und selten.

Will war auch der erste Mann, der sich Mühe gab, mich sexuell zu verstehen. Er erkannte die massiven mentalen Hürden, die zwischen mir und einem Orgasmus standen. Er versuchte alles, bis er mich befriedigen konnte. Ich erzählte meinen Freundinnen von ihm und dass ich nie Orgasmen mit einem Mann gehabt hätte. Sie lauschten mit offenen Mündern, als ich ihnen berichtete, dass er mir spät nachts in meinem Zimmer lauter verrückte Dinge ins Ohr wisperte. »Du bist schön. Ich liebe dich. Ich möchte, dass du für mich kommst. Und jetzt möchte ich, dass du noch mal kommst.« Es war eine epochale, Bester-Sex-aller-Zeiten-Liebesaffäre, die ich in Manhattan unbedingt fortsetzen wollte. Wir waren wie zwei verwundete Vögel, die sich gemeinsam in die Lüfte erheben würden. Unsere Romanze wurde bald ein »Wir gegen den Rest der Welt«. Wir waren uns einig, dass alle anderen dumm, gemein und verbohrt waren. Die einzige Möglichkeit für uns zu überleben wäre, wie Pech und Schwefel zusammenzuhalten.

Als er ein Jahr vor mir seinen Abschluss machte, kaufte ich mir ein besonderes Kleid für seine Abschlussfeier und posierte auf allen Fotos mit ihm in Talar und Hut. Vor seiner Abreise nach Manhattan blieben wir die halbe Nacht wach und besprachen, wie er alles für unser gemeinsames Leben dort vorbereiten würde, während ich mein letztes Jahr am College absolvierte. Ich stellte mir vor, wie wir zu Konzerten gehen würden: Wilco und Paul Weller und all die unabhängigen Liedermacher im Ludlow Street Café. Ich wollte helfen, für seine Band Gigs zu organisieren, würde das Equipment schleppen und Fans anlocken. Ich würde diejenige sein, die vor der Bühne den Moshpit anheizte, die tanzenden Fans vor der Bühne, und sich dann zurückzog, sobald die Menge zu toben anfing. Ich malte mir aus, wie wir mit unseren Freunden zusammen etwas trinken und Will und ich uns wegschleichen würden, um in einer dunklen Ecke zu knutschen, ehe wir zu ihm oder zu mir nach Hause abhauen würden, um uns lautem, heftigem und zutiefst befriedigendem Sex hinzugeben. Ich imaginierte, wie wir morgens durch baumbestandene Straßen bummeln, uns im Central Park auf einer Decke fläzen und dabei heiße Bagels verzehren und unseren Durst aus riesigen Wasserflaschen stillen würden, unsere Gliedmaßen ineinander verschlungen. Und wie wir uns, notdürftig geschützt durch Picknickdecken, zum Höhepunkt bringen würden, da es das Schlimmste für uns wäre, je die Hände voneinander lassen zu müssen.

Doch schon wenige Stunden nach meiner Ankunft in New York spürte ich, dass etwas zwischen uns stand. Ich hatte vorgehabt, bei Will und Jeff, seinem Mitbewohner, in deren winzigem Apartment in Hell's Kitchen einzuziehen, bis Leah und ich eine eigene Bleibe gefunden hatten. Ich hatte vor Augen gehabt, wie

Will, Jeff und ich auf dem Boden des spärlich möblierten Apartments Pizza essen würden und wie Jeff dankbar wäre für eine weibliche Hand. Stattdessen fragte Jeff nur: »Wie lange gedenkst du hierzubleiben?«, ehe er dazu überging, mich zu übersehen und aufzuseufzen, wenn er sich in dem engen Gang zwischen meinen Sachen durchquetschen musste. Will entschuldigte sich bei ihm: »War nicht meine Idee. Ich weiß, es nervt.« Ich fühlte mich verraten, und dieses Gefühl wurde nur abgemildert von meinem Männerbild, nach dem Männer Frauen nur dann mögen, wenn die Frauen etwas für sie tun.

Und so schleppte ich eines Tages, während Will irgendwo jobbte, wie eine frischgebackene und pflichtbewusste Ehefrau zwei riesige Taschen voll mit seiner Schmutzwäsche ein paar Blocks weiter zum Waschen. Erst als ich in der Wohnung zurück war, merkte ich, dass ein paar der Sachen noch leicht feucht waren. Ich faltete sie trotzdem zusammen. Als Will dann nach Hause kam und mehrere ordentliche Stapel sauberer Wäsche auf seinem Bett vorfand, entlockte ihm das kein freundliches Lächeln. Er fragte, warum ich das getan hätte. Und dann sagte er rundheraus, er sehe mich nicht als die Art von Frau, die für ihren Mann die Hausarbeit mache. Natürlich war ich nicht die Art von Frau. Ich war etwas weit Schlimmeres: ein schwaches, verängstigtes Vorstadtmädchen, das es in die große Stadt verschlagen hatte und das nicht das geringste Selbstvertrauen besaß. Also murmelte ich etwas von: »'tschuldigung. Ich wollte nur helfen. Als Entschädigung, weil ich euch Jungs einfach auf die Bude gerückt bin.«

»Ist egal«, sagte er und küsste mich auf die Stirn. »Kein Problem.« Als er zu Bett ging, befühlte er einen der Stapel und sah mich mit leicht zusammengekniffenen Augen an. »Aber du weißt schon, dass die Sachen noch feucht sind, oder?«

»Mist«, sagte ich. Natürlich wusste ich das. Ich wollte nur nicht, dass er es bemerkte. Letztlich hatte ich aber keine Ahnung, was ich wollte. Ich wollte, dass er nett zu mir war, so wie früher in Ohio. New York schien ihn härter und mich schwächer gemacht zu haben. Am liebsten hätte ich losgeheult und ihn tausendmal um Verzeihung gebeten, obwohl ich nicht recht wusste wofür. Ohne seine Anerkennung, ohne seine Liebe fühlte ich mich hilflos.

Ein paar Wochen und viele Auseinandersetzungen später erfuhr ich durch eine Frau namens Jane, dass Will mich betrogen hatte. Jane war Empfangschefin in dem Verlag, in dem auch Leah arbeitete. Sie war eine hübsche, freche Brünette, die hellroten Lippenstift trug. Eines Nachmittags gerieten wir ins Plaudern. Es stellte sich heraus, dass sie was mit dem Leadsänger in Wills Band hatte. Da Will mich von seinen sämtlichen Bandaktivitäten ausgeschlossen hatte, wusste sie noch nicht, dass ich Wills Freundin war. Lachend meinte Jane, dass die Jungs in der Band ihres Freundes doch alle ziemliche Hallodris seien.

»Ach ja?«, fragte ich. »Die Jungs treiben's also recht wild?«

»Oh mein Gott«, sagte sie, ihr Staten-Island-Akzent verschluckte das Ende eines jeden Wortes. »Du kannst es dir einfach nicht vorstellen.«

»Tatsächlich?«

»Ein Wahnsinn«, sagte sie. »Dieser Gitarrist, der Will, der lässt mich und meine Freundinnen überhaupt nicht in Frieden. Dauernd kommt er an und will, dass ich ihn mit einer scharfen Blondine verkupple. Einmal …«, sie machte eine Pause und hob die Hand, wie um mir zu bedeuten, ich solle mich auf etwas gefasst machen, »also einmal komme ich in Jons Apartment, und da sehe ich, wie Will *nackt* in Jons Schlafzimmer läuft, wo irgend so 'ne Schlampe schon lachend auf ihn wartet. Ach ja, nur nebenbei, er hat wohl eine Freundin, die in Idaho oder so lebt. *Und* er hat einen flachen Arsch. Eigentlich hat er gar keinen Arsch.«

Sie hatte recht. Er hatte keinen Arsch.

Mitten im Gespräch ließ ich sie stehen. Ich kann mich nur noch erinnern, wie sich mein Magen umdrehte. Ich fuhr mit dem Aufzug nach unten und trat hinaus auf die Straße, ging weiter bis zu dem Laden von Tower Records. Dort fing ich dann an zu weinen. Ich lehnte mich gegen das Schaufenster, meine Stirn an einem drei Meter hohen Poster von Tupac. Wie hatte ich nur derart dumm sein können? Und wie konnte Will so etwas tun? »Wir gegen die Welt«, das war einmal.

Ich stellte Will zur Rede. Zuerst leugnete er, mir je untreu gewesen zu sein. Schließlich verteidigte er sich erbittert, nannte mich irre und hypersensibel und behauptete, Jane sei eine Lügnerin. Bald tobte zwischen uns ein wilder Streit darüber, ob an den Gerüchten etwas Wahres dran war, ob überhaupt je etwas Wahres dran war an dem, was uns verbunden hatte. Wir trennten uns, versöhnten uns und trennten uns. Manchmal, wenn ich mit ihm zusammen war, tauchte in meinem Kopf der Gedanke auf: »Ich will mit diesem Mann nicht zusammen sein.« Das hätte bedeutet, dass ich aufstehen und gehen konnte. Doch meinem Bedürfnis nach Wills Anerkennung war durch nichts beizukommen. Durch nichts. Es war ein verzweifeltes Klammern, und ich wusste nicht, wie ich es kontrollieren sollte.

Ich erinnere mich noch an so manche tränenreiche Szene in Restaurants, auf der Straße oder in unseren jeweiligen Apartments. Einmal forderte uns der Barkeeper auf, das Lokal zu verlassen, weil wir so laut stritten, dass die anderen Gäste sich gestört fühlten. Ich trauerte Will noch monatelang nach und konnte kaum an etwas anderes denken. Ich suchte überall nach ihm, und die Tatsache, dass ich so gut wie keine Chance hatte, ihm in Manhattan über den Weg zu laufen, gab mir das Gefühl, allein auf einer Millioneninsel gestrandet zu sein.

Und dann stand er plötzlich um drei Uhr morgens mit ein paar Bier intus wie durch ein Wunder vor meiner Tür, und wir fielen uns in die Arme. Wir schliefen miteinander, spekulierten wild, warum wir nicht mehr zusammen waren, und schworen uns ewige Liebe. Doch der Morgen brachte alle Schwächen erneut ans Licht, die alten Verletzungen schmerzten wieder, die Streitereien gingen von vorne los, und wir machten abermals Schluss. Ich war niedergeschmettert. Am Boden zerstört. Ich stellte mir vor, wie ich vom Dach des Gebäudes, in dem ich wohnte, in den Tod sprang. So zerrissen ich innerlich war, so wusste ich doch, dass mein Kummer nicht nur mit dem Scheitern unserer Beziehung zu tun hatte.

TOTALE SONNENFINSTERNIS, PENNSYLVANIA UND OHIO

17. und 18. April 1996

Meine Mutter und ich heizten durch das östliche Pennsylvania. In der Nähe von Allentown machten wir an einer Raststätte halt. Und dort stand, wie in einer Szene aus einem schlechten Film, Will. Er war mit seiner Band auf Tour, die der Vater des Bassisten finanzierte.

»Verdammt«, sagte ich flüsternd zu mir selbst, als sich unsere Blicke bei den Verkaufsautomaten ineinander verhakten. Er kam auf mich zu, zog mich an sich und drückte seinen Körper eng gegen den meinen. Meine Mutter sah uns zu, sagte aber nichts und ging zurück zum Auto.

»Ich gehe weg aus New York«, sagte ich in seinen Mantelkragen hinein. Er roch nach Zigaretten und Bier.

»Okay.«

»Es tut mir leid.«

»Schsch«, machte er und zog mich wieder an sich. Ich liebte ihn noch immer. Ich liebte, wie zart und doch stark er war. Ich wollte diesen Körper jeden Morgen und jede Nacht für den Rest meines Lebens. Doch bald hielt ich den Zigarettengeruch nicht mehr aus, und meine Mutter wartete auf mich. »Ich liebe dich. Ich werde dich immer lieben«, sagte er. Ich wischte mir die Tränen mit dem Ärmel ab und schob ihn fort. Die Jungs aus seiner Band gingen an uns vorbei und grinsten.

»Ich dich auch«, sagte ich. Ich steuerte auf das Auto meiner Mutter zu. Der Motor lief bereits, und sie hatte ihre Hände auf dem Steuerrad. Ich hatte kaum die Wagentür geschlossen, da trat sie das Gaspedal durch und schoss davon.

»Alles in Ordnung?«, fragte sie, während sie, den Kopf zur Seite drehend, um den toten Winkel zu kontrollieren, auf den Freeway hinauspreschte. »Das darf doch nicht wahr sein! Ich kann einfach nicht glauben, dass ausgerechnet er uns hier über den Weg läuft.«

»Ja, seltsam«, sagte ich und schnallte mich an. »Fahr einfach weiter.« Ich machte die Augen zu und richtete mich wieder aufs Schlafen ein. Ich schaffte es, nicht zurückzublicken.

Mehrere hundert Meilen sprachen wir nicht miteinander. Ich schlief, und wenn ich aufwachte, saß ich da und drehte den Kopf zur Seite, die Nase zwei Finger breit vor dem Fenster, bis ich wieder wegdämmerte. Später hielten wir an und verbrachten die Nacht in einem Motel.

In dem Zimmer erwachte ich aus einem intensiven Traum über New York, Will und das Leben, das ich aufgegeben hatte. Ich war völlig orientierungslos. Meine Mutter stupste mich an, meinte, es sei fast Mittag und Zeit zum Auschecken. »Scheint, als hättest du mal so richtig ausschlafen müssen.« Ich stellte mir vor, wie sie mich im Schlaf beobachtet und meinen Atem kontrolliert hatte wie bei einem Neugeborenen in der Wiege.

»Okay«, sagte ich und stolperte ins Bad, pinkelte, die Augen geschlossen. Ich putzte mir die Zähne, danach folgte ich ihr zum Auto. Dort rollte ich mich auf dem Sitz ein mit Blick zum Fenster. Abermals fielen mir die Augen zu, und der Schlaf trug mich davon.

»Nur noch eine Stunde«, hörte ich meine Mutter plötzlich sagen. Ich schlug die Augen auf und sah ihre kleinen Hände mit den rundgefeilten, honigmelonenfarbig lackierten Fingernägeln, die das Lenkrad festhielten. Ich antwortete nicht, da ich mehr schlief, als dass ich wach war, aber ich bemerkte die untergehende Sonne. Manhattan hinter sich zu lassen, war, als würde man eine topographische Karte umdrehen. Hier war alles flach oder schien sich gar nach innen zu wölben. Nach Monaten in beengten Räumen, begrenzt durch Mauern und Ecken, hatte die offene Weite des östlichen Ohio etwas Beängstigendes.

Ackerland rauschte an uns vorbei: Sojafelder, Maisfelder, riesige alte Scheunen. Bald wurde der Anblick vertrauter. Außerhalb von Pataskala die große rote Scheune, die so schief war, dass sie – hätte sie sich nur um ein Grad mehr geneigt – umgekippt wäre. Der Baumarkt Roush Hardware am Stadtrand, wo Dad uns zur

Belohnung immer in Cellophan gewickelte Schoko-Kokos-Würfel gekauft hatte, weil wir seine ausgedehnten Ausflüge in die Gartenabteilung so geduldig hinnahmen. Der Noah's Ark Pet Store, wo ich meine gerade geborenen Hamster- und Meerschweinchen für neunundzwanzig Cent pro Jungtier verkaufte. Die Eisdiele, zu der unsere Familie an heißen Sonntagnachmittagen fuhr. Unsere übliche Bananensplit-Spritztour für alle außer Mom, die gewöhnlich nur ein Wasser trank. Dann die Dublin Middle School, in der Mr Niemie – rotbraun gelocktes Haar, John-Lennon-Brille und strahlende Augen –, den ich in der sechsten Klasse in Englisch hatte, mir als erster Lehrer sagte, ich sollte unbedingt weitermachen mit Schreiben.

Wir bogen links ab, die Route 745 hinunter, und da lag es, Oscars's Deli, das Restaurant, in dem ich meinen ersten Job hatte und selber mehr aß, als ich auf die Tische brachte. Hier hatte ich versucht, nicht in Tränen auszubrechen, weil eine Frau ihre Eier *so* und *nicht so* pochiert haben wollte und sie ihr Frühstück sechsmal in die Küche zurückgehen ließ. Weiter fuhr meine Mutter die Straße hinunter, die sich an den schlammigen Fluss schmiegte, vorbei am Haus des fiesen Robbie Thompson, der Clay bei seinen Übergriffen manchmal geholfen hatte. Vorbei am Haus von Tricia, meiner Spielgefährtin aus Kindertagen. Sicher waren sie alle von zu Hause fortgegangen und nie mehr zurückgekommen. Ich stellte mir vor, dass sie Medizin oder Jura studierten, Spitzenjobs hatten und mit ihren Partnern in inniger Zweisamkeit auf Dachterrassen über einem funkelnden Lichtermeer tanzten.

Nach ein paar Meilen gelangten wir in die Birchwood Road, es war unsere Straße. Wir rollten den langsam ansteigenden Hügel hinauf, über den ich unzählige Male gejoggt war. Ich sah das Haus von Mrs Pethel und das von Mrs Jacoby, beides ältere Damen, die mich an einsamen Sommertagen auf ein Stück Kuchen einluden. Dann der offene Garten auf der anderen Straßenseite, wo es zum Lehmansweiher und dem Kiefernwäldchen ging, in dem ich so viele Stunden herumgewandert war.

Wir hielten an der Auffahrt zu unserem Haus. Mutter sprang aus dem Wagen und lief auf die andere Straßenseite, um nachzusehen, ob Post gekommen war. Und da war es, das vertraute Quietschen des Briefkastens, das metallische Echo, als er auf- und wieder zugemacht wurde. Dann mein Vaterhaus in der Dämmerung mit dem lang gezogenen Flachdach und den spitzen Ecken über dem Mittelbau, ganz im Stil von Frank Lloyd Wright mit hellem Holz und hohen Fenstern, die vom Boden bis unters Dach reichten. Das Schlafzimmer meiner Eltern befand sich im südlichen Flügel, mein Zimmer und das meines Bruders im nördlichen. Dazwischen das hohe Dach über der Küche, dem Wohn- und dem Esszimmer.

Meine Mutter stieg wieder ins Auto und schlug die Tür zu. »Ah«, seufzte sie. »Endlich zu Hause.« Mit geringer Geschwindigkeit fuhr sie die Auffahrt hinauf. Ich blinzelte, weil mich das schwindende Sonnenlicht, das durch die Bäume schien, ein wenig blendete. Zwischen diesen Lichtsäulen sah unser Haus aus wie eine Kirche, ein Ort, an dem mein gemarterter Geist Ruhe finden oder ich sterben konnte.

In den ersten Lebenswochen eines Welpen kann einiges passieren. Er könnte zum Beispiel nicht die nötige Fürsorge und Zuwendung von seiner Mutter bekommen und an Unterernährung oder Unterkühlung sterben. Seine Mutter könnte unter einer Mastitis leiden und ihn und seine Geschwister mit den Bakterien in ihrer Milch anstecken. Er könnte vom Gewicht seiner erschöpften Mutter erdrückt werden. Oder sie hätte nicht ausreichend Milch für alle und er könnte verhungern.

Ich war so dünnhäutig wie eh und je und absolut gewillt, meinen selbstzerstörerischen Weg fortzusetzen, bis ich meinem Leben schließlich ein Ende bereitet hätte. Ich war geistig nicht gesund, das wusste ich, und es war beängstigend. Zu wissen, dass das eigene Handeln irrational ist, dass man seine Gedanken nicht unter Kontrolle hat, lässt einen jegliche Orientierung verlieren. Es ist, als würde man sich aufs Sofa setzen und zusehen, wie der eigene Körper ohne einen weggeht. Das ist der Moment, in dem man Hilfe in Anspruch nehmen sollte. Doch ich war einfach nicht klar genug, um zu erkennen, dass ich Hilfe brauchte. Auch ich war wie ein neugeborener Welpe: hilflos, blind, schwach.

Je mehr ich mich Ohio näherte, desto stärker muss die Verbindung zwischen mir und Bunker geworden sein. Ich weiß noch, wie mir, als wir in die Garage fuhren, die Hunde einfielen, die ich als Kind hatte, und wie viel Trost sie mir gespendet hatten. Da kam mir die Idee, ich könnte es vielleicht noch mal versuchen und mir einen Hund besorgen. Einen Hund, den ich beschützen konnte. Einen Hund, der mich beschützen würde. Es war nur so ein Gedanke.

MITTERNACHT, OHIO

1977 und 1980

Meine erste Hundeliebe, an die ich mich erinnern kann, hörte auf den Namen »Midnight«. Wir hatten sie einsam und verwaist während eines Schneesturms in einer Autowaschlage gefunden, als ich vier und mein Bruder sieben war. Der Familienlegende zufolge soll sie dort zitternd vor Kälte und mit Eiszapfen im verfilzten Fell in einer Ecke gesessen haben. Meine Mutter schnappte sich den Hund und nahm ihn mit nach Hause. Sie hängte nie irgendwelche »Hund zugelaufen«-Zettel auf, denn – so ihre Meinung – wem immer dieser Hund gehört haben mochte, war ein verantwortungsloser Mensch. Abgesehen davon hatten wir alle unser Herz an die Kleine verloren. Meine Eltern kamen zu dem Schluss, bei Midnight müsse es sich um einen Spudel handeln, halb Cockerspaniel, halb Pudel. Sie hatte ein weiches, dicht gelocktes Fell und einen langen, dünnen Schwanz.

Vor allem mein Dad war total vernarrt in Midnight. Sie war stubenrein, machte nie ins Haus. Sie war eine Schmuserin und immer gut gelaunt. »Midnight ist der beste Hund, den wir je hatten«, pflegte er zu sagen. Überhaupt sagte er gern die wunderbarsten Dinge über sie, und das mochte ich so an ihm. »Was haben wir doch für ein Glück gehabt, dass sie zu uns gekommen ist. Das war einfach Schicksal – wir sollten sie finden. Ein ganz erstaunlicher Hund, dieser Hund.« Ich lauschte hingerissen seinen Worten, denn ich empfand ebenso, und dass er eine ähnlich tiefe Verbindung zu unserem Hund fühlte, ermutigte mich. Midnight wuselte hingebungsvoll um seine Beine, und mein Vater beugte sich mit der ganzen Länge seiner athletischen eins achtzig zu ihr hinunter, hob sie hoch und ließ sich von ihr das Gesicht ablecken. Dabei sagte er Dinge wie: »Ja, ich mag dich auch. Ich mag dich auch, mein braves Mädchen.«

Alle kleinen Mädchen lieben ihre Hunde, aber meine Liebe zu Midnight hatte etwas Verzweifeltes. Wenn ich sie rief, kam sie in Nullkommanichts angelaufen, als wüsste sie, wie sehr ich sie brauchte. Wenn sie sich dann auf meinem Schoß zusammenrollte, spürte ich, wie mein Atem regelmäßiger wurde, wie sich meine Gesichtszüge entspannten und meine Schultern locker wurden. Ich wurde von ihr beschützt, denn ich fühlte mich zu Hause sicherer, wenn Midnight in der Nähe war.

Bekämpften Clay und ich uns, versteckte Midnight sich immer. Sie rannte dann ins Schlafzimmer meiner Eltern, drückte sich flach auf den Boden, streckte die Hinterbeine weg wie ein Frosch und schob sich unter das Bett. Zitternd robbte sie bis an die Wand. Nach einem Streit versuchte ich, sie wieder hervorzulocken, doch sie sah mich nur misstrauisch aus ihrer Ecke an, ohne sich nur einen Zentimeter zu bewegen. Oder ich blieb auch nur neben dem Bett sitzen und wartete. Gewöhnlich kam sie irgendwann geduckt heraus und wedelte mit dem flach gehaltenen Schwanz. Dann winselte sie ein bisschen, rollte sich auf meinem Schoß zusammen und leckte mich wie wild ab.

»Alles in Ordnung«, flüsterte ich ihr zu. »Alles ist gut.« Ich erklärte ihr, dass Menschen streiten würden. Manchmal weinte ich aber und sagte, dass ich blöd sei. Manchmal weinte ich und sagte, Clay sei blöd. Aber meistens war ich einfach still. Mein Bruder und ich bekriegten uns jeden Tag. Wir beschimpften uns, schrien uns an, und er holte unvermeidlich aus und schlug auf mich ein, mit voller Kraft. Mit sieben wusste ich, wie sich ein Schlag gegen den Kopf anfühlte. Wusste, wie sich ein Tritt ans Schienbein anfühlte. Wusste, wie sich ein heftiger Schlag in den Magen anfühlte.

Eines Tages sperrte unsere Mutter Midnight in der Waschküche ein. Sie sagte mir, ich solle die Tür nicht aufmachen, weil Midnight beißen würde. Sie hob ihre Hand, an der sie eine blutige braun-violette Wunde hatte.

»Midnight hat das getan?«, fragte ich.

»Wir glauben, dass sie sich am Rücken weh getan hat. Sie ist sehr krank, Schatz. Sie hat Schmerzen, wenn sie sich bewegt.«

»Warum ist sie dann nicht beim Doktor?«, wollte ich wissen.

»Ich wollte sie zum Tierarzt bringen, aber sie hat mich gebissen, als ich ihr zu nahe kam. Drum hab ich ihn angerufen und er hat gesagt, wir sollten sie einschließen und schauen, ob es besser wird.«

Unsere Wäschekammer war von zwei Seiten zugänglich. Meine Mutter hatte den Wäschekorb hinausgeschafft und den Boden mit Laken und Handtüchern ausgelegt. Ich spähte von dem kleinen zweitürigen Wandschrank im Schlafzimmer meiner Eltern hinein. Midnight zitterte, und ich konnte das Weiße ihrer Augen sehen. Ab und zu rührte sie sich, winselte erst, dann heulte sie. Schließlich war sie völlig still, als wäre sie tot. Es war so dunkel da drinnen.

Ich ging nicht zu ihr, um sie zu streicheln. Ich erinnere mich nicht mehr, ob ich etwas zu ihr gesagt habe, um sie zu beruhigen. Ich begriff nur, dass es mit ihr zu Ende ging. Ihr Rückgrat war gebrochen. Ob sie in der Wäschekammer starb oder in der Tierklinik eingeschläfert wurde, kann ich nicht sagen, doch ich entsinne mich, dass meinem Vater die Tränen übers Gesicht liefen. Ich hatte ihn noch nie weinen sehen. Meine Eltern sagten uns Kindern, der Tierarzt gehe davon aus, dass Midnight sich einen Bandscheibenvorfall zugezogen habe, als sie sich unter dem Bett versteckte. Vermutlich hatte eine Metallstrebe vom Bettrahmen auf ihren Rücken gedrückt, dabei eine Bandscheibe verschoben und ihr das Rückgrat beschädigt.

Ich entschied für mich, dass die Angst sie umgebracht hatte. Wenn man wegläuft und sich versteckt, stirbt man. Ihr Tod löste etwas Dunkles in mir aus. Alles, was ich an jenem Tag noch tun wollte, war weglaufen und mich verstecken.

SONNENUNTERGANG

18. April 1996

Meine Mutter fuhr den Wagen schwungvoll in die Garage. All das war mir so vertraut, als sei mir die Bewegung des Autos in Fleisch und Blut übergegangen. Ich hatte das so oft erlebt und so oft genau dasselbe empfunden wie jetzt, etwas Unnennbares, Vielschichtiges – lodernde Wut und Liebe und Kummer hatten sich zu einem dicken schwarzen Knoten in meinem Bauch verschlungen.

Sie stellte den Motor ab, zog den Schlüssel aus der Zündung und hatte die vorderen Kotflügel des Wagens umrundet, bevor ich auch nur blinzeln konnte. Sie sagte etwas, als sie ins Haus trat, irgendwelche aufmunternden Worte, deren Sinn sich mir entzog, als ich die Tür auf der Beifahrerseite aufstieß und meine Füße auf den ölbefleckten Garagenboden stellte. Als ich hörte, wie die Durchgangstür ins Schloss fiel, gefror mir das Blut zu Eis. Dieser Laut rief mir drei Worte ins Gedächtnis: *Jeder hasst dich.* Als johle mir eine bedrohlich aufgebrachte Meute von Menschen entgegen. Ich fragte mich, ob ich meinen Verstand verlor und nun doch Stimmen hörte. Es roch nach Benzin und frisch geschnittenem Gras. Mein Schlafzimmer lag gleich neben der Garage. Vom Beifahrersitz aus konnte ich die Blumentapete sehen. Ich wollte nicht in dieses Zimmer zurück. Ich blieb sitzen, die Hände leblos im Schoß. Vor meinem geistigen Auge stieg das Bild meines Bruders auf, wie er die Tür eintrat.

Meine Mutter fragte: »Kommst du herein?« Sie war in die Garage zurückgekehrt, öffnete den Kofferraum und zerrte meinen Koffer ins Haus hinein. Unser Cockerspaniel Cinder, mittlerweile dreizehn, drückte sich durch das Loch im Draht der Durchgangstür und marschierte stracks auf mich zu. Sie war eine hübsche, kleine Hündin, aber sie nässte in jede Ecke – eine Angstpinklerin. Ihr Stummelschwanz wackelte, was das Zeug hielt, und brachte mich zurück in die Gegenwart. Ich stand auf, schlurfte auf sie zu und beugte mich zu ihr herab. Sie winselte, drückte ihre feuchte Nase in mein Ohr. Ich schüttelte mich kurz – das war genau der Energieschub, den ich brauchte.

Mein Vater war noch in der Kanzlei. Sicher hatte er gehört, dass seine einzige Tochter nach Hause kam, dass sie (Gott sei Dank) diese schreckliche, schmutzige, überfüllte Stadt verlassen hatte. Mein Vater liebte das weite Land des Mittleren Westens über alles und sprach von New York nur als »der kleinsten Stadt, in der ich je gewesen bin«, weil er bei seinen Besuchen immer in winzigen Hotelzimmern nächtigen musste.

Ich folgte Cinder ins Haus und ging sogleich in mein Zimmer, war zurück in meinen vier Wänden mit der grünen und pinkfarbenen Blumentapete, den weißen Korbmöbeln und den Regalen voller Sporttrophäen und Plüschtieren. In diesem Raum hatte ich zahllose Nächte verbracht – vielfach in Angst vor dem nächsten Tag. In diesem Raum hatte ich Zuflucht gesucht. In diesem Raum hatte ich als Teenager in einem Anfall unkontrollierbarer Wut alles von den Wänden gerissen und zu Boden geschleudert. Meine Mutter war vor Furcht nicht hereingekommen. Sie betrat das Zimmer erst, als der Lärm aufgehört hatte. Nächtelang lag ich in dem Bett wach und hatte mich gefragt, warum meine Gefühle so intensiv waren, wo andere Menschen doch so wenig zu empfinden schienen. Und jetzt war ich wieder da. An diesem Ort, der von dunkler Energie beseelt war. Ich war zurück im Gefühl endlosen Fallens, im verzweifelten Versuch, die nächste Stunde zu überstehen. Zurück bei der einen, der einzigen Frage: *Was stimmt denn bloß nicht mit mir?*

Ich setzte mich an den Rand des Betts, als hätte ich mir mehrere Knochen gebrochen. Cinder sprang neben mir aufs Bett und drängte sich an mich. Ich legte meinen Arm um sie und ließ meine Hand auf ihrer Brust ruhen. Ihr Herzschlag katapultierte mich für einen Moment aus der Dunkelheit. Ich hielt mich an ihr fest, solange sie es zuließ. Dann rief meine Mutter: »Cinder, raus!« Die Tür zu unserer überdachten Veranda schlug zu. Cinder entwand sich meinem Griff und trottete mit wackelndem Stummelschwänzchen aus dem Zimmer. Ihre Krallen klickerten auf dem Kachelboden des Flurs.

Von meinem Zimmer aus sah ich meine Mutter im Vorgarten stehen, direkt vor meinem Fenster. Sie zog ihren schwarzen Wollcardigan eng um sich und verschränkte die Arme vor der Brust. Mit einem tiefen Atemzug richtete sie den Blick gen Himmel. Möglicherweise sprach sie ein Gebet.

Als sie wieder hereinkam und schließlich vor meiner Tür stand, meinte sie, ich solle mich doch ausruhen, während sie das Abendessen zubereitete. Ich öffnete das Fenster in meinem Zimmer und atmete tief ein. Der vertraute Geruch des Waldes wehte mich an, den der Frühling aus dem wintergrünen Dickicht lockte. Mir war jedoch, als habe ein Beben mich erfasst, als halle in jeder Faser meines Körpers Manhattan nach. Meine Ohren klingelten. Mein Kopf fühlte sich an, als stecke er voller Tumoren. Ich saß da und starrte aus dem Fenster, während die Sonne unterging. Wir hatten Vollmond, der Mond war runder und praller, als ich ihn je gesehen hatte, wie ein zum Platzen angefüllter Ballon. Ich sah ihm zu, wie er über die Bäume in unserem Hof kletterte, zentimeterweise über die Äste stieg, die den weißen Ball stützten, als wären sie Fingerspitzen. Ich saß da und dachte, dass vielleicht alles mit den Hormonen zusammenhing. Vielleicht war ich einfach zu eng mit dem Mond verbunden. Vielleicht würde ich mein ganzes Leben lang bei Vollmond irrewerden und es bleiben, bis der Neumond kam und mich wieder ich selbst sein ließ.

Bald hörte ich meine Mutter rufen: »Abendessen!« Mit derselben Stimme, die achtzehn Jahre lang täglich um sieben Uhr abends ertönt war. Am Abendbrottisch zitterten meine Hände ein wenig. Wir aßen, ohne zu reden, dann trugen wir das Geschirr zur Arbeitsplatte. Ich spürte förmlich, wie ich die aufgeräumte Art meiner Mutter nachahmte, während ich die Teller, die sie abgespült hatte, in die Geschirrspülmaschine packte. In diesem Augenblick war ich zufrieden, wieder zu Hause zu sein in der wohlvertrauten, hellen Küche mit dem sauberen Boden, den zwei Backöfen, den freundlichen hellbeigen Fliesen. Das Haus roch nach Spaghetti mit Bolognese-Sauce und zerlaufener Butter über gebackenen Kartoffeln. Die blättrigen Überreste einiger Maiskolben lagen schlaff neben dem Herd, ein paar hellgelbe Maiskörner leuchteten auf der Anrichte.

Meine Mutter schaltete die Geschirrspülmaschine ein, seufzte tief auf, trocknete sich die Hände ab und löschte das Licht in der Küche. Danach ging sie zum Sofa hinüber und stellte den Fernseher an. Ich trocknete mir die Hände mit dem uralten babyblauen Geschirrtuch ab, das wir schon seit Jahrzehnten benutzten, und sah ihr von der dunklen Küche aus zu. Sie kuschelte sich in eine Ecke des Sofas und zog eine Decke über ihre Beine. In meinem Kopf sprang die Gedankenmaschine an. Ich hatte geglaubt, dass sie mit mir reden wollte, wusste sie doch, dass ich reden wollte. Sie sollte wissen, was so schiefgegangen war, dass ich in Manhattan vollkommen zusammenbrach. Ich wollte ihr mein Herz ausschütten. Dass sie dazu keine Anstalten machte, verwirrte mich nur noch mehr. Wusste sie etwas, was mir entging? War mein Zusammenbruch in meiner New Yorker Wohnung nichts, worüber man sich Sorgen machen musste? Fieberhaft überlegte ich, ob ich tatsächlich »Zusammenbruch« gesagt hatte. Doch, hatte ich. Wirklich? Vielleicht täuschte ich mich. Vielleicht hatte ich gar keinen Zusammenbruch gehabt, sondern einfach nur einen schlechten Tag. Warum um alles in der Welt redeten wir nicht darüber?

Während einer der Werbepausen stand sie schließlich auf, ging ins Schlafzimmer und kam in Schlafanzug und Morgenmantel wieder heraus. Sie lächelte, sah mir aber nicht in die Augen. Bevor sie sich wieder hinsetzte, zurrte sie den Morgenmantel fest um ihre Taille. Dann sank sie mit untergeschlagenen Beinen wieder in die Couch. Die Art, wie sie meinem Blick auswich, sagte mir, dass es keine Unterhaltung geben würde.

Gegen zehn Uhr abends, als ich schon auf dem Sofa einzunicken begann, kehrte mein Vater nach Hause. Ich hörte, wie sich die Tür zur Garage öffnete, hörte seine guten Schuhe den Flur herunterkommen und seine Aktentasche über den Boden schleifen. Er marschierte zur Garderobe. Bevor er irgendetwas anderes tat, hängte er gewöhnlich seinen Mantel an den Haken, jeden einzelnen Tag. Ich hörte das Scharren des Stoffes, das Klirren des metallenen Kleiderbügels am Haken und wie die Garderobentür zufiel. Damit war der Routine Genüge getan. Nun würde er, so dachte ich, in die Küche gehen und sein kaltes Abendbrot einnehmen. Vielleicht würde er sich aber auch zuerst umziehen und den Anzug gegen bequemere Sachen eintauschen.

Aber an diesem Abend verzichtete er auf all diese Rituale. Stattdessen kam er zu mir herüber, setzte sich auf die Sofalehne, so dass er fast über mir saß, und nahm mich in den Arm. Er umfasste meine Hände mit seinen und fragte sanft: »Na, wie geht's dir denn?« Sein Eau de Cologne hüllte mich ein. Der Kontrast zwischen seinem Verhalten und dem meiner Mutter machte mich kirre. Anfangs fühlte ich mich fast erstickt von ihm. Dann, als ich den Blick vom Boden hob und ihm in die Augen sah, begannen die Tränen zu fließen. Ein dicker Kloß schwoll in meinem Hals an, fast bekam ich keine Luft mehr. Er schüttelte den Kopf und zog mich noch einmal an sich, um mich lange im Arm zu halten. Ich weinte laut, fast hysterisch. Aber er hielt mich immer nur weiter im Arm.

Seine Zuwendung half mir, ein klein bisschen loszulassen. Ich wusste nichts – außer, dass ich unbedingt loslassen musste. Ich musste aufhören, gegen die Dunkelheit anzukämpfen. Als ich meinen Vater umarmte, nahm ich die Hand kurz von meinen Augen, so dass mein Blick auf meine Mutter fiel. Sie hatte das Fernsehgerät ausgeschaltet und weinte ebenfalls.

Da begriff ich mit einem Mal. Sie vergoss die Tränen einer Mutter, die Angst hatte und nicht wusste, was sie tun oder sagen sollte. Sie hatte den Fernseher nicht aus Lieblosigkeit oder Verärgerung eingeschaltet. Sie verstand nur einfach nicht, wieso sie mich halb tot auf dem Küchenboden meiner Wohnung in New York City gefunden hatte. Und sie hatte Angst, dass ich mich, falls sie etwas Falsches sagte oder zu tief bohrte, für immer verschließen würde. Die Heimkehr meines Vaters, seine Gabe, das

Risiko ein- und auf mich zuzugehen, damit ich wieder etwas fühlen konnte, brachte auch ihr Tränen der Erleichterung.

Das war unser Muster. Mein Vater konnte mir in die Augen sehen und sofort spüren, wenn etwas nicht in Ordnung war. Sobald er zu Hause war, wurde sein Radar für mein Befinden aktiv. Als ich noch klein war, hatte er mich unzählige Male gerettet, indem er einfach fragte: »Geht's dir gut?«, sobald ein Schatten über mein Gesicht glitt. Das Problem war nur, dass er die meiste Zeit in der Arbeit war, wenn ich wach war. Das war so, als gäbe es da zwar diesen Rettungsring, doch leider außer Reichweite. Viel zu beschäftigt.

Mein Vater hielt mich fest, während ich mich ausweinte, aber irgendwann erschlafften meine Arme und mein Gesicht wurde ausdruckslos. Meine Mutter hielt eine meiner Hände in den ihren und nickte, während mein Vater immer wieder sagte: »Es wird alles gut, Julie. Es wird alles gut.«

»Was ist denn passiert?«, wollte mein Vater wissen. Und ich hörte: »Wer hat dir das angetan? Was ist denn kaputt, und wie kann ich es reparieren?«

»Nichts ist passiert«, sagte ich. Ich erzählte ihm nicht, dass ich wochenlang vor den Bus springen wollte oder vor die U-Bahn. Ich konnte ihm einfach nicht sagen, dass ich davon träumte, jede einzelne Tablette im Haus zu schlucken. »Ich kann einfach nicht denken. Ich hasse mein Dasein … Ich hasse das Dasein einfach. Ich könnte einfach immer nur weiterschlafen, bis ich sterbe. Ich kann das einfach nicht.«

»Was, Liebling?«, fragte Mom sanft.

»Da sein«, sagte ich.

Es ist schwer, ein Welpe zu sein. Deine Geschwister sind genauso hungrig wie du, genauso unkoordiniert, genauso blind und taub. Du bist ja noch kein richtiger Hund – nur ein Häufchen Sehnsucht. Ein Häufchen Hunger. Wenn du es dann endlich schaffst, dir ein Leckerli zu erobern, dann wirst du ziemlich wahrscheinlich von einem größeren hungrigen Geschwisterchen weggedrückt, das genau wie du einfach nur versucht zu überleben.

Manchmal wackeln Welpen einfach davon, weg von ihrer Mutter, weg vom warmen Körbchen hinaus auf den kalten, harten Boden der Welt. Dann erhebt sich Mama Hund, marschiert dem Unbotmäßigen nach und hebt ihr verlorenes Junges auf und bringt es zurück zur Familie. Zurück ins kuschlige Deckennest, wo Wärme und Nahrung warten.

DER FALSCHE HUND, NEW YORK CITY

Frühlingsanfang 1996

Mitten in der herzzerreißenden Geschichte mit Will, bevor ich auf dem Küchenboden zusammenbrach, beschloss ich, mir einen Hund zuzulegen. Wenn Will mich schon nicht liebte, so dachte ich, dann vielleicht ein Hund. Hunde waren in unserem Haus erlaubt, den Vermieter störten sie wohl nicht. Leah hatte widerwillig zugestimmt, unter der Voraussetzung, dass ich mich ganz allein um den Hund kümmern würde. Wir hatten ja schon ein kleines graues Kaninchen – doch die Dame biss und war allem Anschein nach völlig emotionslos. Ich kaufte eine Leine für sie und führte sie auf der 82th Street spazieren. Sie war starr vor Angst und kackte auf den Gehsteig.

Leah war übers Wochenende weg, als ich zum Tierheim in der Second Avenue fuhr. Ich hoffte, der Hund würde mir Trost schenken wie Midnight damals. Ich öffnete die Tür zum Tierheim und stellte mich der Frau am Empfang vor: Ich hätte gerne einen Hund bei mir aufgenommen. Sie war lateinamerikanischer Herkunft und hatte wunderschöne Haut. Auch ihr Lächeln war hinreißend. Sie hielt mir ein Formular hin, das ich ausfüllen sollte. Während ich meine Adresse, meinen Arbeitgeber und meine Lebensumstände notierte, plauderten wir ein wenig. »Ich habe immer einen Hund gehabt«, sagte ich. »Immer. Es fühlt sich einfach seltsam an, jetzt keinen zu haben.«

Sie nickte verständnisvoll. »Ich weiß!«, sagte sie. »Man kommt abends heim und kein Schwanzwedeln begrüßt einen. Das fühlt sich falsch an. Ich habe drei Hunde.« Ich nickte und lachte, war aber gleichzeitig den Tränen nahe. Ich wollte hier aber nicht weinen. Also tat ich so, als müsste ich niesen, damit ich mir auf unverfängliche Art die Nase putzen konnte.

Ich reichte ihr das Formular, sie ging die einzelnen Angaben durch. »Super«, meinte sie. Dann fragte sie: »Sie arbeiten Vollzeit?« Eine Sorgenfalte zeichnete sich auf ihrer Stirn ab.

»Nun ja, ein bis zwei Tage die Woche arbeite ich von zu Hause aus.« Das war gelogen. »Ich bin Schriftstellerin. Ich arbeite meistens von meiner Wohnung aus.« Wieder gelogen.

Sie lächelte mich an. »Da bin ich aber neidisch!«, sagte sie und lachte. »So ein Glück! Haben Sie im Moment noch andere Tiere?«

»Nein«, sagte ich und schüttelte den Kopf. Das Kaninchen hatte ich vollkommen vergessen.

»Na, das sieht recht gut aus. Kommen Sie mit mir nach hinten. Sehen wir uns die Hunde mal an.« Sie fragte, wie groß der Hund ungefähr sein sollte, und ich erwiderte, ich würde größere Hunde bevorzugen. »Mit Ihrer Erfahrung können Sie vielleicht sogar mit einem unserer Schwergewichte umgehen. Oh, ich weiß! Ich habe das richtige Mädchen für Sie.« Ich war bezaubert von dem Vertrauen, das sie in mich setzte, und schob die Hände tief in die Taschen im Versuch, nicht allzu eifrig zu wirken.

Sie schickte mich in den Raum, wo potenzielle Hundebesitzer Bekanntschaft mit den Tieren schließen konnten. Es war eine Betonzelle. Der Boden war purpurfarben gestrichen, die Wände in einem hellen Orange. Eine Hundetrainerin kam herein. Sie hieß Rita und hatte raspelkurzes Haar. An den Füßen trug sie blaue Clogs. Rita erzählte mir einiges über den Hund, den sie für den richtigen für mich hielten. »Sie ist echt ein Herzchen«, sagte sie. »Kein bisschen aggressiv. Sie war auch schon in der Hundeschule, aber sie braucht noch ein bisschen Zeit und einen guten Platz, ein Zuhause.« Ich saß da und dachte: Einen guten Platz. Ein Zuhause. Und viel Liebe. Ich kann ihr Liebe geben.

Die Dame vom Empfang öffnete die Tür und führte einen riesigen grauen Hund herein, halb Mastiff, halb Bulldogge. Ich spürte keinen Draht zu dem Tier, aber als die Hündin mich beschnüffelte, war ich glücklich. Sie wedelte mit dem Schwanz, und ich redete mit ihr, lächelte, lachte und ließ sie meine Wange ablecken. Dann sagte ich, dass ich sie nehmen würde. Ich unterzeichnete die Papiere, zahlte hundert Dollar und ging die Second Avenue mit meinem neuen, fünfundneunzig Pfund schweren Hund hinunter.

An der Wohnungstür zog die Hündin an der Leine, und ich bekam das Schloss kaum auf. Ich zerrte sie in den Flur, mich allmählich fragend, ob ich nicht einen Riesenfehler gemacht hatte. Ich hatte das Gefühl, als nähme ich ein Pony mit in unsere Siebzig-Quadratmeter-Wohnung. Als die Tür sich endlich öffnete, straffte die Leine sich blitzartig, da die Hündin mit einem Satz auf den Kaninchenkäfig zuschoss und wie wild zu bellen anfing. Sie sabberte und kratzte am Holzfußboden. Ich zog sie mit aller Gewalt nach unten ins Schlafzimmer, um sie dort zu beruhigen. Aber sie versuchte immer wieder, auszubüxen und über die Treppe nach oben zu kommen. Schließlich aber zeigte sie Interesse an einem Stapel Schmutzwäsche, der auf dem Boden des Schlafzimmers lag. Nach ausgiebigem Beschnüffeln widmete sie sich meinem Bett, sprang hinauf, und ihre schmutzigen Pfoten hinterließen Abdrücke auf meinen Kissen.

»Schschscht«, sagte ich. »Schschscht. Ist schon gut.« Sie sah mich an, ganz ohne Nervosität. Es schien, als sei ihr Blick vor Angst leer geworden und verschlagen. Schließlich hatte ich sie in einen kleinen Raum nahezu ohne Fenster gesperrt und ließ sie nicht hinaus. Wer wusste schon, was sie vorher durchgemacht hatte? Ich legte beruhigende Musik auf, damit sie das Kaninchen vergaß, das oben wartete. Ich legte mich hin und redete ihr gut zu. Sie aber war wieder auf dem Boden, beschnüffelte alles eingehend, als hoffte sie, weitere Spuren von essbaren Tieren zu finden.

»Komm, Mädchen. Komm hierher«, flötete ich im süßesten Sopran. »Komm zurück aufs Bett, hopp!« Ich klopfte auf die Matratze, und sie gehorchte. Ich sagte ihr, sie solle sich hinlegen, und zur Hälfte machte sie das auch. Stocksteif lag sie ungefähr vier Sekunden neben mir auf dem Bett, und in diesen vier Sekunden wurde mir klar, was ich wirklich wollte, mehr als diesen Hund, mehr als alles auf der Welt: das Gewicht eines Menschen auf meinem Bett. Ich wollte gehalten werden. Ich wollte Will.

Die Hündin legte sich nicht nieder. Stattdessen stand sie wieder auf und schoss erneut bellend auf die Tür zu. Da wusste ich, dass ich einen schweren Fehler begangen hatte. Ich konnte sie nicht behalten. Ich dachte, dass die Welt mich für das hassen würde, was ich jetzt tun würde, aber ich legte der Hündin die Leine wieder an, öffnete die Tür und versuchte, das Gleichgewicht zu halten, während sie mit gesträubtem Nackenhaar auf den Kaninchenkäfig zustürzte. Sie spuckte Feuer und nicht zu unterschätzende Batzen Sabber. »Nein!«, schrie ich und zog mit aller Kraft. »Heiliger Himmel!« Ich zerrte sie aus der Wohnung und zurück auf die Second Avenue.

Das Tierheim schloss gerade, als ich die Tür öffnete und mit dem Hund hineinging. Meine Freundin am Empfang sah mich erstaunt an. »Haben Sie etwas vergessen?«, fragte sie.

Ich konnte ihr kaum ins Gesicht sehen. »Ich kann sie nicht behalten. Es tut mir echt total leid.« Die Hündin keuchte, ihre blutunterlaufenen Augen schossen in der Lobby hin und her.

Die Lateinamerikanerin sah mich an, als wäre mir soeben ein zweiter Kopf gewachsen. »Was? Wieso nicht?«

»Ich habe das Kaninchen meiner WG-Mitbewohnerin vergessen«, sagte ich und log weiter. »Er hat das arme Ding quasi mit einem Happ verputzt.«

»Der Hund ist eine *Sie*«, sagte die Frau und riss mir die Leine aus der Hand.

»Es tut mir leid«, sagte ich. »Es tut mir wirklich leid.«

Sie seufzte. »Lassen Sie mich Rita rufen, damit sie sie in ihren Käfig zurückbringt. Jetzt muss ich auch noch die Rückerstattung abwickeln.« Sie sah auf die Uhr.

»Nein, nein, ich will keine Rückerstattung«, sagte ich und wagte nicht, ihr in die Augen zu sehen. »Behalten Sie das Geld. Es tut mir unendlich leid.« Damit lief ich aus der Tür und die Second Avenue wieder hinunter, total durcheinander. Ich schauderte bei dem Gedanken, was ich gerade gemacht hatte. Ich hatte ein riesiges, verängstigtes, überaktives Tier zu mir ins Bett zu zwingen versucht. Panik überkam mich. Ich fragte mich, ob das eine Jahr in der Großstadt meine Verbindung zu Tieren, zur Natur überhaupt vollständig zerstört hatte. Wenn dem so war, würde nichts mehr mir helfen können. Kein Tier, kein Mensch, nichts und niemand. Während ich zu meiner Wohnung zurücklief, um mich dort allein schlafen zu legen, verschluckte mich die Traurigkeit. Ich lag da und gab mir ein Versprechen: Ich würde keiner Seele je erzählen, was ich gerade getan hatte.

Die Trauer, die sich auf dem einsamen Weg zurück in die Wohnung meiner bemächtigt hatte, war der Blitzschlag, der den Damm schließlich zum Bersten brachte. Damals wusste ich es noch nicht, doch Depressionen sind wie ein Leck. Ist der Damm erst einmal beschädigt, beginnt das Wasser unaufhaltsam einzusickern. Und in den folgenden Tagen und Wochen klafften die Risse weiter auf.

Ich suchte nach dem Mond, während ich in Manhattan lebte, um mich zu orientieren, um jener Flutwelle der Traurigkeit etwas entgegenzusetzen. Aber ich konnte ihn kaum ausmachen. Manchmal sah ich in der Schlucht zwischen zwei Gebäuden eine schmale Sichel auftauchen. Trotzdem wollte ich mir nicht eingestehen, dass ich die offene Weite von Ohio vermisste, dass ich mich nach einer stillen Nacht sehnte, nur unterbrochen vom Gesang der Heuschrecken. In New York hielt ich mich meist in Räumen auf. Bald vergaß ich, den Blick nach oben zu richten. Und so sehr Sie es auch versuchen mögen: Wenn das langsam steigende Wasser unter Ihrer Tür eindringt, können Sie nicht mehr so tun, als würde Ihre Welt nicht in den Fluten versinken.

VERSINKEN

19. April 1996

An meinem ersten Morgen zurück in Ohio erwachte ich um elf Uhr vormittags aus einem totenähnlichen Schlaf, desorientiert wie eh und je. Ich hatte zwölf Stunden geschlafen, aber trotzdem ein Gefühl, als hätte ich kein Auge zugetan. Ich konnte mir nicht einmal vorstellen, aus dem Bett zu steigen.

Eine halbe Stunde lag ich starr im Bett. Mir fiel nichts ein, was ich hätte tun können. Jede Bewegung, die ich machte, fühlte sich seltsam, falsch, linkisch und deplaziert an. Ich empfand nicht zum ersten Mal so, aber nun hatte dieses Gefühl offiziell die Kontrolle übernommen. Ich sehnte mich nach Stille, Ruhe und Dunkelheit. Den Großteil des Vormittags verbrachte ich also mit meinem Kissen auf dem Gesicht. Ich konnte es nicht ertragen, dass ich in New York gescheitert und in das Haus meiner Kindheit zurückgekehrt war.

Schließlich hörte ich, wie meine Mutter mit einem sanften Klicken die Tür zu meinem Zimmer öffnete. Sie trippelte auf Zehenspitzen herein und stellte mir ein Tablett mit Toast und Saft auf den Nachttisch. Ich aber wollte allein sein. Sie sollte gehen. Stattdessen setzte sie sich aufs Bett und legte die Hand auf meine Hüfte. Die Berührung ließ mich zusammenzucken.

»Liebes?«

»Was?«, murmelte ich. Sie hob das Kopfkissen ein wenig an. Ich unterdrückte den Drang, ihre Hand wegzuschlagen.

»Ich habe mich mit Lynn Sears zum Lunch verabredet. Das Treffen hatte ich schon vor einiger Zeit ausgemacht. Ich kann nicht absagen. Geht das für dich in Ordnung?«

»Ja«, sagte ich, genervt, aber auch dankbar, dass sie verschwinden würde. Ich fragte mich, ob sie mir wohl einen laufenden Föhn in die Badewanne werfen würde. »Das packe ich schon.«

»Na gut«, sagte sie und hielt inne, als würde sie sorgfältig nach Worten suchen für das, was sie ausdrücken wollte. »Also … was willst du denn heute so machen?«

Aus der Rückschau ist mir klar, dass sie ihr Möglichstes getan hatte. Sie wollte nett sein. Nach mir sehen. Ein bisschen Konversation machen. Doch in diesem Moment packte ich das Kissen und schleuderte es nach ihr. Sie blockte es mit dem Arm ab, nur ein Zipfel streifte ihre Wange. Ich verzog das Gesicht und sagte: »Mom, geh einfach, verdammt noch mal.« Sie stand auf, machte auf dem Absatz kehrt und ging weg.

Zitternd rollte ich mich zur Seite. Das war unser Muster. Sie kam auf mich zu, und ich bestrafte sie. Sie versuchte es mit Zärtlichkeit, aber ihre wohlgemeinten Versuche schlugen fehl. Sie hatte offensichtlich die zweifelhafte Ehre, ständig das Falsche zu sagen, egal mit welchen Worten, woraufhin der ganze Zorn meines Schmerzes und meiner Enttäuschung über sie hereinbrach.

Wie üblich verließ sie das Haus leise und sorgsam. Ich hörte, wie ihr Auto ansprang, dann das Zuklappen der Garagentür. Als sie fort war, überflutete mich eine Woge der Schuld, der Erleichterung und Verzweiflung. Es waren genug Emotionen, um mich in einen tiefschwarzen Schlaf zu wiegen. Was für eine Entlastung der Schlaf war. Als ich langsam wegdämmerte, wünschte ich mir voller Sehnsucht, ewig schlafen zu können.

Wenn das Schicksal auch nur annähernd so funktioniert, wie ich das glaube, schlief mein Welpe zu dieser Zeit auch ziemlich viel. Seine Mama leckte seine Ohren sauber. Ihre warme, trockene Zunge war wie eine Schmusedecke. Er konnte ja bislang nur saugen und schlafen. Es ist nämlich harte Arbeit, ein neugeborener Welpe zu sein. Man tritt auf ihn drauf, drückt ihn und drängt ihn von der letzten noch freien Zitze weg. Er brauchte seine Mutter, aber sie war vollkommen erschöpft. Er war blind und hungrig. Das Einzige, was ihm half, war seine Nase, die ihn stracks zur Nahrungsquelle führte. Er konnte nur ungeschickt krabbeln. Seine Augen waren immer noch geschlossen, aber er wusste, dass es ihm gut gehen würde, solange er nur in seiner Familie verblieb, solange er so viel schlief, wie er nur konnte.

Ich glaube, als Bunker und ich den Herausforderungen des Lebens hilflos gegenüberstanden, als wir beide bedingungslose Liebe brauchten, um nicht zu sterben, da kamen unsere Mütter und taten, was Mütter nun mal tun. Sie machen alles, um ihre Kinder zu retten.

BLARNEY

1982

Nachdem Midnight das Zeitliche gesegnet hatte, beschlossen meine Eltern, sich einen reinrassigen Hund anzuschaffen. Wir machten uns kundig, welche Rassen es so gab, und kamen überein, dass ein Irish Setter am besten zu unserer Familie passen würde. Wir holten Blarney ins Haus, als ich ungefähr neun Jahre alt war. Sie war ein hübscher haselnussbrauner Welpe mit langen Beinen und dicken Pfoten. Wenn ich mich mit angezogenen Beinen aufs Sofa setzte, kuschelte Blarney sich in meine Kniekehle. Von gelegentlichen Ausbrüchen lebenslustiger Welpen-Energie mal abgesehen, war Blarney ruhig und schüchtern. Ich weiß noch, wie ich sie immer auf den Kopf küsste und den knochigen Knubbel auf dem Scheitelpunkt spürte, wie sie ihre Augen zu mir wandte und mich ansah, als wäre ich ein Engel. Ich bürstete ihre seidig-weichen Ohren. Bis zu ihrem ersten Geburtstag vertiefte sich der rostige Orangeton ihres Fells zu einem satten Kastanienbraun.

Clay spürte mehr als einmal, dass ich einen guten Draht zu Blarney hatte. Und so begann er sie zu quälen, wenn ich in der Nähe war – er stieß sie herum, drückte sie zu Boden, so dass ihre spiddeligen Beine nach allen Seiten wegstanden und ihre Krallen haltlos über den Boden scharrten. Aber ich kann mich auch daran erinnern, dass er sich gemeinsam mit ihr vor dem Fernseher zusammenrollte, wenn er dachte, ich sähe ihn nicht.

Fuhren wir weg, versuchte Blarney manchmal abzuhauen, um dem Auto hinterherzulaufen. Gelang ihr das, rannte sie die lange Auffahrt hinunter und verfolgte unseren Wagen, sogar noch gut fünfhundert Meter die Straße entlang, während wir aus dem Fenster schrien: »Nein, Blarney! Geh heim!« Sie aber sauste durchs hohe Gras, vorbei an Briefkästen und Bäumen. Ihre Ohren flatterten wild im Wind, das Weiß in ihren Augen funkelte, ihr Körper war im vollen Sprint.

Als Blarney zwei Jahre alt war, fuhr meine Mutter ihren Station Wagon aus der Garage und ließ ihn langsam die Einfahrt hinunterrollen. Sie wollte Einkäufe tätigen. Ich stand am Küchenfenster und schmierte mir gerade ein Brot, als ich den roten Pfeil vorbeiflitzen sah: Blarney rannte dem Wagen nach.

Sofort eilte ich zur Vordertür und rief: »Blarney!« Doch Blarney nahm weiter Tempo auf. Ich bewunderte ihre Kraft, die Leistung ihrer Lungen, die so viel Sauerstoff ins Blut pumpten. Ein Irish Setter im Geschwindigkeitsrausch ist ein göttlicher Anblick. Die Ohren fliegen, die Zunge hängt weit heraus. Sie hätte über eine Wildblumenwiese laufen sollen, hinter Mäusen herjagen. Stattdessen hechelte sie dem Kombi meiner Mutter hinterher. Sie hasste es, zurückgelassen zu werden. In dem Moment, in dem Blarney auf die Straße zuraste, kam der Schulbus.

Ich blieb wie angewurzelt stehen und beobachtete, wie der Bus in sie hineinkrachte. Ihr Kopf krachte gegen den Kühlergrill, ihre Ohren zuckten. Ihr Körper fiel leblos zu Boden, und der Bus überrollte sie, bevor er stoppen konnte.

Die Hände vor den Mund spürte ich den Schrei, der aus meinem Körper drang. Ich lief so schnell ich nur konnte. Die Kinder im Bus standen alle am Heckfenster und starrten meinen über alles geliebten Hund an. Der Fahrer erhob sich von seinem Sitz, öffnete die Bustür und kletterte zwei Stufen hinunter, ohne jedoch einen Fuß auf die Straße zu setzen. Ich verharrte reglos ungefähr fünf Meter von Blarneys Körper entfernt und merkte gar nicht, dass meine Mutter bei mir war. Erst als sie mich bei den Händen nahm und brüllte, ich solle aufhören zu schreien, nahm ich sie wahr.

»Atme durch, Julie«, rief sie. »Atme durch!« Aber ich konnte nur schreien. Ich wollte zu Blarney, doch meine Mutter hielt mich zurück. Sie winkte dem Busfahrer, er solle weiterfahren. Als der Bus davonrollte, schrie ich: »Der Bus fährt *weg!* Er hat Blarney überfahren, und jetzt haut er ab. Mom! Ruf die Polizei! Er kann sich doch nicht einfach aus dem Staub machen!«

Mrs Rankins, die ältere Witwe, die auf der anderen Straßenseite lebte, war aus dem Haus getreten. Sie hatte Blarney nie gemocht und den Hund immer mit einem Besen aus ihrem Vorgarten vertrieben. Jetzt stand sie mit überkreuzten Armen am Ende ihrer Einfahrt. Sie war eine kleine Frau mit kurzem, schwarzem Haar, die stets mit missbilligender Miene aus ihrem Fenster sah.

»Mrs Rankins«, rief meine Mutter. »Könnten Sie vielleicht Julie nehmen, während ich mit Blarney zum Tierarzt fahre?« Entsetzt sah ich meine Mutter an.

»Nein! Ich will mitkommen! Ich werde Blarney halten.« Ich wollte bei Blarney sein, falls sie Schmerzen haben sollte oder sterben musste. Ich musste bei ihr sein, um sie zu trösten. Sie war verletzt, ich war verletzt. Sie hatte Angst, ich hatte Angst. Sie durfte einfach nicht sterben, ohne dass ich sagte, dass alles gut sei, dass sie gut sei, dass ich sie liebte. Ich konnte mir nicht vorstellen, bei einer solchen Verletzung oder gar bei ihrem Tod nicht bei ihr zu sein.

»Julie«, sagte meine Mutter. »Geh.« Sie deutete auf Mrs Rankins Haus.

»Aber ich kann dort nicht bleiben!«, schrie ich. Meine Mutter wollte mich vor dem, was passiert war, schützen. Sie begriff nicht, dass ich Blarney für *meinen* Hund hielt. Sie war meine Liebe, mein einziger Trost in dieser Familie, die ich nicht verstand. Ich konnte sie nicht ohne mich sterben lassen.

Aber ich hatte keine Wahl. Mrs Rankins hielt mich am Unterarm fest und schleppte mich zu ihrer Haustür. »Du sollst so etwas nicht mitansehen, Liebes«, sagte sie. Ich kannte Mrs Rankins kaum. In meinem Kopf wiederholte sich immer wieder die Szene, wie Blarneys Körper gegen den Bus prallte und auf die Straße fiel. Keinen Laut gab ich mehr von mir. Einzig Tränen kullerten mir in einem fort über die Wangen. Meine Lippen zitterten. Kurz sah ich noch, wie ein Nachbar Blarneys leblosen Körper in den Kofferraum von Moms Station Wagon legte. Ihr Kopf baumelte hin und her.

Nachdem meine Mutter abgefahren war, führte mich Mrs Rankins in ihr Haus mit, das nach Mottenkugeln und Desinfektionsmitteln roch. Alles hier war dunkelbraun: der Teppich, die Wände, der Kaminvorleger, der Backofen, der Kühlschrank. Sie gab mir Vollkorn-Cracker und Milch. Wortlos nahm ich beides an und wartete auf die Rückkehr meiner Mutter.

Als es an der Tür läutete, ging ich hinter Mrs Rankins her. Sie öffnete die Tür, vor uns stand meine Mutter. Ihr Gesicht verriet, dass Blarney tot war. Sie war gestorben. Und ich war nicht dabei gewesen.

An jenem Abend weinte mein Vater beim Klavierspielen. Unsere Familie zerfiel in dieser Zeit der Trauer. Jeder aß für sich, jeder weinte für sich, und wir gingen früh schlafen. An jenem Abend war mir schwindelig, aber ich hörte durch die Wand, wie Clay weinte. Ich hob die Hand und wollte schon klopfen, nur um ihn wissen zu lassen, dass ich auch traurig war. Vermutlich würde er ohnehin nur mit einer Schimpftirade antworten, doch dieses Risiko wollte ich eingehen. Ich klopfte dreimal gegen die Wand. Stille. Unser großer, schöner Hund kam nicht mehr den Flur entlang. Als ich schon dachte, Clay würde nicht antworten, hörte ich es: ein dreifaches Klopfen.

LAKE BEAUCHÊNE, QUÉBEC

Mai 1996

Ein paar Stunden nachdem ich meine Mutter mit dem Kissen beworfen hatte, kam sie vom Mittagessen zurück und fand mich noch immer im Bett liegend vor. Sie betrat mein Zimmer, öffnete die Fenster und ging ohne ein Wort wieder hinaus. Ich wusste ihr Schweigen zu schätzen, die frische Luft, den Klang des Windes in den Bäumen, den Gesang der Vögel. Die Natur gedieh in dem Wald vor meinem Schlafzimmerfenster. Das Leben ging weiter, während ich schlief. Es war wirklich nicht von Bedeutung, ob ich da war oder nicht. Die Erde würde sich weiterdrehen, die Sonne würde auf- und untergehen, der Mond würde ab- und zunehmen. Diese Kontinuität fand ich tröstlich und nahm sie als zusätzlichen Beleg, dass ich nicht unbedingt am Leben bleiben musste.

Schließlich trieb mich der Hunger aus dem Bett. Ich ging in die Küche, um mir ein Müsli zu machen. Schläfrig saß ich am Küchentisch und aß, während meine Mutter mir zusah. Die Uhr zeigte halb zwei nachmittags. Meine Mutter hatte eine Tasse Kaffee vor sich stehen, neben der Tageszeitung. Ich wusste nicht, welchen Tag wir hatten, ob meine Mutter sich krankgemeldet hatte oder vielleicht schon Wochenende war.

»Lynn lässt dich grüßen«, sagte sie, bevor sie einen Schluck von ihrem schwarzen Kaffee nahm. »Sie freut sich, dass du wieder zu Hause bist. Sie hat auch ein paar Jahre in New York gelebt und war froh, dort wieder wegzukommen.« Ich starrte blicklos die Wand an und verspürte den leisen Drang, Manhattan zu verteidigen. Ein Teil von mir liebte New York – die Energie, das Potenzial, den Lärm. »Ach ja, und Dad hat angerufen«, sagte sie und hielt sich die Zeitung vors Gesicht. »Er möchte dich in ein paar Wochen an den Lake Beauchêne mitnehmen.«

Lake Beauchêne war ein Anglergebiet in Québec. Mein Vater liebte es. In den letzten Jahren hatte er Clay dorthin im Sommer mitgenommen. Manchmal fuhren meine Eltern auch mit Freunden zu den Seen. Ich war noch nie in diesem Reservat gewesen. Das letzte Mal, als sich mein Vater und Bruder zu den Seen aufmachten, hatten sie einen Freund meines Bruders und dessen todkranken Vater mitgenommen. Der Mann, der nur noch wenige Wochen zu leben hatte, wollte einige seiner letzten Tage auf diesen dunklen Gewässern in einem Boot mit seinem Sohn zubringen und ihm Dinge sagen, die nur sie beide und die Seetaucher je zu hören bekommen würden. Das war so wunderschön und tragisch, dass mir eines klar war: Lake Beauchêne war offensichtlich ein Ort für ganz besondere Gespräche.

Offensichtlich war auch, dass dies die Version meines Vaters von einem »Ich rette Julie«-Trip war, aber das war mir egal. Ich wollte ja gerettet werden. Die Fahrt würde dreizehn Stunden dauern, und ich wollte dreizehn Stunden allein mit meinem Vater verbringen. Ebenso brauchte ich die Zeit, die ich allein mit ihm in einem Boot sein würde. Ich brauchte diesen ungestörten Aufenthalt an einem entlegenen Ort, ohne etwas tun zu müssen, aber mit Bäumen, Vögeln, Angelzeug und dem offenen Ohr meines Vaters. Ich sehnte mich danach, die Seetaucher im morgendlichen Nebel rufen zu hören.

»Wäre Angeln etwas, was dir Spaß machen könnte?«, fragte meine Mutter. Ich merkte, wie viel Mühe sie sich mit der Wahl ihrer Worte gegeben hatte.

»Klar doch«, antwortete ich. Sie senkte die Zeitung und linste über den Rand ihrer Lesebrille zu mir herüber. Schließlich lächelte sie und wollte wissen, ob sie meine Müslischüssel wegräumen könne. »Danke«, sagte ich, als ich mich vom Stuhl hochhievte und zur Couch hinüberschlappte, um mich vom Fernsehprogramm treiben zu lassen. Eine Weile schaute ich MTV, bis ich genug hatte und herumzappte, auf der Suche nach einem Kitschfilm. Ich landete bei *Ist sie nicht wunderbar?*, und so bettete ich mich gemütlich in die Sofaecke, glücklich über die gelungene Wirklichkeitsflucht.

Die nächsten sieben Tage verliefen ähnlich. Ich schlief lange, Mittag war längst vorbei, und meine Mutter huschte auf Zehenspitzen um mich herum, um mir je nach Bedarf Essen oder Schweigen zu offerieren. Ansonsten lag ich auf der Couch und sah fern. Meine Mom hatte mich aus meiner urbanen Misere gerettet, und am nächsten Tag hatte ich ihr ein Kissen an den Kopf geworfen. Sie hatte jedes Recht, auf mich sauer zu sein, aber sie war es nicht.

Für die Woche darauf buchte mein Vater unseren Angeltrip. Für ein paar Tage würde ich also der Enge meines Schlafzimmers entkommen. Ganz früh am Samstag packten Dad und ich das Auto voll, während meine Mutter sich um den Proviant kümmerte: Erdnussbutter-Marmeladen-Sandwiches, Chips, Äpfel, Schokokekse und Limonade. Ich hatte wieder einen üblen Tag, meine Gedanken waren finsterer denn je, aber ich schaffte es, genug Wäsche in eine Tasche zu packen und mich auf den Beifahrersitz zu schieben.

Kaum waren wir auf dem Freeway, fingen mein Vater und ich an, miteinander zu reden. Wir hatten uns nicht viel unterhalten, seit ich nach Hause zurückgekehrt war, von dem einen Abend mal abgesehen, an dem er mich in den Arm genommen hatte. Meistens arbeitete er, und ich schlief.

Und so fragte er mich auf der Route 71 nach Norden zunächst, was es mit Will auf sich habe. Ich erzählte, dass ich mich total in ihn verliebt hätte, Will aber mit seinen Dämonen zu kämpfen hatte. Ich sagte, dass ich Will immer lieben würde und er ein guter Kerl sei. Mein Vater meinte, ihm komme er ziemlich negativ vor und es sei besser für mich, ihn los zu sein. Ich lächelte und richtete den Blick auf die Straße.

Will hatte in der zweiten Woche bei meinen Eltern angefangen, mich wieder anzurufen. »Ich vermisse dich«, sagte er. »Viel mehr, als ich es für möglich gehalten habe. Ich vermisse deine Haut. Keine hat eine Haut wie du. So weich. Niemand küsst mich so, wie du es tust.« Natürlich wusste ich, dass er mit anderen Frauen zusammen war, während ich in New York war und auch nach meiner Abreise. Mir war ebenso klar, dass er mich wahrscheinlich nur deshalb liebte, weil ich mich für ihn unerreichbar gemacht hatte. Aber ich hatte ein so starkes Bedürfnis danach, bewundert zu werden, dass ein Teil von mir ihn immer noch liebte. Ich rief ihn zurück, wenn ich nachts allein im Bett lag. Ich sagte, dass ich ihn auch vermisse und überhaupt nicht begreifen könne, warum das zwischen uns nicht hingehauen hatte. Er meinte, es könne ja noch werden, aber ich sah keine Möglichkeit mehr.

Jede Meile, die zwischen uns und Ohio lag, legte eine weitere Schicht meines Unglücks offen. Es war ähnlich wie mein Weggang aus New York – als ließe ich allen Ärger hinter mir. Ich klebte einen Zettel an meine innere Pinnwand: »Aufpassen, nicht ans Weglaufen gewöhnen.« Irgendwo hinter der kanadischen Grenze, wir hatten gerade den Lake Ontario hinter uns gelassen, tankten wir. Danach übernahm ich das Steuer. Zurück auf dem Freeway sagte mein Vater: »Macht es dir was aus, wenn ich vom Tod meiner Eltern erzähle?« Kurz sah ich ihn erschrocken an, dann aber nickte ich.

Mein Vater war bei ihnen gewesen, als seine Eltern starben. Zuerst verschied seine Mutter, damals war er noch nicht einmal fünfundzwanzig, Clay und ich waren noch gar nicht auf der Welt. Sie hatte eine rheumatische Herzerkrankung – Folge eines Fiebers, das sie im Kindbett entwickelt hatte. Ihr Herz war buchstäblich zu groß für ihre Brust. Sie tat ihren letzten Atemzug im Krankenhaus, und mein Vater saß entsetzt an ihrem Bett. Mein Großvater und mein Vater liebten sie so sehr, weil sie so gütig war und trotz der Weltwirtschaftskrise immer ein Lächeln auf den Lippen hatte. Mein Vater, mitten im Jurastudium, reagierte auf den Tod mit massiven Konzentrationsstörungen. Meine Mutter und er waren zu jener Zeit erst zwei Jahre verheiratet. Sie lebten in einem kleinen Haus in Ithaca im Staat New York zur Miete. Mein Vater trauerte um seine Mutter über den Seiten seiner juristischen Bücher. Er versuchte, zwei schwierige Anforderungen unter einen Hut zu bringen: einerseits Recht und Gesetz, andererseits die Frage, wie man ohne die eigene Mutter weiterlebt.

Nach dem Tod meiner Großmutter tauchte mein Großvater immer mal wieder bei meinen Eltern auf, stets unangemeldet.

Mein Vater öffnete die Tür und erwartete einen Kommilitonen, stattdessen fand er seinen Vater vor der Tür, der beinahe allen Lebensmut verloren hatte. Meist war seine Haut aschfahl, denn er war ohne Pause von Illinois bis nach New York durchgefahren, nur um seinen Sohn zu sehen. Mein Vater bat ihn herein. Drinnen schüttelten sie einander erst die Hand, bevor sie sich lange umarmten. Meine Mutter zauberte ein schnelles Abendessen auf den Tisch. Mein Großvater registrierte lächelnd, was für ein Leben sich sein Sohn aufbaute. Er kraulte den Hund hinter den Ohren und klopfte auf seinen Schoß, damit er hinaufsprang.

Dad und sein Vater saßen später gemeinsam auf dem Sofa und plauderten. Stundenlang. Großvater erinnerte sich an sein Leben, an seine Frau und daran, wie es war, Marty, seinen übergewichtigen Beagle, einschläfern lassen zu müssen, gleich nachdem Großmutter gestorben war. Mein Vater sagte, dies sei die schönste Zeit gewesen, die er mit seinem Dad verbracht hätte. Großvater erzählte, Vater hörte zu, und schließlich weinten beide. Bei einem dieser Gespräche sagte mein Großvater ganz ruhig: »Du weißt doch, was ich da mache, mein Junge, oder?« Mein Vater horchte auf. »Ich trauere. Es wird vorübergehen, denn Zeit heilt alle Wunden.«

Natürlich war mir bewusst, was mein Vater damit sagen wollte: Dass er und unsere Ahnen ebenso gelitten hatten, und dass jeder auf seine eigene Weise mit dem Schmerz zurechtkommen muss. Die Solidarität, die ich plötzlich mit meinem Vater und meinem Großvater empfand, half mir mehr als jedes andere Gefühl, das ich in den letzten Jahren je verspürt hatte, und doch … blieb da ein Zweifel. Denn die beiden hatten unter dem Tod gelitten, ich aber litt unter dem Leben.

Mein Großvater hatte ein unvorstellbar schweres Leben gehabt. Seine Mutter hatte ihm gesagt, er sei ein ungewolltes Kind, sie hatte ihn mit neun Jahren vor die Tür gesetzt. Er hatte auf der Straße gelebt und musste sich sein Essen selbst verdienen im täglichen Kampf ums Überleben. Natürlich schlug er sich auch mit anderen Straßenjungen, und zwar nicht zu knapp. Er trug im harten Winter von Illinois Zeitungen aus mit löchrigen Schuhen an den Füßen. Eine Frau in einem der schickeren Häuser auf seiner Zustellrunde schenkte ihm Schnürschuhe von ihrer Tochter, die jedoch einen Absatz hatten. Er nahm sie dankbar an. Es war ihm völlig egal, dass er als Junge nun Mädchenschuhe trug. Er war einfach nur froh, dass er jetzt trockene Füße hatte. Die Frau vergaß er sein Leben lang nicht.

Doch trotz der widrigen Umstände lernte mein Großvater, sich mit Liebe durch schwierige Zeiten zu bringen. Er erkannte, dass es ihm Kraft gab, sich auf das Liebevolle und Gute, das Mitfühlende und Kluge zu besinnen. Und diese Kraft vererbte er weiter an seine Familie. Doch mich muss sie irgendwie übersprungen haben.

Wir fuhren durch die bewaldeten Ebenen im Süden von Québec, und mein Vater verlor kein Wort darüber, dass ich stundenlang Ani DiFranco hörte. Als wir mitten in der Wildnis waren, sagte er: »Darf ich dir noch die Geschichte vom Tod meines Vaters erzählen?« Meine Hände verkrampften sich um das Lenkrad. Ich nickte.

Anfang 1978 wurde bei meinem Großvater Lungenkrebs diagnostiziert. Da war mein Vater dreiunddreißig, ich war fünf und mein Bruder acht. Dad hatte angefangen, in einer Kanzlei zu arbeiten. Vielleicht hatte ihm die viele Arbeit dabei geholfen, mit dem Verlust seiner Mutter fertig zu werden. Vielleicht war die Konzentration auf seinen Beruf die beste Ablenkung vom Schmerz.

Im August war der Lungenkrebs meines Großvaters so weit fortgeschritten, dass er nur noch wenige Tage zu leben hatte. Also nahm mein Vater frei und fuhr allein ins Krankenhaus von Canton, einer Stadt in Illinois, um am Bett meines Großvaters zu sitzen. Das Ende war nah. Mein Großvater konnte kaum noch sprechen und atmen, die Krankenschwestern meinten, er würde die Nacht vermutlich nicht überstehen. Seine Haut war fahl und grau. Mein Vater wachte die ganze Nacht neben seinem Helden, jenem Mann, der ihm immer gesagt hatte, dass er ihn liebte, dass er ungeheuer begabt sei, dass er alles zuwege bringen würde, wenn er sich nur Mühe gab. »Noch einen Atemzug, Dad. Noch einen Atemzug«, flehte mein Vater. Es wurde ein Bittgebet. »Bitte, Dad. Noch einen Atemzug, bitte.« Mein Großvater mühte sich schrecklich, mein Vater hielt seine Hand, innig, während der letzte unmittelbare Verwandte langsam wegdämmerte. Als der Morgen anbrach und die Sonne über den Horizont kletterte, sprach mein Vater den 23. Psalm: »Der Herr ist mein Hirte, mir wird nichts mangeln …« Er rezitierte den letzten Vers. Es schnürte ihm fast die Kehle zu: »Gutes und Barmherziges werden mir folgen mein Leben lang, und ich werde bleiben im Hause des Herrn immerdar.«

Nachdem mein Vater das letzte Wort gesprochen hatte, hörte mein Großvater auf zu atmen. Blut floss ihm aus dem Mund, Unmengen von Blut, und mein traumatisierter Vater verließ das Krankenzimmer. Er erzählte mir, er sei einfach vor die Tür getreten, in die aufgehende Sonne hinein, weil er nicht wusste, wie es nun weitergehen sollte. Dann erinnerte er sich an die Besuche seines Vaters in Ithaca und wusste, dass es weitergehen musste. Niedergeschmettert machte er sich auf, Canton zu durchqueren. Die Sonne hatte sich mittags hoch in den Himmel aufgeschwungen, und mein Vater ging immer noch, weil er sonst keine Ahnung hatte, was er mit dem Tag anfangen sollte und mit all den Tagen, die danach kommen würden. Ich fragte mich, ob er während dieser Wanderung beschloss, Trost in seinem Beruf zu suchen. Die Arbeit würde ihn nie im Stich lassen. Sie würde nicht sterben. Sie würde nicht weggehen. Sie würde ihn ernähren, seine Frau und seine Kinder.

Der Wagen rollte über eine zweispurige Straße, und mein Vater weinte. Seine Brust hob und senkte sich vor lauter Schluchzen. Ich konnte mich kaum auf die Straße konzentrieren und überlegte, ob ich anhalten sollte, aber irgendwie spürte ich, dass er das nicht wollte. Er wollte, dass ich weiterfuhr und zuhörte. Er wollte mich abermals wissen lassen, dass ich nicht die Einzige war, die diesen verheerenden Schmerz empfand.

Er erzählte mir, was sein Vater ihm beigebracht hatte über Güte, bedingungslose Liebe, Familie und Verlässlichkeit. Wie er ihm die Musik zum Geschenk gemacht hatte und die Natur und den Sport. Er hatte ihn gelehrt, dem eigenen Ich vollkommen zu vertrauen. Am Morgen, als sein Vater starb, schritt Dad über die unkrautbestandenen Gehsteige und ließ den Blick über das ferne Patchworkmuster aus Soja- und Maisfeldern schweifen. Er fühlte eine Leere in seiner Brust, die er eines Tages zu füllen hoffte mit der Liebe zu seiner neuen Familie und den Erinnerungen an seine Mutter und seinen Vater.

Ich weinte ebenfalls, während ich am Steuer saß, blinzelte verzweifelt, um die Sicht zu behalten. Die Vorstellung, einen Elternteil mit vierundzwanzig und den anderen mit dreiunddreißig zu verlieren, erschreckte mich. Wie hatte mein Vater das nur überstanden? Langsam begann ich zu begreifen, weshalb er meine Mutter liebte, ihre Beständigkeit, ihre Fähigkeit, jeden Morgen mit einem Lächeln zu beginnen.

Die nächsten Meilen schwiegen wir, meine Hand lag in seiner. Ich genoss es, dass es einen Mann in meinem Leben gab, der keine Angst vor seinen Emotionen hatte. Er konnte weinen, tief empfinden. Plötzlich erfasste mich ein tiefes Bedauern, dass er nicht da war, als ich ein Kind war, dass er mir nicht hatte sagen können, dass meine Trauer kein Zeichen von Schwäche war. Ich spürte, dass es ihn unglücklich machen würde, wenn ich ihm gegenüber diesen Gedanken äußern würde, also schob ich ihn beiseite. Er versuchte mit aller Kraft, mir zu helfen. Ich konnte ihm einfach nicht zu verstehen geben, wie sehr seine Abwesenheit mein Leben beeinträchtigt hatte.

An unserem ersten Morgen am See standen wir früh auf. Unsere kleine Hütte lag direkt am Wasser, und die Seetaucher riefen, wie ich es mir erhofft hatte. Man konnte sie im Nebel kaum sehen, doch ihre traurigen Rufe hallten über den ganzen See. Als würden sie sagen: »Komm. Komm hinaus aufs heilende Wasser. Bring deine Trauer mit. Wir werden sie dir nehmen.« Mein Vater richtete die Ruten und Köder her, schnappte sich die Karte und reichte mir die Hand, als ich zu ihm ins Boot kletterte. Kaum hatte die Sonne ihre Nase über die Linie am Horizont gesteckt, waren wir auf dem Wasser. Er steuerte das Boot zur Engstelle zwischen dem Beauchêne- und dem Little-Beauchêne-See, den beiden größten Seen in der Region. Das Wasser unter uns war durchscheinend wie Glas, so dass wir die zahlreichen Fische sehen konnten.

Wir warfen unsere Angeln aus, in keiner großen Erwartung, dass ein Fisch anbeißen würde, aber das war uns auch egal. Wir legten sie am Bootsrand ab, und ich erzählte Dad von Brian, meinem ersten Freund am College, und den Gefühlen, die diese Geschichte immer noch in mir auslöste. Ich erzählte ihm von Will und wie hoffnungsvoll alles angefangen hatte, bevor es wieder auseinanderging. Und schließlich erzählte ich ihm, auf welch schäbige Weise ich im Alter von siebzehn meine Jungfräulichkeit verloren hatte. Ich sah seinen bekümmerten Blick und spürte, dass er all das nicht so recht begriff.

Nachdem unser Lunch verzehrt war – wir hatten eine Kühltasche dabei – und die warme Sonne auf dem See glitzerte, wurden wir vom Schaukeln auf den kleinen Wellen müde und schliefen ein. Wir wachten auf, als unser Boot wegdriftete, in Richtung eines großen, umgestürzten Baums. Der Rumpf knallte gegen einen der größeren Äste. Das lange nachhallende Geräusch ließ uns aufschrecken. Meinem Vater standen die Haare nach allen Seiten ab, seine Sonnenbrille war ihm auf die Nasenspitze gerutscht. Vermutlich sah ich genauso derangiert aus. Ich hatte mich seit Ohio nicht mehr geduscht. Wir fanden das alles ungeheuer komisch und lachten, bis es weh tat. Wir angelten weiter, und viel später steuerten wir die Anlegestelle an. Wir wollten in unserer Hütte zu Abend essen. In diesem ungeheuren Wirbel aus Sauerstoff und Wind erinnerte ich mich für eine Sekunde, wie Glück sich anfühlen konnte.

Nach dem, was uns die Züchterin erzählt hatte, musste Bunker zu jener Zeit, als ich das Boot an der Anlegestelle festmachte, selbst zum ersten Mal Bekanntschaft mit Wind, Wasser und frischer

Luft gemacht haben. Damals waren alle Welpen, die inzwischen sechs Wochen alt waren, aus der nicht verschlossenen Waschküche ausgebüxt. Sie waren durch den Wald hinter dem Bauernhaus bis hinunter zum Fluss gelaufen. Die nette Dame merkte es erst in der Abenddämmerung, als sie vom Einkaufen nach Hause kam und sofort die unübliche Stille in der Waschküche wahrnahm. Sie öffnete die Tür und stellte fest, dass der Welpenraum leer war. Nicht ein Hund mehr da.

Die Züchterin erzählte uns, dass die Jungen Bunkers Vater nachgelaufen waren wie dem Rattenfänger von Hameln, hinunter zum Raccoon Creek, über die Straße und den Hügel hinab, wo die älteren Hunde manchmal herumtollten und Leute im Fluss schwimmen gingen. Doch dies war ein unerlaubter Ausflug, und so stapfte die nette Dame bald durch den Wald und tauchte mit dem Lichtkegel ihrer Taschenlampe die Baumstämme in tänzelnde Helligkeit. »Hunter!«, rief sie den Vaterhund. »Beweg sofort deinen Arsch hierher!« Hunter stürmte auf sie zu, und die Welpen folgten ihm, die meisten jedenfalls. Sie nahm sie alle an die Leine. Nur zwei der Welpen waren nicht zurückgekehrt. Die Züchterin musste knietief ins schlammige Wasser steigen, um Bunker und seinen großen Bruder herauszuholen. Diese beiden, sagte sie, seien viel zu beschäftigt gewesen, um auf ihren Befehl zu hören. Schlammbedeckt hatten sie in der Dämmerung herumgetollt, voller Entdeckerlust.

RHYTHMUS IM BLUT

Herbst 1988

Clay ging auf die Highschool für Jungen in Columbus. Jene Schule, mit der meine Mädchenschule alle Tanzabende, Abschlussbälle, Partys und Football-Spiele feierte. Clay war beliebt, ich nicht. Die beliebten Mädchen in meiner Schule fanden es seltsam, dass Clay und ich Geschwister waren. Bis zu unserer ersten Party. Ein anderes Geschwisterpaar, bei dem der Junge die Abschlussklasse besuchte und das Mädchen in die neunte ging, hatte Clay und mich eingeladen. Viele der beliebten Mädchen in meiner Klasse würden dort sein – und ich wollte unbedingt dazugehören.

Meine Eltern zwangen Clay, mich mitzunehmen. Und so türmte ich mein Haar zu wenig ratsamer Höhe auf, malte mit rotem Lipliner eine Linie um meine Lippen, bevor ich sie mit pinkfarbenem Gloss ausfüllte, warf mich in meine ausgewaschenen Skinny-Jeans mit todschicken Nieten und zog meinen Pulli mit den rot-blau-gelben Blockstreifen über. Ich schlüpfte in meine Penny Loafer und steckte tatsächlich nagelneue, funkelnde Pennys in den Schlitz der Schaftbrücke über dem Rist. Fertig. Clay wartete im Auto auf mich und hupte ungeduldig, bevor ich mich in den Beifahrersitz plumpsen ließ. Dad hatte uns seinen schicken Sportwagen geliehen, einen braunen Mazda RX-7.

Mir war schwummerig vor Aufregung, als wir vorfuhren und ausstiegen. Clay ging ins Haus, startete direkt in die Küche durch, wo er seine Kumpels mit Handschlag begrüßte. Ich stand verloren am Eingang, verlagerte mein Gewicht von einem Fuß auf den anderen und wusste nicht recht, wohin mit mir.

Von unten hallte das Dröhnen eines Basses herauf. Ungefähr sechs Treppenstufen führten ins Wohnzimmer hinunter, wo ein Sofa und ein breiter Sessel vor der TV-Stereo-Wand aufgebaut waren. Am anderen Ende des Raums führten Glasschiebetüren in einen kleinen Innenhof. Dort hatte man warmes Wasser in einen

Whirlpool eingelassen. Dampf stieg in Schwaden auf, belebte den kühlen Abendhimmel.

Die beliebten Mädchen aus meiner Schule standen in einer Ecke zusammen wie Football-Spieler vor dem nächsten Spielzug. Sie drehten sich zu mir um, als sie mich sahen, und sagten: »Oh, hi!« Ihre abschätzigen Blicke taxierten mein Outfit. Ich hob die Hand, den Ellbogen fest an den Körper gepresst, und ging auf sie zu. Das hätte auch schiefgehen können, aber sie lösten ihre geschlossene Formation auf und kamen mir entgegen, um mir Küsschen auf die Wange zu hauchen. Kathy, das reichste und beliebteste Mädchen, fragte mich, ob ich aufgeregt sei, weil ich hier sein dürfe. Als wäre ich fünf! Ich lächelte und nickte wie eine Fünfjährige.

Aus der Stereoanlage dröhnte WNCI 97,9. Das war mein Radiosender. Ich kannte jeden Song, der dort gespielt wurde, stundenlang hatte ich in meinem Zimmer zu der Musik getanzt. Selbst wenn ich joggen ging, dann nur mit WNCI 97,9. Einmal hatte ich dort angerufen und Tickets für ein Prince-Konzert gewonnen – für die Lovesexy Tour. Die Mädchen plauderten miteinander, ich lächelte und wippte zu »Nothing's Gonna Stop Us Now« von Starship.

Zwei der Jungs aus der Abschlussklasse kamen die Treppe herunter und gingen nach draußen. Bis auf die Boxershorts zogen sie sich aus und stiegen in den Whirlpool. Kathy schlenderte zur offenen Glasschiebetür und rief: »Hey, Jungs! Wir sollen nicht eher in den Whirlpool steigen, bis wir hackedicht sind! Ihr seid doch noch nicht völlig betrunken, oder?« Sie lachte, als die Jungs trotzdem im heißen Wasser blieben. Sie grinsten nur.

»Oh Gott«, sagte Kathy und packte mich am Arm. »Die sind jetzt schon so voll, und es ist noch nicht mal neun!« Ich konnte nicht glauben, dass das beliebteste Mädchen mich anfasste und mich auf einer Party anlachte.

»Sie könnten ertrinken«, sagte ich, und sie sah mich mit großen Augen an, immer noch lachend. Ich grinste, als hätte ich einen Scherz machen wollen. Aus dem Radio tönte ein Werbespot, dann sagte der DJ etwas Unverständliches und schließlich folgten die unverkennbaren Kuhglocken-Synthesizerklänge, mit denen George Michaels »I Want Your Sex« einsetzt. Die Mädchen schrien und hüpften auf und ab. Maddie packte mich an der Hand und wir fingen an, im Wohnzimmer zu tanzen.

Ich bewegte mich kaum, weil ich Angst hatte, die Jungs würden uns beobachten. Aber Clay war immer noch oben bei seinen Freunden, und die Jungs im Whirlpool schenkten uns keinen Blick. Also lachte ich und sah zu, als die Mädchen mit geschlossenen Augen herumhüpften. Maddie und Kathy waren gute Tänzerinnen, doch Diane und Renee sahen einfach lächerlich aus. Ich war erstaunt, wie man so wenig Gefühl für den Rhythmus und trotzdem so ein Selbstbewusstsein haben konnte.

»C-C-C-C-C-C'mon!« Wir sangen es alle gemeinsam. Ich spürte allmählich, wie mein Körper entspannter wurde. Jemand machte das Licht aus, die Mädchen kreischten. Ich machte ein paar der Moves, die ich zu Hause in meinem Zimmer geübt hatte – ich wippte mit den Hüften und drehte mich auf den Zehenspitzen um mich selbst. Als ich zu Ende getanzt hatte, schrien alle Mädchen: »Wow, Julie! Großartig!« Ich lachte, halb geschmeichelt, halb peinlich berührt. Aber ich tanzte weiter, und bald fühlte es sich so an, als sei ich allein in meinem Zimmer und bewegte mich zur Musik. Der einzige Unterschied: Ich war bei Freunden, richtigen Freunden, die das Tanzen ebenso liebten wie ich.

Dreißig Minuten auf der Tanzfläche und ich dachte, wenn alle Highschool-Partys so sind, bin ich sofort dabei. Ich kannte jeden der Songs auswendig. Die anderen Mädchen sahen, wie ich die Worte mit den Lippen formte, sahen meine Moves und versuchten, sie nachzuahmen. Ich konnte förmlich spüren, wie mein Ansehen stieg, während ich die Hüften kreisen ließ.

Als schließlich Belinda Carlisles »Heaven Is A Place On Earth« gespielt wurde, sangen wir den Refrain mit, so laut wir nur konnten: »Ooh, baby, do you know what that's worth? / Oooh, heaven is a place on earth / They say in heaven love comes first / We'll make heaven a place on earth …« Ich war atemlos vor Lachen und tanzte voller Hingabe. Ich konnte mich nicht erinnern, je so viel Spaß gehabt zu haben. In meinem ganzen Leben nicht.

Bald kamen die Jungs aus dem Whirlpool herein und tanzten mit uns, obwohl ihre Boxershorts noch tropften. Ich fand das großartig. Von Sex hatte ich nicht die leiseste Ahnung. Ich hatte keine Ahnung, dass ausgelassenes Tanzen noch zu anderen Gelüsten führen konnte außer dem Bedürfnis nach eisgekühlter Limonade und einem Snack. Soweit es mich betraf, war alles super. Die ganze Welt war ein umwerfender, wunderbarer Ort, weil es diesen schwach erleuchteten Raum gab, in dem die beliebten Mädchen (und ich) zur Musik von Belinda und George und Whitney tanzten. Bald war die Tanzfläche der Ort, an dem es abging, und ich war mittendrin und schweißnass. Wir alle waren durchgeschwitzt. Ich hätte am liebsten die ganze Nacht durchgetanzt. Es war alles so leicht, so schön. Manchmal umarmte mich ein Mädchen, und dann sprangen wir gemeinsam auf und nieder, hielten uns an den Händen und versuchten, denselben Move zu tanzen. Manchmal tanzte ein Junge an mich heran, lehnte sich an meinen Rücken, und wir wiegten uns gemeinsam im Takt. Ich fand das wunderbar. Irgendetwas über die Maßen Wundervolles erwachte in mir. Ich legte meine beste Axl-Rose-Interpretation hin (die übrigens super gelang) und lachte so viel, dass mir die Tränen aus den Augen liefen.

Ab einem bestimmten Punkt, als gerade Duran Durans »Notorious« gespielt wurde, sah ich Clay am anderen Ende des Raums, sah, wie er mich beobachtete. Ich winkte ihm zu und bedeutete ihm, er möge sich uns doch anschließen. Er blickte weg und drehte mir den Rücken zu. Es war mir egal. »No-No-Notorious!« Wir schrien es laut heraus. Ich fühlte mich schön. Als würde ich dazugehören. Ich merkte, wie einige der Jungs mir beim Tanzen zuschauten, und zum ersten Mal in meinem jungen Teenie-Leben dachte ich, dass ich vielleicht hübsch sein könnte.

Während Madonna »Open Your Heart« sang, musste ich aufs Klo. Also lief ich die Treppe hinauf und suchte das Badezimmer.

Clay folgte mir und packte mich am Handgelenk. »Komm. Wir gehen.«

»Warum?«, fragte ich. Ich sah auf die Uhr. Es war halb zwölf. Wir waren noch nicht mal drei Stunden auf der Party. Unsere Eltern hatten uns Ausgang bis Mitternacht gegeben. »Wir haben doch noch eine halbe Stunde.« Ich war außer Atem und mir schwirrte der Kopf vom Tanzen. Ich wollte unbedingt zurück auf die Tanzfläche.

»Mir egal, ich gehe jedenfalls«, sagte Clay. »Und du hast keine Mitfahrgelegenheit. Also los.«

»Bitte.« Ich bettelte. »Können wir nicht noch ein bisschen bleiben? Ich finde den Song so toll!«

»Du machst dich lächerlich, verdammt!« Er fing an zu brüllen. »Komm mit nach draußen und steige endlich in das verfluchte Auto. Auf der Stelle!«

»Aber ich muss pinkeln«, widersprach ich und ignorierte seine schlechte Laune. Einen Augenblick überlegte ich, ob ich ihn nicht allein fahren lassen sollte.

»Dann beeil dich gefälligst.« Clay hielt die Vordertür auf.

»Okay, okay«, sagte ich und hob die Hände, als ich ins Badezimmer schlüpfte. Ich pinkelte und sang dabei immer weiter: »I'll hold the lock and you'll hold the key / Open your heart to meeeee …« Dann trat ich hinaus auf den Flur und fragte, ob ich mich von meinen neuen Freunden verabschieden könne.

»Nein«, sagte er. »Wir fahren.«

Ich hörte George Michaels »Faith«. »Bitte, nur noch ein Lied. Eine Minute wenigstens. Bitte.«

»Ich fahre«, sagte er, ging hinaus und ließ die Tür mit einem Knall ins Schloss fallen. Ich wusste nicht, wie ich ohne ihn nach Hause kommen sollte, daher ging ich ihm nach und folgte ihm ins Auto. Ich hätte wütend sein sollen, aber ich war viel zu glücklich über die tolle Party. Ich war atemlos und total verschwitzt.

Eine Zeit lang saßen wir im Auto, ohne dass Clay den Schlüssel in die Zündung steckte. Er hatte die Hände aufs Steuerrad gelegt und den Blick gesenkt. Ich wollte ihn schon fragen, was denn los sei, als er zu reden anfing, durch die zusammengebissenen Zähne klang es gepresst.

»Du hast … ausgesehen … wie eine verdammte Nutte.« Die letzten beiden Worte spuckte er regelrecht heraus. Ich wusste nicht, was eine Nutte war. Ich fragte mich, ob er sich vielleicht versprochen hatte.

»Was meinst du damit?«, fragte ich.

»Was glaubst du eigentlich, was du da drin getrieben hast?« Jetzt bekam ich es mit der Angst zu tun. Er war in der Abschlussklasse, ging also seit vier Jahren zu diesen Partys. Er wusste, wie man sich dort benimmt. Offensichtlich hatte ich etwas total Uncooles getan.

»Ich weiß wirklich nicht, wovon du redest.« Ich versuchte, selbstsicher zu klingen.

»Erzähl mir doch keine Scheiße. Das weißt du genau.«

»Nein. Ehrlich nicht.«

Er hielt inne und umklammerte das Lenkrad noch fester. Dann sagte er: »Du hast ausgesehen wie eine echte Hure. Eine Schlampe. Du hast mich so was von bloßgestellt. Ich kann einfach nicht glauben, was du da drin aufgeführt hast. Du solltest froh sein, dass ich dich rausgeholt habe, bevor du dich vollkommen entblödest hast!« Er schrie wieder und trommelte mit den Händen aufs Lenkrad.

»Aber ich habe doch nur getanzt«, sagte ich. Hatten wir nicht alle Spaß gehabt? Gut, dies war meine erste Party, aber ich hatte mich an die anderen gehalten. Es war ja nicht so, dass ich allein getanzt hätte. Doch Clay setzte mir auseinander, dass ich mich auf meiner ersten Highschool-Party total danebenbenommen hatte.

»Mädchen tanzen auf Partys nicht so, Julie. Du hast damit den Jungs signalisiert, dass du unbedingt Sex haben willst, und zwar mit jedem Einzelnen. Du kannst von Glück sagen, dass ich dich da rausgeholt habe.« Die Tränen begannen zu fließen. Ich schlug die Hände vors Gesicht und weinte. Erst in diesem Moment ließ er den Wagen an und lenkte ihn auf die Straße.

Den ganzen Weg nach Hause weinte ich leise vor mich hin. Clay sagte kein Wort. Er biss nur die Zähne zusammen und umklammerte das Lenkrad so fest, dass seine Knöchel hervortraten. Als wir zu Hause ankamen, ging ich sofort auf mein Zimmer und schloss die Tür. Ich schlüpfte unter die geblümte Decke, ohne mich auszuziehen. Ich streifte nur die Loafers ab.

Verschämt lag ich da, und die ganze Tragweite meines Verhaltens dämmerte mir allmählich. Noch im Bett plante ich meine Buße. Nie wieder würde ich auf Partys tanzen. Jede Einladung zu einer Party würde ich ausschlagen. »Vergiss das nicht. Vergiss dieses mieses Gefühl nie.« Das schien die beste Lösung zu sein: immer zu Hause zu bleiben, in Sicherheit, und die Nächte allein zu verbringen. Später war ich die Läuferin, die Sportlerin, die immer trainierte, nie richtig feierte, kaum ausging und immer alles unter Kontrolle hatte.

GANZ UNTEN

Ende Mai 1996

Seit dem Angelausflug, auf dem ich diesen winzigen Funken Glück erhascht hatte, waren drei Wochen vergangen. Innerhalb weniger Tage nach unserer Rückkehr war das Licht wieder erloschen. Ich war zu Hause. Mein Vater war wieder in der Kanzlei und bereitete einen wichtigen Prozess vor. Sollte mein Vater den Prozess gewinnen, würde ein Unternehmen weiter existieren, und Hunderte Menschen behielten ihren Job. Wenn nicht, würden alle ihre Arbeit verlieren und einen Großteil ihres Wohlstands. War mein Vater nicht bei uns, hielt meine Mutter sich extrem zurück. Sie stellte keinerlei Forderungen an mich. Ich war zu der kostbaren Vase geworden, die nie angefasst wurde aus Angst, dass sie schon bei der kleinsten Erschütterung vom Regal fallen und zersplittern könnte. Wenn ich etwas essen wollte, stellte sie es mir hin, ansonsten lebten wir nebeneinander her. Mich umhüllte die säuerliche Wolke des Scheiterns. Ich spürte sie, ich konnte sie förmlich riechen.

Mein Bruder lebte einige Meilen entfernt in einer Wohnung, die er sich mit zwei anderen Männern teilte. Er hatte eine Verlobte namens Megan, war total verliebt und konnte es nicht erwarten, mit ihr zusammenzuziehen. Ich kann mich nicht daran erinnern, dass Clay in jenem Sommer nach Hause kam. Vermutlich hat er mich in meinem Unglück nie gesehen, aber genau weiß ich es nicht. Vielleicht hätte mir sein Anblick nur den Rest gegeben. Vielleicht war mir mein Zustand aber auch so peinlich, dass ich nicht aus meinem Zimmer kam, als er da war. Wahrscheinlicher ist allerdings, dass wir uns begegnet sind und ich so getan habe, als wäre alles in Ordnung. Jener Teil von mir, der sich danach sehnte, sein zwanghaftes Bedürfnis nach Ablehnung zu befriedigen, tat gern so, als sei alles bestens. Unter der ruhigen Oberfläche aber tobte das andere Selbst, das seine Kindheitstraumen nie überwunden hatte.

In diesen langen, finsteren Wochen lag ich fast ständig auf dem Sofa. Ich sah fern, meistens aber schlief ich. Wenn ich aus dem Schlaf erwachte, starrte ich verständnislos das schwarze Sofakissen an. Eigentlich war es dunkelbraun, gehäkelt und gesättigt mit Körpergerüchen aus Jahren der abendlichen Wirklichkeitsflucht vor dem Fernseher. Tag um Tag ging ich aus meinem Zimmer zum Sofa, starrte das Sofakissen an, weinte ein bisschen und überlegte, ob ich ins Badezimmer gehen sollte, bevor ich wieder wegdämmerte. Dieses Ritual wurde schon bald zur Notwendigkeit.

Das Frühjahr war vorüber. Draußen war es warm und hell geworden, ich aber lag vollkommen antriebslos im Wohnzimmer. Ich wollte sterben. Ich hoffte auf einen Herzanfall, denn dann würde man mich ins Krankenhaus bringen. Krankenschwestern würden mich fragen, was mit mir los sei. Denn was ich in mir trug, war mehr als schlichte Trauer. Eine unwiderstehliche Finsternis. Ich begann diesen dunklen Ort allmählich zu lieben. Ich klammerte mich an die schlimmen Gefühle, weil sie so vertraut waren, so ehrlich, so süchtig machend. Und weil sie alles andere verdrängten. Da war kein Raum für Gedanken an ein neues Leben, das ich etwa aufnehmen könnte. Kein Gedanke daran, dass es mir eines Tages besser gehen könnte. Ich malte mir Todesarten aus und saß dann schockgefroren da, weil ich fürchtete, dass mein Leben tatsächlich bald zu Ende sein würde.

»Möchtest du etwas essen?«, flüsterte meine Mutter und rieb mir zärtlich den Rücken.

»Nein.«

»Möchtest du mit mir zum Einkaufen fahren?«

»Nein.«

»Na gut. Ich bin in einer halben Stunde zurück.« Ich hörte den Anflug von Kummer in ihrer Stimme.

Solche Tage zogen sich endlos dahin. Sie verschmolzen miteinander zu einem ewig tristen Dasein. Etwas zog mich hinunter, eine mir unbekannte Form der Schwerkraft. Allein der Gedanke aufzustehen, irgendwo hinzugehen und irgendetwas zu tun erschöpfte mich. Also tat ich nichts. Tagelang. Das Schuljahr war beendet und meine Mutter war nun jeden Tag zu Hause, aber das machte keinen großen Unterschied. Mein Lieblingsort war die dunkle Vertiefung zwischen den Sofakissen. Mein Gesicht fühlte sich am besten an, wenn ich es in diese Vertiefung presste. Das vollkommene Ausblenden aller sinnlichen Wahrnehmung war das Einzige, womit ich mir etwas Gutes tun konnte. Ich musste allein sein, ohne Licht, ohne Laut, ohne Geruch und mit so wenig Luftzug wie möglich. Schon der sanfte Luftzug beim Öffnen einer Tür schmerzte auf der Haut.

Ich weiß nicht, wie viele Tage ich so zubrachte. Fünf? Zehn? Eines Tages kam mein Vater früh nach Hause, schon um zwei Uhr nachmittags. Vielleicht hatte meine Mutter ihn in ihrer Verzweiflung angerufen. Vielleicht hatte er mich aber auch zu viele Tage auf dieser Couch gesehen, so dass er sich in seiner Kanzlei nicht konzentrieren konnte.

Als er an diesem normalen Nachmittag ins Wohnzimmer trat, war es dort völlig still. Ich versuchte gerade in meiner Mutlosigkeit weiter zu atmen. Er kam auf mich zu und sagte: »Julie?« Ich hatte nicht genug Kraft, um zu antworten. »Du musst aufstehen«, meinte er.

Meine Antwort war ein halb verschlucktes Nein.

»Doch«, sagte er. »Komm.«

»Ich kann nicht«, murmelte ich. Dann fing ich zu weinen an.

»Doch, du kannst«, sagte er und legte mir die Hand auf den Rücken. Ich drückte mein Gesicht noch fester ins Kissen und schluchzte. Meine Haare waren mittlerweile total verfilzt. Ich registrierte, wie der Haarwust sich bewegte, als ich den Kopf schüttelte. Ich wollte, dass er ging. Ich wollte, dass er nie wieder wegging.

Ich spürte, wie er seine Hände unter meinen Körper schob und mich aufhob.

»Nein, nein, nein, nein«, jammerte ich. Ich wollte nirgendwo hingetragen werden. Ich konnte nur hier existieren, auf diesem Sofa. Dies war meine letzte Zuflucht.

»Wir gehen jetzt raus. Du musst nach draußen gehen«, hörte ich seine Stimme über mir.

»Ich kann nicht«, wimmerte ich. »Dad, ich kann einfach nicht.«

»Ich werde dir helfen«, sagte er ruhig. »Ich bin da und ich werde dir helfen.« Ich schlang meine Arme um ihn und vergrub mein Gesicht an seinem Hals. Ich hatte seinen Geruch nach Rasierwasser, Haut und Vater vollkommen verinnerlicht. »Schatz, öffne die Tür.« Ich hörte, wie die Pantoffeln meiner Mutter zur Vordertür schlurften. Mein Vater trug mich die Vordertreppe hinunter zur Einfahrt. »Kannst du stehen?«, fragte er. Ich konnte mir nicht vorstellen, ihn loszulassen. Ich glaubte, dass ich keinesfalls allein stehen konnte, vor allem nicht draußen vor der Tür. Aber ich spürte, wie er meine Beine losließ, und so setzte ich ein Bein auf die Erde, danach das andere. Er hielt mich fest, und ich stand in der Einfahrt. Dann sagte er zu meiner Mutter: »Es ist in Ordnung, Liebling. Ich habe sie.« Mom ging hinein und schloss sanft die Tür hinter sich. Dies war ein Moment, der nur meinem Vater gehörte. Es war, als strecke er eine Hand tief hinunter in den flammenden Höllenschlund und ließe sie dort verkohlen, nur damit ich – bitte, bitte, bitte – seine Hand ergreifen konnte.

»Wir gehen jetzt einfach ein bisschen spazieren, oder?«, sagte er in lockerem Tonfall. Ganz einfach. Mit seiner »Du schaffst das«-Stimme. Er trug immer noch seine Anzughose und die rote Krawatte. Einzig den Hemdkragen hatte er ein wenig gelockert, die Ärmel aufgerollt. »Nur ein kleiner Spaziergang«, flüsterte er wie ein Mantra. »Nur die Einfahrt hinunter und wieder zurück. Wenn du reden möchtest, tust du das. Du kannst mir alles sagen, was du möchtest. Alles.«

Ich stützte mich schwer auf ihn, er hielt mich mit seinen starken Armen. Ich konzentrierte mich auf das erdbeerblonde Haar auf diesen Armen, während wir Schritt um Schritt nach vorne taten. Als Kind war er ein Rotschopf gewesen, auch ich war mit roten Haaren zur Welt gekommen. Wir waren Seelenverwandte. Ich wollte in seinem Leben deshalb mehr Priorität haben. Aber ich fühlte mich dessen nicht würdig. Ich schämte mich, dass er in diesem Moment nicht in der Kanzlei sein konnte, weil er sich um die dumme, wertlose Julie kümmern musste.

Wir schafften es bis zum Ende der Einfahrt. Meine Füße taten mechanisch einen Schritt nach dem anderen. Früher war ich hier gelaufen. Meine Beine waren so stark gewesen, meine Zukunft vielversprechend. Und jetzt stand ich da, glücklich, dass ich die gerade mal neunzig Meter geschafft hatte.

Die frische Luft hatte meine Lebensgeister ein wenig gehoben. Ich erinnerte mich, dass ich zur Bewegung fähig war. Dieser kleine Spaziergang die Einfahrt hinunter nahm ein bisschen Finsternis von mir, fast ein kleines Wunder. Als wir vor der Einfahrt zum Nachbargrundstück verharrten und uns umdrehten, musste ich, getroffen von der hellen Sonne, blinzeln.

»Dad, ich weiß nicht, was mit mir nicht stimmt«, sagte ich.

»Das ist schon okay«, antwortete er. »Du kommst wieder in Ordnung.«

»Ich weiß nicht. Wirklich nicht.«

»Du bist immer noch du. Du bist immer noch schön und klug und stark.«

Ich konnte nicht mehr sprechen, also nickte ich nur und wischte mir die Tränen von den Wangen. Mein Vater schenkte mir ein gnädiges Schweigen und hielt mich fest, während wir langsam zurückgingen. Als hätte ich gerade einen Autounfall gehabt und machte die ersten Schritte nach meiner Genesung, nach all den Knochenbrüchen. Ich schloss die Augen und ließ mich von ihm die Einfahrt hinaufführen. Er fragte, ob ich etwas essen wolle. Ich antwortete, dass ich zu müde dazu sei. Als wir wieder zurück im Haus waren, brachte er mich in mein Zimmer, legte mich ins Bett, zog mir die Schuhe aus und die Decke bis zur Nase hoch. »Ich bin stolz auf dich, Prinzessin«, sagte er. »Das hast du super gemacht. Ich liebe dich.«

Ich schloss abermals die Augen, vollkommen erschöpft von dem Spaziergang und voller Sehnsucht nach tiefem Schlaf. Doch da war noch ein anderes Gefühl. Als hätte der Kummer seine Beschaffenheit verändert, von Blei zu Holz.

Es heißt, dass nicht die Menschen einen Hund auswählen – der Hund sucht sich seinen Menschen aus. Ich stelle mir gern vor, wie Bunker wusste, dass er auf mich warten musste. Familien waren auf dem Hof erschienen und hatten seine drei Schwestern und einen Bruder mit sich genommen. Tauchten neue Leute auf, beschnüffelte er sie ausgiebig und kam zu dem Schluss, dass das nicht die Personen waren, auf die er wartete. Von da an ignorierte er sie oder lief weg, wenn sie ihn streicheln wollten. Bei einem Mann hob er sogar das Bein und pinkelte auf seine edlen Lederschuhe. Ich war davon überzeugt, dass Bunker, als ich ganz unten war, dafür kämpfte, dass er von mir gefunden würde.

BLUTSBRÜDERSCHAFT

Sommer 1994

Im Sommer vor meinem letzten Collegejahr, dem Sommer vor New York, arbeitete ich als Bedienung in einem Restaurant nahe der Ohio State University. Ein oder zwei Monate lang hatte ich ein eigenes Apartment, zog aber wieder nach Hause, als jemand auf dem Bürgersteig vor meinem einstöckigen Wohnhaus erschossen wurde.

Dass ich wieder zu Hause wohnte, machte mich fertig. Eines Tages, als dieses Gefühl zu stark wurde, nahm ich ein Messer aus dem Messerblock in der Küche, ging in den Keller und drückte es mir in die Haut, bis ich Schmerz fühlte. Am selben Tag zwang mich meine Mutter, an einem Geburtstagsessen für Clay in einem schicken Restaurant teilzunehmen. Sie hatte Angst, mich allein im Haus zu lassen, also musste ich zerzaust neben Clays neuester Freundin sitzen, während mein Vater und mein Bruder einen sexistischen Witz nach dem anderen rissen. Auf dem Heimweg versuchte ich, aus dem Auto zu springen, als mein Vater gerade den Freeway hinunterbretterte.

Am nächsten Tag vereinbarte meine Mutter für mich einen Termin bei einer Psychotherapeutin. Ich ging hin, ebenso neugierig wie widerwillig, und nahm in den deprimierend braun gestrichenen Praxisräumen Platz. Damals hörte ich zum ersten Mal einen berufsmäßigen Zuhörer sagen: »Ihre Eltern sagen mir, dass sie sich um Sie sorgen. Können Sie sich vorstellen, warum das so ist?« Ich erklärte, was bei uns zu Hause ablief.

Als ich mit Erzählen fertig war, konnte ich ihr Gesäusel kaum ertragen: »Aber ein älterer Bruder soll doch seine jüngere Schwester beschützen. Er sollte ihr helfen, ihr beibringen, was er weiß, nett sein.«

»Im Fernsehen vielleicht«, gab ich bissig zurück. »Keine Ahnung. Alle Geschwister streiten.«

»Ja, aber doch nicht so. So nicht. Auf keinen Fall.« Ihr Tonfall hatte sich verändert. Ich fragte mich, ob ich vielleicht übertrieben hatte.

»Julie, Sie haben jedes Recht der Welt, Ihrem Bruder zu sagen, dass das, was er tut, Sie beeinträchtigt.«

»Ja, schon. Aber Sie wissen nicht, was er machen wird, wenn ich ihm das sage«, antwortete ich.

»Glauben Sie etwa, dass er Ihnen etwas antun könnte, wenn Sie mit ihm darüber sprechen, dass er Sie als Kind sowohl seelisch als auch emotional verletzt hat?« Ihre Nasenflügel bebten vor Zorn.

»Nein, nein«, erwiderte ich und lachte ein bisschen. Das wurde ja langsam total lächerlich.

»Ich bezweifle, dass er weiß, wie sein Handeln auf Sie gewirkt hat. Er muss das wissen, schon um seiner selbst willen.«

»Warum?«, fragte ich.

»Er muss wissen, wie Sie sich fühlen, dass er Sie verletzt hat, dass sein Verhalten inakzeptabel ist. Dass er nicht herumlaufen und die Leute verächtlich behandeln kann.«

»Das würde ich nie sagen«, entgegnete ich. »Unerträglich. Er würde mir ins Gesicht lachen. Außerdem ist er nicht zu allen so schrecklich. Nur zu mir.«

»Julie, Sie dürfen eines nicht vergessen: Wie er mit Ihnen umspringt, hat nichts damit zu tun, wie Sie sind«, sagte sie, die ihrer selbst so ungeheuer sicher war.

Wie bitte? Es hatte alles mit mir zu tun. Er hasste mich wirklich. Und ich hasste mich dafür selbst. Er war mein älterer Bruder, mein Vorbild, der Mann, mit dem ich den Großteil meines bisherigen Lebens zubrachte. Und er hasste mich. Ich wusste das, tief in mir drin. Wie sollte ich lernen, etwas anderes zu sein als das, was er mir zu verstehen gab? Mir zu sagen, dass ich das Wissen um seinen Hass aus meinem Kopf streichen sollte, war, als würde man einem in einer Welt ohne Schwerkraft geborenen Kind sagen, es solle doch bitte schön laufen lernen. Wie hoch über den grünen Klee mich mein Vater auch loben mochte, wie lecker die Mahlzeiten sein mochten, die meine Mutter für mich zubereitete, ich wollte vor allem eins: dass Clay mich gernhatte. Stattdessen schlug er mich, beleidigte mich, trat meine Tür ein, versetzte mir Tritte gegen den Kopf, stritt mit mir und rang mich nieder, bis ich mich ergab. Und all das hatte mich innerlich tot gemacht.

Drei Sitzungen lang arbeitete die Psychotherapeutin daran, mich zu überzeugen, dass ich mit Clay reden musste. Ich übte, was ich zu ihm sagen würde. Ich übte im Auto und unter der Dusche. Am folgenden Wochenende, als er von der Uni nach Hause kam, fragte ich ihn, ob ich ihn allein in meinem Zimmer sprechen könnte. Schon das war unüblich. Aber wir taten ganz nonchalant, obwohl wir genau wussten, dass wir das nie machten – reden.

Ich saß auf dem Bett und wartete auf ihn. Er trat ein und schob sich eine Handvoll Chips in den Mund. »Ich habe mit meiner Therapeutin gesprochen«, begann ich und bebte innerlich, während ich meine schwitzigen Handflächen aneinanderpresste. »Ich möchte dir sagen, dass die Art, wie du mich über die Jahre behandelt hast, mich wirklich verletzt hat. Sie meint sogar, dass man hier von Missbrauch sprechen könnte. Missbrauch unter Geschwistern.« Aus der Rückschau frage ich mich heute, was ich von ihm erwartet hatte. Etwa, dass er sagte: »Ach! Ja, du hast ja so recht. Es tut mir unendlich leid. Ich war so ein Arschloch.«?

Ich war so damit beschäftigt, die Worte zu formulieren, dass ich zusammenzuckte, als er zu schreien anfing. »Fick dich!«, brüllte er und Chipsteile flogen in hohem Bogen aus seinem Mund und verteilten sich auf meiner Bettdecke. Er schluckte, dann zischte er: »Himmel noch mal, du verfluchte *Schlampe!*« Er ging zur Tür und fluchte weiter: »Verdammte Scheiße!« Ich sah ihm mit offenem Mund nach.

Was ich in diesem Moment erfasste, war wie eine Offenbarung. *Er* war verletzt. Und zwar nicht wegen etwas, das ich gesagt hatte. Es war etwas, das in ihm steckte. Deshalb kam er sich so mies vor, dass er es an mir ausließ. Seine extrem emotionale Reaktion lüftete den ersten Schleier, was unsere gestörte Beziehung betraf. Ich war alt genug, um zu erkennen, dass sein grobes Verhalten aus seinem eigenen Schmerz rührte. Für den Bruchteil einer Sekunde war ich wirklich neugierig. Ich war eine erwachsene Frau, die ihren älteren Bruder unter die Lupe nahm, mit dem etwas nicht stimmte. Aber als er sich umdrehte und schrie: »Du wirst schon sehen, ob ich dich zu meiner verdammten Hochzeit einlade!«, wurde ich wieder zum Kind. Ich fiel zurück in eine andere Zeit. Als Erwachsene hatten wir uns kaum noch gestritten, nur einmal, als er mich auf den Boden niederdrückte, weil ich dachte, wir sollten unsere Maiskolben kochen, er aber wollte sie gegrillt haben. Jetzt aber hatte er mich von seiner künftigen Hochzeit ausgeschlossen. Ich wurde ins Exil verbannt.

Clay verließ den Raum und stieß weiterhin Flüche aus, während er den Flur hinunterging. Ich blieb stumm in meinem Zimmer sitzen und sah aus dem Fenster. Er schlug die Eingangstür zu, dann fuhr er weg. Meine Mutter kam in mein Zimmer. »Was ist denn passiert?«

»Nichts«, sagte ich.

»Ach.« Sie seufzte, schüttelte den Kopf und ging zurück in die Küche.

Von dem Moment an hasste ich meine Therapeutin und weigerte mich, noch einmal zu ihr zu gehen. Der Sommer war ohnehin schon fast vorüber. Ich lag auf dem Bett und fragte mich, ob Clay mich tatsächlich von seiner Hochzeit ausschließen konnte. War das möglich? Nein. Meine Eltern würden es nicht zulassen. Ich machte mir Vorwürfe, weil ich so dumm gewesen war. Dankbar registrierte ich, dass ich die folgende Woche wieder im College sein musste. Ich konnte gar nicht schnell genug von hier fortkommen. Die nächsten Tage brachte ich mit Packen zu, was hieß, dass ich das Zimmer kaum noch verließ. Ich putzte es bis in den letzten Winkel, als ob ich weggehen und nie mehr zurückkehren würde.

DIE PSYCHIATERIN

Mai 1996

An dem Morgen, nachdem ich mit meinem Vater die Einfahrt hinuntergegangen war, baten mich meine Eltern, einen Therapeuten aufzusuchen. Ich sagte, das würde ich wohl tun, fügte aber hinzu, dass sich noch keiner bis dato als hilfreich erwiesen hätte. Warum sollte es diesmal anders sein? »Diese Frau ist Ärztin«, meinte mein Vater, »und Jon aus der Firma, der eine magersüchtige Tochter hat, hat sie uns sehr empfohlen.« Ich fragte mich, wie das Leben meines Vaters in dieser riesigen Kanzlei eigentlich ablief. Waren ihm seine Kollegen eine bessere Familie als wir? Sprach er im Büro über seine Probleme, weil er mit uns zu Hause nichts anfangen konnte?

»Ich wünschte, ich wäre magersüchtig. Dann wäre ich wenigstens am Arsch und schlank.«

»Das meinst du nicht ernst, Julie«, sagte meine Mutter.

»Na, dann eben nicht«, murmelte ich.

»Du hast morgen um zehn einen Termin«, sagte mein Vater. »Hier ist die Adresse.« Er reichte mir einen gelben Zettel, auf dem er in seiner energischen Schrift die Adresse notiert hatte. Die Tatsache, dass mein Vater nun persönlich eingriff, bedeutete, dass der Fall offensichtlich ernst war. Eine seltsame Taubheit überkam mich. Meine Ohren summten. Ich schloss die Augen.

»Alles okay?«, fragte er und tätschelte mir das Knie.

»Bestens«, gab ich zurück.

Meine Mutter sah meinen Vater voller Erleichterung an. Er schlug die Arme übereinander und musterte mich, als wäre ich ein Rätsel, das er zu lösen hatte.

Am nächsten Morgen sah ich der Verabredung mit Madame Seelenklempner gespannt entgegen. Ich duschte mich nicht, bevor ich losging, zog nur schwarze Hosen an, ein schwarzes T-Shirt und meine Stiefel mit der Stahlspitze. Dann stieg ich ins Auto und fuhr zu dem Gebäude. Es war ein schwarz glänzender Büroturm in einer gesichtslosen Vorstadt. Ich stellte den Motor ab und versuchte kurz, mich zu sammeln. Ich fühlte mich wie ein Boxer, der in den Ring stieg. Die Dame hatte ja keine Ahnung, was gleich auf sie zukommen würde. Ich ließ den Aufzug links liegen und nahm stattdessen geräuschvoll die Treppen nach oben. In der Praxis meldete ich mich an dem Empfangstresen aus gelbem Kunststoff an.

Ich blätterte die *National Geographic* durch und warf verstohlene Seitenblicke auf die anderen Irren im Wartezimmer. Da war eine sehr dicke Frau mit streichholzkurzen Haaren und einem Zopf, der etwa einen Meter lang war. Sie spielte mit dem Zopf und starrte die Wand an.

»Julie?«, hörte ich eine Stimme sagen. Ich stand auf und lächelte instinktiv, dann erinnerte ich mich daran, dass ich mir selbst versprochen hatte, mich nicht mehr zu verstellen, ich wollte nicht mehr so tun, als ob alles okay wäre. Ich wollte an diesem Tag vollkommen ehrlich sein. Davon hing schließlich mein Leben ab.

Die Psychiaterin war anders, als ich erwartet hatte. Sie sah mütterlich aus mit ihren kurzen braunen Haaren und dem langen Jeansrock, zu dem sie ein grau-weiß geblümtes Sweatshirt trug. Ihr Tisch war flankiert von vier großen Aktenschränken. Überall lagen Papiere wild durcheinander, nur der Computer war frei. Ich ließ mich auf die schwarze Ledercouch sinken und starrte ihren Hinterkopf an, während sie etwas auf ihrem Klemmbrett notierte. Schließlich drehte sie sich mit dem Stuhl herum und sah mich an.

»Hi«, sagte sie und warf einen Blick über die Schulter hinweg auf ihr Brett. »Julie. Ich bin Dr. Miller. Ihre Eltern sagen mir, dass sie sich um Sie sorgen. Können Sie sich vorstellen, warum das so ist?«

Ich musste mir das Lachen verkneifen. Sie war so ungeheuer ernst. So absolut verlogen. Ich war ihr völlig egal. Sie *kannte* mich nicht mal. Sie tat einfach ihren Job. Dann dachte ich: *Ich packe das alles nicht mehr.* Die Tränen stiegen mir in die Augen.

»Viel Glück, wenn Sie glauben, Sie könnten mich wieder hinbiegen«, sagte ich und starrte zu Boden. Leider konnte ich die Tränen nicht zurückhalten, die mein stahlhartes Auftreten Lügen straften. »Ich war schon bei ungefähr zehn Therapeuten, und keiner konnte mir helfen.«

»Nun, ich bin keine Therapeutin«, sagte sie. »Ich bin Psychiaterin und Ärztin. Ich kann mit Ihnen herausfinden, ob mit Ihnen physiologisch etwas nicht stimmt und ob man dagegen etwas tun kann.«

Meine Wangen röteten sich. Verdammt. Das war gar nicht gut. Ich war also beim Irrenarzt gelandet. Vielleicht war ich schon zu weit gegangen. Aber ich konnte mich sicher noch herausreden. Die Scham überflutete mich, und die Tränen strömten noch heftiger.

»Können Sie mir sagen, warum Sie weinen?«, fragte Dr. Miller mit ruhiger Stimme.

»Weil ich immer heule«, antwortete ich. »Das ist einfach so mein Ding.«

»Gut. Können Sie mir sagen, wie Sie sich im Moment fühlen?«

Ich wollte ihr sagen, dass ich Angst hatte, dass ich nicht in eine Klinik eingewiesen werden wollte. Oder vielleicht doch? Ich vermochte mir einfach nicht vorzustellen, dass es mir je wieder besser gehen würde. Und ich wusste auch nicht, ob ich das überhaupt wollte.

Stattdessen erzählte ich ihr von Clay, von meinem Vater, der ständig arbeitete, von meiner Mutter, der es immer nur bestens ging und die nie mit mir redete. Ich erzählte ihr, wie ich meinen Freund verloren hatte und dass ich meinen Job in New York im Stich gelassen hatte und nun nicht mehr wusste, was ich mit meinem Leben anfangen sollte. Ich erzählte ihr, dass ich Ohio hasste, mich selbst hasste, dass ich ständig schlief und Süßigkeiten aß, um den Schmerz ein wenig zu lindern, und dass ich keine Freunde mehr hatte.

»Denken Sie über Selbstmord nach?«, fragte sie. Ich sah ihr in die Augen. Ich kannte genug Ärzte, um Bescheid zu wissen: Erzähl nie einem, dass du über Selbstmord nachdenkst, wenn du das tatsächlich tust!

»Nicht wirklich«, sagte ich. »Nur darüber, dass ich mich vielleicht verletzen könnte. Ich wünsche mir, dass sich jemand in einem Krankenhaus um mich kümmert. Ich möchte so gern richtig kaputt sein, damit jemand mich repariert.«

»Okay«, sagte sie, als wären wir damit fertig. Sie drehte sich wieder auf ihrem Stuhl, so dass sie jetzt am Schreibtisch saß. Ich sah auf die Uhr. Wir hatten genau vierundvierzig Minuten geredet. Sie reichte mir ein Stück Papier und sagte: »Geben Sie das am Empfang ab, die machen dann den Rest.«

»Welchen Rest?«, fragte ich, weil ich Angst hatte, sie würden mich in eine Zwangsjacke stecken und in den Schacht für die Schmutzwäsche und die unheilbaren Fälle werfen.

»Einen Termin mit einem neuen Therapeuten vereinbaren und vielleicht ein Rezept für Medikamente ausstellen«, sagte sie. »Vielen Dank, dass Sie hier waren. Sie haben das Richtige getan.« Sie warf mir ein knappes Lächeln zu, bevor sie sich wieder über ihre Papiere beugte. Ich ging auf den Flur hinaus, sie schloss die Tür hinter mir. Mein Blick fiel auf das verblichene Foto eines Adlers in einem zerbrechlichen silbernen Rahmen. Der Vogel schwang sich über Kiefernwipfeln in den Himmel. Dann warf ich einen Blick auf das Stück Papier in meiner Hand. Darauf stand: »Schwere Depression – Psychiater – Erste Episode.« Und drum herum war ein Kreis gemalt.

Am liebsten wäre ich in laute Beifallsrufe ausgebrochen. Endlich hatte mich jemand in die Schublade »psychisch krank« gesteckt. Es hatte einen Grund, dass mir all das passierte: Ich war also krank im Kopf! Ich kannte niemanden, dem schon mal eine Depression bescheinigt wurde. So über den Daumen gepeilt, würde ich sagen: Das war ebenso beschämend wie erschreckend. Ich fühlte mich wie abgestempelt von diesem Stück Papier. Nicht eine Sekunde lang glaubte ich, dass die Psychiaterin nicht recht haben könnte. Ich atmete tief durch und ließ die Erkenntnis wirken. Dann tat ich, was ich immer tat: Ich stellte die Diagnose in Reih und Glied mit all den anderen, die ich über die Jahre hinweg eingesammelt hatte: Hässlich, Komisch, Dumm, Fett, Unsympathisch – ihr habt einen neuen Teamkameraden bekommen: Depressiv.

BLASSGELBE PILLEN

Mai 1996

Ich saß auf dem Wohnzimmerboden vor dem Fernseher. Rund um mich bedruckte Blätter und Broschüren. Meine Eltern versuchten, in der Küche beschäftigt zu tun, während sie mir verstohlene Blicke zuwarfen. Ich hatte alles angehäuft, was es über die Pillen, die ich nun nehmen sollte, zu lesen gab. Diese sollten nämlich mein Gehirn verändern. Weil mit meinem Gehirn etwas absolut nicht stimmte. Für mich fühlte sich das Ganze an wie ein Tritt in den Bauch.

Auf dem Zoloft-Prospekt prangte ein Foto von einem Sonnenuntergang. Darunter wurde in hellblauer Kursivschrift erklärt, was es mit dem Serotonin-Wiederaufnahme-Hemmer (SSRI) auf sich hatte. Die Psychiaterin hatte mir ein Rezept für dieses Medikament ausgestellt, und als ich ihre Praxis verließ, war ich überzeugt, dass ich so etwas nie nehmen würde. Allein der Gedanke, etwas zu schlucken, das auf mein Gehirn wirkte, schien der blanke Irrsinn zu sein. Warum sollte ich so etwas tun?

Doch als ich über die Straßen von Ohio unter den großen Bäumen mit ihren leuchtend grünen Blättern nach Hause rollte, änderte ich meine Meinung. Vielleicht war dieser dunkle, erschreckende, unglaubliche Schmerz, den ich verspürte, ja etwas, was man mit Medikamenten behandeln konnte. Wenn es ein Medikament gab für dieses schreckliche Gefühl, dann war es anderen vor mir genauso ergangen. Diese Überlegung ließ die Dunkelheit schon eine winzige Nuance heller erscheinen. Es gab weitere Menschen wie mich. Nur wo? Versteckten sie sich auch alle auf dem Sofa ihrer Eltern? Warum hatte mir nie jemand gesagt, dass er total fertig war? Wirklich total fertig. War das so schlimm, dass niemand darüber redete?

Nach meiner anfänglichen Weigerung, das Medikament zu nehmen, fingen meine Eltern an zu recherchieren. Mein Vater druckte jede kleinste Information, die er über Depressionen und

Serotonin-Wiederaufnahme-Hemmer fand, aus, brachte sie nach Hause und drückte mir die Seiten in die Hand. »Lies das mal und überleg's dir«, sagte er. »Du musst ja nicht, wenn du nicht willst.«

Etwas von mir wollte bleiben, wie es war – total fertig und tieftraurig –, schon deshalb, um meinem armen, edelmütigen, hoffnungsfrohen und liebevollen Vater zu zeigen, dass es Dinge gab, die sich nicht in Ordnung bringen ließen, vor allem nicht, wenn es sich dabei um Menschen handelte. Um ihn zu bestrafen, ihm klarzumachen, dass ich kaputt war, weil er nie da gewesen war. Doch all diese Beweggründe wurden langsam überlagert von jenem Ich, das wieder glücklich sein wollte: wahrhaftig und aufrichtig überglücklich. Ich fragte mich, ob das überhaupt möglich war. Ehrlich gesagt, ich wusste es nicht. Ich wusste nicht mal, wie es sich anfühlte, wenn es einem so einigermaßen ging. Doch allein der Gedanke an ein Glücksempfinden war so reizvoll, dass ich all die Prospekte über Zoloft las.

Ich studierte die Nebenwirkungen, auf Gewichtsverlust und schönere Haut hoffend. Stattdessen war die Rede von Gewichtszunahme und Verlust der Libido. Ich erfuhr, wie das Medikament wirkte und wogegen es half: Es verdrängte permanente Gefühle von Traurigkeit, Hoffnungslosigkeit, Wertlosigkeit. Mitunter, so hieß es, seien die Ursachen dafür familiär bedingt, aber längst nicht immer. Mitunter würde man mit dem Leben nicht mehr fertigwerden, weil man ein emotional sehr belastendes Erlebnis gehabt hätte, eine Trennung, einen Umzug oder schreckliche Kindheitserlebnisse wie Missbrauch oder Vernachlässigung. Das war ja leibhaftig *ich.* Hatten etwa meine Eltern das geschrieben? Hatte mein Vater einen seiner Arztfreunde gebeten, diesen Beipackzettel zu verfassen, um mich zu überzeugen?

Nach einer Stunde in diesem Papierwust fasste ich einen Entschluss: Warum nicht? Schlimmer konnte es nicht mehr werden. An jenem Samstagmorgen sammelte ich alle Papiere vom Boden auf und ging zu meinen Eltern ins Esszimmer, wo sie Zeitung lasen. Ich nahm vor ihnen Aufstellung, sie wandten mir ihre hoffnungsvollen Mienen zu.

»Ist gut«, sagte ich.

»Was ist gut?«, fragte meine Mutter.

»Ist gut, sie nimmt die Medikamente«, sagte mein Vater und lächelte mich an. Meine Mutter suchte in meinem Blick nach einer Bestätigung, dass er richtig lag.

»Genau«, sagte ich. »Warum zum Teufel nicht? Es ist ja nur mein Gehirn.«

»Julie«, ermahnte mich meine Mutter.

»Ach, verflucht. Es kann ja kaum noch schlimmer werden«, sagte ich und sah einen Kolibri am rot-gelben Nektarspender. Meine Eltern schwiegen, also waren sie anscheinend einer Meinung mit mir.

Innerhalb der nächsten Stunde brachte meine Mutter das Rezept zur Apotheke. Mein Vater und ich sahen uns ein Fußballspiel im Fernsehen an, während wir auf die Pillen warteten.

»Willst du irgendwas?«, fragte Dad, bevor er in die Küche ging und sich Kekse und Limo holte.

»Nein, danke. Mir geht's prima«, sagte ich, obwohl ich genau wusste, dass das nicht stimmte. Der Entschluss, die Pillen zu schlucken, entsetzte mich. Ich war wohl wirklich sehr krank. Unweigerlich rollte ich mich auf dem Sofa zu einem Knäuel zusammen und schlief auf der Stelle ein.

Als meine Mutter zurück war, wachte ich auf und ging in die Küche. Sie reichte mir die Tabletten. Wir standen uns gegenüber, zwischen uns die Küchentheke.

»Weißt du, was mir noch helfen könnte?«, sagte ich. Ihr Gesicht leuchtete auf, als hätte ich ihr gesagt, wir hätten, während sie weg war, eine Million Dollar gewonnen. Allein die Tatsache, dass ich mir eine mögliche Lösung für meine schlimme Krankheit überlegt hatte, schien sie zu erstaunen.

»Ein kleiner Hund«, sagte ich. Ich konnte kaum glauben, dass ich das wirklich gesagt hatte. Ich war sicher, dass meine Mutter diesen Einfall idiotisch fand, aber sie lachte nicht merkwürdig auf oder tat die Idee seufzend ab. Sie kannte mich letztlich gut genug, um zu wissen, dass dies kein Scherz und auch kein Schuss ins Blaue war. »Einer, der nur mir gehört«, fügte ich hinzu.

»Ich finde, das ist eine tolle Idee.« Ihr Gesicht entspannte sich. Dann aber wurde sie skeptisch. »Was wird Cinder wohl nur davon halten? Aber egal, das ist schon okay.« Sie lachte kurz nervös auf. Ihre minimal negative Reaktion auf meinen ersten Versuch der Selbsthilfe traf mich tief. Ahnte sie denn nicht, wie sehr ich mich bemühte?

»Ach, das packt sie schon«, sagte ich und drehte mich um. Ich wusste, dass das egoistisch war, aber ich war zu verletzt und konnte einfach nicht anders.

»An welche Art von Hund hast du denn gedacht?«, fragte meine Mutter noch, während ich die Küche verließ. Und fügte hinzu: »Tolle Idee, wirklich!« In diesem Moment schlug ich meine Zimmertür zu.

Das hatten wir also wieder geschafft. Meine Mutter sagte etwas komplett Unschuldiges, das mich aber völlig verletzte. Ich konnte meine Wut einfach nicht zurückhalten. Ich wurde das Gefühl nicht los, dass ich sie bestrafen wollte, dabei wollte sie nur eins: mich lieben, so gut sie eben konnte.

26. Juni 1996

Ich nahm die Pillen seit sieben Tagen, doch ich fühlte mich kein bisschen besser. Am Morgen war es am schlimmsten. Mein Bett zu verlassen war eine meiner schwierigsten Übungen. Ich blieb eine Stunde oder noch länger liegen, nachdem mein Körper wach geworden war. Der bloße Akt, mich körperlich zu erheben, war zur emotionalen Anstrengung geworden. Das neue Mantra meiner Eltern hieß jetzt: *zwei Wochen.* So lange sollte es dauern, bis das Medikament wirkte. Sie hofften verzweifelt, dass Zoloft mich aus der Finsternis befreien würde.

Wir hatten darüber gesprochen, den Hund möglichst bald zu holen. Und so blätterte meine Mutter am folgenden Sonntagmorgen über ihren Haferflocken unaufgefordert die Kleinanzeigen durch, in denen Hunde abzugeben waren. Sie hielt eine Tasse mit dampfend heißem Kaffee in der Hand und las vor:

»Australischer Schäferhund, sechs Wochen alt, American Kennel Club. Beagle-Welpen. Deutscher Schäferhund …« Ihr Blick wanderte langsam über die Seite, hinunter zu den Golden Retrievern. Ich war nämlich in unseren Buchladen gefahren und hatte zwei Bücher erworben: *Verdammte schöne Welt. Mein Leben mit der Psychopille* und einen Ratgeber über Rassehunde. Elizabeth Wurtzels Roman hatte ich schnell gelesen, erschrocken über die exakte Beschreibung der düsteren, selbstzerstörerischen Zustände, die auch ich so gut kannte. Wann immer ich eine Pause von diesem Buch benötigte, nahm ich mir den Ratgeber vor. Die Hunde wurden mit allen wichtigen Merkmalen beschrieben: wie viel Auslauf sie brauchten, wie leicht sie sich trainieren ließen, wie gut sie mit Fremden zurechtkamen. Acht Rassen hatte ich in in eine engere Wahl gezogen: den Epagneul Breton, den Golden oder Flat Coated Retriever, einen Labrador, Irish Setter, Weimaraner sowie einen English Springer Spaniel. Ich studierte jede Rasse, und zu meinem Erstaunen konnte ich mich dabei bestens konzentrieren. Aber ich kam immer auf den Golden Retriever zurück: leicht abzurichten, loyal, groß, guter Laufpartner und wunderschön. Ein Familienhund. Meine neue Familie.

Ich hatte mir auch ein Buch über Hundeerziehung gekauft. Allerdings gab es darin kein Kapitel darüber, wie man Hunde nach Hause bringt, so dass ihre neue Umgebung sie nicht allzu sehr erschreckt. Ich besorgte eine große Hundetransportbox, mehrere Futterschüsseln und eine Leine. Allein die Vorbereitungen waren eine willkommene Abwechslung.

»Golden Retriever mit Zertifikat vom American Kennel Club, jederzeit abzugeben«, las meine Mutter vor und reichte mir die Zeitung, wobei sie mit ihrem makellos roten Fingernagel auf die Anzeige deutete. Ich musste lachen, als sie die Kaffeetasse abstellte, sich einen lila Filzstift holte und einen Kringel um die Anzeige malte. »Da ist noch eine: Golden-Welpen, bei den Eltern aufgewachsen, in Alexandria.« Auch diese Anzeige wurde fein säuberlich umrandet. Dann schrieb Mom beide Telefonnummern heraus. Allmählich merkte ich, dass ihre Bereitschaft, mir zu helfen, ihre Art war, mit mir Verbindung aufzunehmen. Dies war ihre Form, sich mir gegenüber auszudrücken: mit Taten, nicht mit Worten. Ich hatte mich noch nicht für meine unhöfliche Reaktion am Vorabend entschuldigt. Ich entschuldigte mich nie bei meiner Mutter. Sie verlangte das auch gar nicht von mir. Und trotzdem war sie für mich da. Heute glaube ich, dass ich früher zusammengebrochen wäre, hätte sie mich bestraft oder wäre wütend geworden, weil ich so grob zu ihr war. Damals aber dachte ich über so etwas nicht nach. Ich konnte mir nicht vorstellen, meine Mutter nicht an meiner Seite zu haben, die mir stets verzieh, bis ich endlich merkte, dass ich ihr niemals weh tun wollte. Ich hatte lange Zeit nicht begriffen, wie viel Glück ich hatte.

Sie rief bei beiden Züchtern an. Es hieß, wir könnten die Welpen noch am selben Tag sehen. Also zogen wir uns eilig an, sprangen in ihr rotes Cabrio und fuhren los. Es war ein wunderschöner Mittsommertag in Ohio: zwanzig Grad Celsius, heller Sonnenschein und pausbäckige Wolken. Überall grünte und blühte es. Die Käfer und Grillen hatten gerade mit ihren sommerlichen Konzerten begonnen.

Seit einiger Zeit war ich bei einer neuen Therapeutin, sie hieß Mya. Mya war jung, noch in der Ausbildung. Unter dreißig. Gerade war sie aus Seattle nach Ohio gezogen, und ich mochte sie auf Anhieb. Ihre sanfte, behutsame Art beruhigte mich. Sie war ziemlich hübsch mit ihren hellbraunen Haaren und den leuchtend grünen Augen. Beim Sitzen überkreuzte sie die Beine an den Fesseln. Ihre Röcke in knalligen Farben bedeckten immer gerade die Knie. Ich erzählte ihr, dass ich mir einen Welpen anschaffen wollte, und sie meinte, das höre sich doch super an.

Meine Mutter fuhr unsere Straße entlang und bog dann auf den zweispurigen Highway-Zubringer ein. Wir reden nicht miteinander. Ich hatte mich in den Sitz fallen lassen und hielt ein altes Handtuch in Händen. Der beste Platz, um einen Welpen heimzubringen, sei ein Handtuch auf dem Schoß seines neuen Besitzers, das hatte ich zuvor gelesen. Ich konnte mir nicht vorstellen, dass ein wuseliger Welpe auf meinem Schoß sitzen wollte, noch dazu in einem Cabrio. Vielleicht würden wir das Verdeck schließen müssen.

Der erste Züchter, den wir aufsuchten, lebte in einem Haus in den östlichen Vorstädten von Columbus. Wir gingen durch den Vorgarten auf die Veranda zu, und eine nette Frau mittleren Alters kam heraus und führte uns ums Haus herum zum Hundezwinger.

»Sie sind alle da hinten«, meinte sie und wischte sich die Hände an einer schmutzigen Schürze mit einem verblichenen pinkfarbenen Blumenmuster ab. »Zwei haben wir schon verkauft, aber zwei sind noch da. Beides Weibchen.« Wir öffneten das Gatter und sahen den etwa zwei Meter breiten Maschendrahtzwinger inmitten des grünen Rasens. Die Welpen waren vor Aufregung völlig aus dem Häuschen.

Sie waren unwiderstehlich: weißblondes Fell, eifrig funkelnde braune Augen und dicke, flapsige Pfoten. Die drei Kinder der Familie kamen auch heraus und zeigten uns, wie wir einen Welpen herausholen und auf dem Rasen herumlaufen lassen konnten. Die Welpen bellten und versuchten, sich loszumachen. Lachend nahm ich eines der Mädchen hoch. Sein rasiermesserscharfes Junghundgebiss ritzte meine Hand, als der Welpe sich mir entwand und in vollem Karacho zum Hof flitzte, den Geschwistern nach. Der kleine Hund stolperte und landete mit der Schnauze voran im Gras, setzte sich auf, schüttelte sich und flitzte weiter. Wir sahen ihnen bei ihrem ausgelassenen Spiel zu. Sie genossen ihre Freiheit, doch keiner der Welpen kam zu uns zurück. Sie tollten im Hof herum und überhörten unsere lockenden Rufe. Ich ging hinüber und versuchte, einen zu rufen. Ich hatte in meinem Ratgeber gelesen, dass man bei der Auswahl eines Hundes Vorsicht walten lassen sollte. Haut nämlich ein Welpe einfach ab, ohne sich nach einem umzusehen, dann würde er dies wahrscheinlich auch später als erwachsener Hund tun. Also flüsterte ich meiner Mutter zu: »Lass uns noch den anderen Zwinger besuchen.«

»Okay«, meinte sie und nickte. Sie wandte sich der Frau zu und sagte: »Vielen Dank, dass Sie uns Ihre hübschen Welpen gezeigt haben. Wir melden uns, wenn wir uns entschlossen haben, welcher für uns der richtige ist.« Ich war tief beeindruckt vom ungeheuer höflichen »Nein, danke« meiner Mutter. Auch ich nickte andeutungsweise, was heißen sollte: »Dankeschön« und »Entschuldigung«. Irgendwie kam das wohl nicht so rüber, die Frau jedenfalls deutete gestenreich so etwas an wie: »Ich bin nicht beleidigt. Wieso sollte ich beleidigt sein?« Mir war das alles zu viel. Ich hasste Menschen. Ich wäre am liebsten heimgefahren und hätte mich in den Kissen des Sofas versteckt.

Wir stiegen aber wieder ins Auto und fuhren weiter nach Osten, nach Franklin County, wo der kleine Ort Alexandria lag. Ein paar Bäume säumten die Straße, dahinter endlose Felder: Soja, Mais, Weizen und Kartoffeln bis an den Horizont. Die Einfachheit dieser Felder, ihr so klarer Zweck beruhigte mich. Wir bretterten über fast leere Landstraßen, gelegentlich überquerten wir eine Kreuzung. Einmal hielten wir an, orientierten uns und fuhren weiter. Die Vögel hockten faul und träge auf Telefonleitungen herum. Manche flogen weg, wenn unser Auto sich näherte. Ihre Flügel trugen sie höher und immer höher in den Himmel hinein.

Ich schloss die Augen und konzentrierte mich aufs Atmen. Genauso hatten die Straßen ausgesehen, auf denen ich während meines Abschlussjahrs trainierte. Der Unterricht war immer schon um zwei zu Ende. Um halb drei schnürte ich meine Laufschuhe und verließ den Campus. Ich hatte mir vorgenommen, langsam zu laufen, jeden Tag eine andere Straße zu wählen, zu den Bäumen und zum Himmel aufzusehen und nur einen Tag in der Woche nicht zu trainieren. Das war der Anfang einiger der glücklichsten und friedlichsten Monate in meinem Leben. In New York spazierte ich sonnenlose Gehsteige entlang und sehnte mich nach der Weite des mittleren Ohio, nach den von Feldern gesäumten Straßen, nach deren Freiheit und Einsamkeit. Diese Straßen waren wie eine Wiege für mich gewesen, das wurde mir in diesem Augenblick klar. Ich hatte versucht, Ohio zu hassen, weil es so schwer war, dort zu Hause zu sein. Doch die Landschaft war immer da und hatte auf mich gewartet. Als Kind hatte in traurigen Nächten der Mond mein Zimmer erhellt. Ich war durch Maisfelder gewandert und hatte am Lehmansweiher gespielt. Das gehörte zu meinen schönsten Kindheitserinnerungen. Und da waren wir nun, meine Mutter und ich, nicht mal dreißig Meilen südlich von meinem College, und rollten nach meinem Zusammenbruch über ruhige Landstraßen auf der Suche nach einer neuen Familie für mich. In diesem Augenblick begriff ich, dass ich aktiv an meiner Heilung arbeitete.

Als wir uns der Farm näherten, schloss ich die Augen und atmete tief durch. Ich ließ meinen Kopf auf der Lehne ruhen, damit die Sonne mein blasses Gesicht wärmen konnte. Ich nahm diesen wunderbaren Moment voller Dankbarkeit und Hoffnung an.

Als ich spürte, dass der Wagen hielt, hob ich die Lider ein wenig. Ich sah einen Kiesweg, flankiert von erntereifen Feldern, auf denen schon Unkraut und Wildblumen wucherten. Am Ende der Einfahrt stand ein großes weißes Bauernhaus unter jahrhundertealten Bäumen. Hundegebell erklang, als unsere Reifen über den Kies knirschten. Ein schlanker rotgoldener Retriever lief auf das Auto zu, kläffte uns mit gesträubtem Nackenhaar an, nur um dann fleißig mit dem Schwanz zu wedeln. In dem Hof hinter der Farm flitzten ein paar Welpen herum. Ein Zwinger war nicht zu sehen. Das sah schon mal gut aus.

Eine große blonde Frau Mitte fünfzig kam aus der Seitentür des Hauses. Die Fliegengittertür klappte hinter ihr zu. Sie winkte und lächelte uns zu, als wir den Motor abstellten und aus dem Wagen stiegen. »Ooh! Ein Cabrio!«, meinte sie. »Toller Tag dafür!« Meine Mutter lächelte und stellte sich vor. Hände wurden geschüttelt.

»Nun, da sind sie«, meinte die Farmerin. Ich konnte keinen Welpen entdecken. Sie winkte uns, näher zu treten, dann stecke sie zwei Finger in den Mund und pfiff markerschütternd. Und schon schossen drei orangefarbene Fellknäuel ums Hauseck, gefolgt von der rotgoldenen Mutter. Die Züchterin erzählte, dass die Welpen schon stubenrein seien und auf Pfiff reagierten. Die beiden erwachsenen Hunde waren fast so leuchtend rot wie Blarney, unser Irish Setter. Beide liefen auf sie zu, und sie lobte sie: »Ja, ihr seid gute Hunde. Ihr seid kluge Hunde.« Die Welpen sprangen an ihr hoch, doch sie wehrte sie mit dem Knie ab. Das schien mir grob, aber den Kleinen schien es nichts auszumachen. Sie rollten sich ins Gras, standen wieder auf und beschnüffelten interessiert den Boden. Auf größere Gräser wurde gepinkelt.

»Sie haben keinen Zwinger für die Hunde?«, fragte meine Mutter. Ihre Frage machte mich wütend. Ich fand es toll, dass die Hunde überall herumlaufen durften. Der Vorgeschmack auf die große weite Welt, den sie erhielten, war von Freiheit geprägt, nicht von Gefangenschaft.

»Nun, wissen Sie«, meinte die Frau, »letzte Woche habe ich mich selbst gefragt, ob das richtig ist, denn da waren plötzlich alle Hunde verschwunden. Ich musste zum Raccoon Creek hinunter, bevor es dunkel wurde, und sie alle aus dem Wasser fischen.« Sie lachte, beugte sich vor und schnappte sich einen der Welpen, um ihn auf dem Arm zu halten, bis er sich wieder losmachte. »Nachts sperren wir sie in die Transportbox, die kleinen Schlawiner«, fügte sie hinzu.

Meine Mutter schien besorgt, jedenfalls fragte sie die Züchterin über den Raccoon Creek aus, wie weit er weg sei und ob die Hunde eine größere Straße überquert hätten, um dorthin zu gelangen. Ich ließ sie reden und schlenderte über den Hof, ging dorthin, wo die Welpen spielten. Die Hündin registrierte das, kam herüber und stupste mich mit der Schulter am Oberschenkel. Ich kniete nieder, legte mein Gesicht an ihren Hals und atmete tief ein. Sie roch nach Erde und Minze. »Hallo«, flüsterte ich. Sie blieb ganz ruhig stehen, nur die Flanken bebten vom Atmen. Offensichtlich gefiel ihr das.

Ich erhob mich und sah mir die Kleinen an. Wie sollte ich aus all den zauberhaften Welpen nur einen auswählen? Im Kapitel über die Auswahl des richtigen Hundes wurden verschiedene Tests beschrieben, darunter ein Geräusch-Sensibilitäts- sowie ein

Berührungs-Sensibilitäts-Test. Es hieß, man solle nach seinem Gefühl gehen, aber trotzdem Vernunft walten lassen. Ich begann zu zweifeln. Und wenn ich den falschen Hund nahm?

Ich überlegte hin und her, da sah ich, dass einer der Welpen unter den Bäumen saß und mich musterte. Er trottete zu mir herüber, hielt kurz inne und beobachtete mich, dann kam er näher und setzte sich zu meinen Füßen. Er sah mir in die Augen. Seine waren honigbraun und lagen unter einem ausdrucksstarken Brauenwulst. Seine feinen Kinnhaare leuchteten in der Sonne, die orangefarbenen Pfoten waren schlammverschmiert. In diesem Augenblick wusste ich es. Ich war erwählt worden. Ich hob ihn hoch, und er leckte mir die Nase. Er roch nach Schmutz und Metall und nassem Hund. Mein Hund hatte mich gefunden.

»Den da«, sagte ich und drehte mich zu meiner Mutter und der Züchterin um. Sie redeten immer noch und hörten mich gar nicht. Ich trat einen Schritt näher. »Das ist er«, sagte ich. Ich war mir absolut sicher, und diese plötzliche Sicherheit kam wie ein Blitzschlag über mich. Es war so lange her, dass ich mir über irgendetwas sicher gewesen war. Der Welpe blieb ganz ruhig auf meinem Arm und versuchte nicht im Geringsten, sich meinem Griff zu entwinden. Er traute mir einfach zu, das Gewicht seines kleinen Körpers zu halten.

»Wunderbar!«, sagte meine Mutter. Sie schaute die Züchterin an, als wolle sie ihr Einverständnis einfordern. Die Frau blickte einen Moment lang verwirrt drein, so als stünde speziell dieser Welpe nicht zur Auswahl. Hatten sie ausgerechnet ihn behalten wollen? In Sekundenbruchteilen sah ich meine Flucht vor meinem inneren Auge ablaufen. Wenn das nicht klappen sollte, würde ich den Hund bei Nacht und Nebel entführen.

»Ach, den«, sagte sie und legte einen Finger an die Lippen. »Was hat er denn für ein Halsband?« Ich sah nach.

»Ein grünes«, antwortete ich.

»Ja. Gut. Natürlich. Selbstverständlich. Er gehört Ihnen!« Sie lachte. »Er sieht nur fast so aus wie sein Brüderchen, diesen

Welpen wollen wir nämlich gern behalten. Glücklicherweise gibt es farbige Halsbänder!« Ich lachte auch, wobei ich versuchte, meine enorme Erleichterung zu verbergen.

Der Kleine blieb in meinen Armen liegen, während meine Mutter den Scheck ausschrieb. Mir war klar, dass sie diesen Hund kaufte, und ich nahm mir vor, ihr das Geld zurückzugeben, sobald ich wieder einen Job hatte. Schließlich setzte ich ihn auf den Boden, damit er sich von seinen Eltern und Geschwistern verabschieden konnte, doch er trottete wieder auf mich zu und sah mich aus großen Augen an. Er schien mich zu wollen. Es war unbegreiflich, aber unser Kennenlernen war, als hätten sich zwei Magneten gefunden, zwei Universen, zwei Hände, die ineinanderglitten. Ich war felsenfest davon überzeugt, dass dies mein Hund war und dass es mein Schicksal war, ihn zu finden. Ich spürte diese unglaubliche Sicherheit, jedoch um sie im nächsten Moment wieder in Frage zu stellen, ja, zu verwerfen. Schließlich war es jetzt amtlich: Ich tickte nicht richtig im Kopf.

Ich trug ihn zu seiner Mutter hinüber, setzte ihn neben ihr ab. Er schnüffelte ein wenig am Boden herum, fing seinen Schwanz oder vielleicht auch eine Fliege. Seine Mama stand ruhig da und schnüffelte ins Weite, als erhasche sie einen fernen Duft, den der Wind ihr zutrug. Ihre Augen waren halb geschlossen, glänzten aber trotzdem. Ihr langes, rotes Fell war weich und seidig. Nur die Schwanzspitze ging hin und her. Ich tätschelte ihr die Rippen, küsste sie auf den Kopf und flüsterte: »Danke, Mom.« Sie öffnete den Mund, hechelte ein wenig und ließ die Zunge seitlich heraushängen, bevor sie sich hinüber zu den Bäumen aufmachte.

Ich schnalzte kurz mit der Zunge, um meinen Welpen zu rufen, und er lief tatsächlich sofort auf mich zu. Dieses muntere Fellknäuel, das hörte, wenn ich es rief, versetzte mich in helles Entzücken.

Wir verabschiedeten uns von der Züchterin, und ich drückte den Kleinen an meine Brust. »Danke, Mom«, sagte ich. »Dafür, dass du ihn bezahlt hast.« Ich konnte meine Dankbarkeit nicht richtig ausdrücken. Sie sah mich etwas befremdlich an, vielleicht weil ich tatsächlich glücklich aussah. Als wäre ich in dem Moment, in dem ich den Welpen aufhob, selbst *auferstanden.* Schon in diesem Augenblick konnte ich mir nicht vorstellen, je wieder ohne ihn zu sein. Ich hatte etwas gespürt, in der Minute, in der ich ihn sah. Wie eine Wiedervereinigung. Tatsächlich eine Art Auferstehung. Ein Funke Hoffnung.

BUNKER HILL

Am Nachmittag des 26. Juni 1996

Ich brauchte das Handtuch nicht. Ich ließ ihn einfach auf dem Schoß liegen. Er zeigte keinerlei Anzeichen von Aufregung oder Angst. Er schien in unserem Auto vollkommen mit sich im Reinen zu sein, als wäre es ein ebenso guter Platz wie jeder andere auf der Welt.

Sein Kopf war klein, höchstens so groß wie ein Apfel. Sein Fell war rot gesprenkelt, eher mattbraun, aber weich wie Daunen. Es legte sich noch nicht glatt, sondern stand überall ab. Er sah aus, als habe er einen elektrischen Schlag erhalten. Erschöpft blickte er mich an. Als wir die Farm hinter uns ließen, schien ihn das leichte Vibrieren des Cabrios und die Wärme seines Sitzplatzes daran zu erinnern, dass er wirklich todmüde war. Innerhalb weniger Sekunden fiel er in einen tiefen Schlaf, mit seinem ganzen Gewicht sank er in meinen Schoß.

Mir war nach Weinen zumute, aber auch nach Tränen, die zum ersten Mal wieder Freude zum Ausdruck brachten. Dieses schöne, unschuldige, kleine Geschöpf gehörte mir, und es vertraute mir schon jetzt. Seine Wärme auf meinen Oberschenkeln erdete mich, bitter nötig hatte ich das. Ich spürte wieder festen Boden unter meinen Füßen, taumelte nicht mehr, wurde wie ein Drache in der Luft mit fester Schnur eingeholt. Es war ein eigenartiges Gefühl, auch wollte ich mich nicht darauf verlassen. Sicher würde ich in einer Stunde wieder traurig sein. Die Schwere würde zurückkehren und mich mit Schuldgefühlen überschwemmen, weil ich mir in meiner wenig stabilen geistigen Verfassung eine solche Verantwortung aufgehalst hatte.

Ich nahm seine rechte Pfote und machte den Sensibilitäts-Test. Ich ergriff die Haut zwischen den Klauen und drückte sanft. Im Buch hieß es, wenn der Welpe die Pfote wegzöge, hätte ich vermutlich ein leicht erregbares Tier erwischt. Mein Hund verzog keine Miene. Stattdessen legte er den Kopf auf meinen Bauch, so dass seine dicke linke Pfote auf meinen Oberschenkel hinabfiel, als würde er mich mit einem Bein umarmen.

Die Hinterpfoten hatte er unterm Bauch fast bis zur Nase durchgestreckt. Ich sah mir seine Flanken an und fuhr mit zwei Fingern vorsichtig die Wirbelsäule entlang. Wir waren wieder auf dem Highway, aber ich merkte es gar nicht. Seine schlammigbraune Nase schnüffelte im Schlaf, als würde sie selbst im Ruhezustand Gerüche abspeichern. Ich sah ihn an – und verliebte mich unsterblich in diesen Hund.

Dann überkam mich die Panik. Keine acht Meilen von der Farm entfernt befielen mich erneut schrecklichste Gedanken. Ich hatte kein Einkommen. Ich lebte bei meinen Eltern. Ich hatte keine Vorstellung, was ich mit meinem Leben anfangen sollte. Ich wusste noch nicht einmal, in welche Stadt ich ziehen, wo ich leben würde. Wie sollte ich da ein Leben mit Hund auf die Reihe bekommen? Warum zum Teufel hatte ich mir nur diesen Welpen geholt? Ich schaffte es nicht, diesen Überlegungen Einhalt zu gebieten. Ich legte die Hände auf den Hund und strich über sein orangerotes Fells, seine Samtohren, und plötzlich kamen mir meine Fragen nicht mehr vor wie Granaten. Die Finsternis zog sich zurück, wenn ich den Hund berührte, und statt ihrer breitete sich Ruhe aus.

»Er ist wunderschön, Julie«, sagte plötzlich meine Mutter. Sie lächelte, als sie ihn in meinem Schoß schlafen sah. Sogleich richtete sie den Blick aber wieder auf die Straße, strich sich das Haar hinters Ohr und fuhr weiter. Das Sonnenlicht fiel auf ihr braunes Haar, das dadurch fast golden wirkte. Ich war so unendlich dankbar für ihr so ungemein praktisches Naturell. Sie konnte vielleicht nicht mit mir über das reden, was in mir vor sich ging, doch sie kannte mich gut genug, um zu wissen, was mir helfen würde – und sie ging so weit, ein kackendes, pinkelndes, bellendes, alles anknabberndes Etwas in ihr wunderschön gestaltetes Heim aufzunehmen.

Fünfundvierzig Minuten später waren wir zu Hause. Die Augen des Welpen öffneten sich, als der Motor erstarb. »Hallo,

Baby!«, wisperte ich ihm zu. Ich wusste genau, was ich wollte. Ich wollte, dass der Hund sich bei mir sicher fühlte. Ich wollte, dass er wusste, wie viel Glück wir gehabt hatten, einander zu finden. Und dass ich mein Bestes geben würde, um ihm ein schönes Leben zu bereiten. Ich hatte eine große Verantwortung übernommen, aber ich wusste, dass ich sie erfüllen konnte. Ich würde das *schaffen*. Und ich würde es gut machen. So viel Selbstvertrauen fühlte sich ungewohnt an.

»Was für einen Namen wirst du ihm geben?«, fragte meine Mutter, als wir aus dem Wagen stiegen.

»Ich weiß nicht«, sagte ich und lächelte ihr zu. Ich hielt seine Wange an meine und sog den Duft nach Schlamm und Hund ein. Er wedelte mit dem Schwanz. »Ich liebe ihn. Ich liebe ihn einfach.«

Ich brachte ihn in den Garten, wo er herumwanderte und alles beschnüffelte. Zwischendrin entlud sich all seine aufgestaute Energie in kleinen Sprints. Er sauste schnurstracks auf mich zu, nur um im allerletzten Moment doch noch auszuweichen. Ich lachte. Ein paar Wochen nachdem mein Vater mich quasi gezwungen hatte, die Einfahrt hinauf- und hinunterzugehen, saß ich draußen im Gras und lachte mit einem winzigen, rot gesprenkelten Welpen. Er war so voller Lebensfreude. Vor einer Woche hatte ich angefangen, Medikamente zu nehmen. Ich spürte zwar noch keinen Unterschied, doch vielleicht war die Hoffnung, die nun in mir aufkeimte, ein erster Hinweis darauf, dass sich etwas änderte.

Nun ließ Mom Cinder heraus. Sie war nicht mehr die Jüngste und gar nicht begeistert vom Anblick eines Welpen in ihrem Garten. Der Kleine sprang auf sie zu, und sie duckte sich. Im nächsten Moment drehte sie sich um und trottete durch die Hundetür wieder ins Haus. Wir lachten, als wir sahen, wie der Welpe das Haus musterte, als frage er sich, ob die schwarze alte Hundedame durch die Wand verschwunden sei.

»Wie wäre es denn mit Max?«, sagte ich. »Sieht er aus wie ein Max?«

»Klar doch«, meinte meine Mutter.

»Nein, er braucht etwas Bedeutungsschwangeres. Wie wäre es mit Sundance, kurz Sunny?«

»Ich weiß nicht, ob er nach Sunny aussieht«, wandte meine Mutter ein.

»Wie hieß denn dein erster Hund?«, fragte ich.

»Lass mich mal überlegen. Ach, das war Bunker Hill, der Beagle.«

»Was ist mit ihm passiert?«, wollte ich wissen.

»Traurige Geschichte«, sagte sie. »Er wurde von einem Auto überfahren. Er war der beste Hund überhaupt. Wir hatten ihn schon, als dein Vater noch an der juristischen Fakultät war. Er war das inoffizielle Maskottchen der Cornell Law School von 1970.«

»Bunker Hill«, sagte ich nachdenklich und sah dem Kleinen zu, wie er auf ein Stöckchen trat und erschrak, als sich das andere Ende bewegte. Wieder musste ich lachen. Allein der Klang meines Lachens taute mich auf. Es hörte sich wunderschön an, was ich früher nie gefunden hatte. Dann wieder ein schlimmer Gedanke: »Sei doch nicht so egoistisch. Du bist so eingebildet!«

Nach ein paar Minuten gründlichen Überlegens verkündete ich: »Ich glaub, das ist sein Name. Bunker Hill. Bunker. Bunker!« Ich rief mit hoher Stimme nach ihm und klopfte mit der Hand aufs Gras. Er trabte zu mir herüber, seine Zunge hing ihm aus dem Mund. Sogleich setzte er sich zu meinen Füßen nieder.

»Hast du das gesehen?«, fragte ich meine Mutter.

»Ich glaube, er mag den Namen«, bestätigte sie.

Ich nickte, und meine Mutter erklärte, sie würde sich jetzt um die Wäsche kümmern. Ich widmete mich weiter meinem Hund. »Bunker Hill«, sagte ich laut zu ihm. »Bunker. Bunk.« Ich mochte den Namen. Außerdem gefiel es mir, dass er eine Hommage an meine Eltern war, für den Beginn ihres Zusammenseins stand. Dadurch stiftete ich so etwas wie eine Tradition, und das gab mir Hoffnung. In den letzten Monaten hatten meine Eltern mir das Leben gerettet. Meine Mutter hatte mir nicht gesagt, ich solle aufhören zu weinen und mich zusammenreißen, als ich sie schluchzend aus New York anrief. Und mein Vater wollte mich verstehen. Er wollte wissen, was los war und wie er helfen konnte. Sie haben mir geglaubt, als ich ihnen meinen inneren Schmerz schilderte. Und sie haben an meiner Seite gestanden, als ich offensichtlich unfähig war, dies aus eigener Kraft zu tun. Dass ich meinen Hund jetzt Bunker nannte, sollte ihnen zeigen, dass ich mich ihnen verpflichtet fühlte, ihrer Geduld, ihrem Verständnis, ihrer Hingabe.

Aber mir war auch etwas durch den Kopf gegangen, das mit dem Kampf zu tun hatte, den ich im Moment austrug. Also marschierte ich ins Wohnzimmer und griff zu unserem zweiunddreißigbändigen Konversationslexikon mit Goldschnitt, das ich in der Grundschule unzählige Male konsultiert hatte. Band »B« klärte mich auf, dass die Schlacht von Bunker Hill eine kriegsentscheidende Auseinandersetzung im Amerikanischen Unabhängigkeitskrieg war. Zwar verloren die amerikanischen Truppen gegen die britischen Soldaten, doch die Engländer zählten achthundert Verwundete und über zweihundert Tote. Dieser Angriff ließ die zahlenmäßig immer noch unterlegenen Amerikaner hoffen, dass sie ihren bis dahin scheinbar unbesiegbaren Feind eines Tages aus dem Land vertreiben würden. Das amerikanische Heer zog sich zurück, formierte sich neu und kämpfte gestärkt und mit neuem Selbstvertrauen weiter. Ihr Feind war übermächtig, doch diese Schlacht zeigte ihnen, dass es möglich war, eines Tages als Sieger vom Feld zu gehen. Ich schlug das dicke Buch wieder zu. *Bunker Hill.* Der Name war perfekt.

Ich ging wieder nach draußen. Bunker rannte auf mich zu, dann ließ er sich vor mir ins Gras fallen und drückte seinen Rücken fest an meine Beine. Er drängte sich an mich und drehte sich um sich selbst. Es war, als hätte ich ihn schon mein Leben lang gekannt – als wären wir Zwillinge, die bei der Geburt getrennt und jetzt wiedervereint worden waren. Ich legte mich neben ihn und ließ den Blick in den Himmel schweifen. Weiße Wolken segelten über uns dahin. Die Erde unter mir fühlte sich kühl, feucht, weich und heilsam an. Ich legte meine Hand auf seine Brust, dann drehte er sich auf den Rücken und schielte mich mit gerunzelter Stirn durch das Gras an. Ich dachte an all die meditativen Tage als Kind, draußen unter den Bäumen, in frischer Luft mit den Tieren. In diesem Augenblick schoss mir der Gedanke durch den Kopf, dass ich, mit ihm an meiner Seite, es vielleicht noch einmal versuchen konnte mit der Unabhängigkeit. Ich könnte in eine andere Stadt ziehen. Welche, war mir in diesem Moment ziemlich egal, aber ich hatte den Eindruck bekommen, dass so etwas durchaus drin war. Diesen neu gewonnenen Optimismus empfand ich wie ein Wunder.

Der Mond an diesem 26. Juni 1996, dem Tag, an dem Bunker in mein Leben trat, war zu achtundsechzig Prozent voll und nahm weiter zu. Er wurde immer größer und heller. Bunker und ich hatten einander gefunden, als der Mond halb voll war, das Licht zur Hälfte wieder da. Wir würden gemeinsam wachsen und heil werden, zusammen mit dem Mond: jeden Tag ein bisschen heller, Schritt für Schritt.

ERSTER TAG

27. Juni 1996

In Bunkers erster Nacht bei uns war an Ruhe nicht zu denken. Ich folgte den Anweisungen aus dem Buch und sperrte ihn in die Transportbox, die ich neben mein Bett stellte. Anfangs winselte er, doch als ich mich daneben hinlegte, gab er Ruhe. Ich steckte meine Finger durch die Gitterstäbe, um ihn zu streicheln. Er leckte sie, knabberte daran, dann drehte er sich zweimal um sich selbst und ließ sich zu Boden fallen.

Mitten in der Nacht aber begann er wieder zu winseln. Ich stand auf und brachte ihn zum Pinkeln nach draußen. Während ich wartete, legte ich den Kopf in den Nacken und beobachtete den sommerlichen Nachthimmel. Die Dunkelheit umfing Abertausende silbern leuchtender Sterne, die zum Gesang der Grillen zu pulsieren schienen. Ich war etwas schläfrig, aber auch glücklich, wach zu sein und das funkelnde Licht der Gestirne in der Finsternis bewundern zu können.

Immer noch schläfrig marschierte ich in mein Zimmer zurück, schob Bunker wieder in die Transportbox und versicherte ihm mit sanfter Stimme: »Ist schon gut, Kleiner. Alles gut.« Als er die Transportbox sah, zuckte er instinktiv zurück. Er wollte nicht wieder hinein. Also wälzte ich mich in das Riesending hinein, so dass nur noch meine Beine herauslugten, und klopfte mit der flachen Hand auf die Handtücher neben mir. Er folgte mir, leckte mein Gesicht und beschnüffelte meine Ohren, so dass mir eine Gänsehaut über den Rücken lief.

Schließlich rollte er sich zusammen, so dass sein warmer Rücken an meiner Brust zu liegen kam. Er atmete tief durch und schloss die Augen. Dabei sank seine Nase tief in die weichen Handtücher auf dem Boden der Box. Als ich sacht über seine Flanken streichelte, wurde mir bewusst, dass dies das erste Mal war, dass *ich* ein anderes Lebewesen tröstete. Wieder war ich mir sicher, dass ich in der Lage war, mich um ihn zu kümmern. Ich wollte ihm einen Raum schaffen, in dem er sich geborgen fühlte, frei von Sorgen und Ängsten. Seit sehr langer Zeit hatte ich zum ersten Mal das Gefühl, endlich eine Aufgabe im Leben zu haben.

Ich konnte mir nicht vorstellen, zu mir selbst liebevoll zu sein, mir mit Verständnis zu begegnen. Für meinen Hund aber vermochte ich das zweifellos. Ein Teil dessen, was mich schließlich gerettet hat, war, dass ich anfing, diesen heiligen sicheren Raum zu schaffen, in dem Bunker und ich uns begegneten. In diesem Raum war kein Platz für Gespött. Kein Platz für Zweifel oder Einsamkeit. Für Kummer oder Zorn. Es war einfach nur reines, wunderbares Sein. Es war ein Platz für uns beide, die wir mit den großen, hoffnungsfrohen Augen eines Welpen in die Welt blickten.

Ich schob meine Nase in seinen Rücken, roch an seinem Fell, versuchte, mir die geschwungene Linie seiner Wirbelsäule einzuprägen, das Heben und Senken seiner Flanken beim Atmen. Als er eingeschlafen war, kroch ich aus der Box heraus und verschloss sie so leise, wie ich nur konnte. Dann krabbelte ich in mein Bett und fiel Sekunden später in einen tiefen Schlaf.

Seit ich New York verlassen hatte, schlief ich bis weit nach Mittag. Ich hatte ja keinen Grund aufzuwachen. Schlaf war die einzige Möglichkeit, meiner Traurigkeit zu entgehen. Am nächsten Morgen aber hörte ich um Viertel vor sieben Gebell aus der Transportbox. Ich öffnete die Augen und sah Bunkers Gesicht vor mir, spürte seinen Atem an meiner Wange. Sobald er bemerkte, dass ich mich bewegte, stand er auf und wedelte munter mit dem Schwanz. Dabei schlug er ständig gegen das Metallgitter, deutlich hörbar. Er steckte seine Nase durch das Gitter und blickte mich treuherzig an. Ich lachte und sagte schläfrig: »Hallo, Bunk!«

Dann streckte ich mich lang, wobei meine Zehen über das etwas zu kurze Bett rausragten. Jeden Morgen meines Lebens war ich aufgewacht mit dem Wunsch, noch länger zu schlafen oder gleich ganz zu verschwinden. Diesmal aber setzte ich mich sofort auf. Die Sonne blinzelte hell durch die Jalousien herein. Ich zog sie ein wenig hoch, das Licht durchflutete augenblicklich den

Raum. Und dann war da dieser ungewohnte Gedanke: Ich möchte aufstehen.

So mussten sich Menschen ohne Depressionen fühlen, wenn sie aufwachten: Es ging ihnen gut, sie hatten keine Ängste und waren bereit, den Tag zu beginnen. Als meine Angst nach dem Erwachen verschwunden war, wurde mir bewusst, dass ich sie hatte, seit ich denken konnte. Und dass sie jetzt weg war, hieß doch wohl, dass ich eine Chance auf Besserung hatte.

Ich öffnete Bunkers Box und ließ ihn in den Vorgarten hinaus. Barfuß und im Pyjama teilte ich ihm mit, er solle doch bitte aufs Töpfchen gehen. Als er sein Geschäft verrichtet hatte, beugte ich mich zu ihm hinunter und lobte ihn. Ich ließ ihn meine Wange lecken, bevor er zurück in den Garten lief. Seine Pfoten waren nass vom morgendlichen Tau. Ich sah ihm beim Spielen zu, während die warme Sommersonne immer höher stieg und ihr Licht durch die Bäume schickte. Er beschnüffelte das Gras, dann legte er sich auf eben diese Stelle und wälzte sich darin. Ich ging zu ihm, weil ich wissen wollte, was er da gefunden hatte – doch hoffentlich keine tote Maus. Er stand auf, schnüffelte noch mal, und ich sah einen Regenwurm, der sich auf der Erde kringelte. »Du magst also Würmer, hm?«, fragte ich ihn, und Bunker ließ sich auf das schleimige Etwas fallen. Ich grinste und marschierte zurück zur Terrasse.

Aus dem Augenwinkel sah ich meine Mutter, die am Schlafzimmerfenster stand und mir zusah, wie ich lachte und mit Bunker scherzte. Sie winkte nicht, sondern lächelte nur und zog sich mit ihrer Kaffeetasse zurück in ihre Räume.

KEIN WUNDER

Anfang Juni 1996

Mit seinen elf Wochen legte Bunker immer noch eine Gangart an den Tag, als wisse er nicht so recht, wofür seine Beine da waren. Ich sah ihm stundenlang zu, hellauf begeistert. Ihn zu beobachten riss mich aus meinen trüben Gedanken und brachte mich zurück in die Gegenwart, in der er so wunderbar über die Luft stieg oder vergeblich versuchte, eine Pferdebremse zu fangen. Ich beobachtete, wie Bunker hoch konzentriert den Geräuschen im kleinen Hain lauschte, der hinter dem Haus meiner Eltern begann. Bei jedem knackenden Zweig blieb er wie angewurzelt stehen, nur um bei nächster Gelegenheit wieder wie eine zu lange gespannte Feder loszuschießen. Das Gras kitzelte ihn am Bauch. Er machte sich keine Sorgen, keine Gedanken. Für ihn gab es nur diesen einen Augenblick. Diese Freude. Vielleicht, so dachte ich, sollte ich mehr werden wie er.

Allmählich lernte ich, seine Mimik richtig zu deuten. Ich wusste: Wenn er die Ohren anlegt, fürchtet er sich. War ich nicht in Sichtweite, weiteten sich seine Augen, und er ließ den Blick umherwandern, bis er mich gefunden hatte. Das beruhte auf Gegenseitigkeit. Wenn er mich sah, rollte er sich vollkommen glücklich zusammen wie ein Komma, und ich wusste – er mag mich. Ich hatte nie gelernt, darauf zu vertrauen, dass ich liebenswert war. Aber Bunker hatte keinen Grund, mich zu täuschen, zu belügen oder zu verurteilen. Dass ich endlich diesen Zweifel, der mich fast erstickt hätte, ablegen konnte, machte mich leicht. Beinahe hatte ich das Empfinden, als könne ich zum höchsten Ast des höchsten Baumes schweben und dort meinen Tag verbringen.

Als ich eines Nachmittags vergeblich versuchte, Bunker das Apportieren beizubringen, machte er mitten in der Bewegung Halt, reckte die Schnauze schnurgerade nach oben und fing an zu heulen: »Haaauuuuuu!!!« Ich ließ mich offenen Mundes ins Gras fallen und fing an zu lachen. Noch nie hatte ich einen Hund solch einen Laut von sich geben hören. Ich heulte zurück. Er überstimmte mich, und bald hörten wir uns an wie ein zweiköpfiges Wolfsrudel. »Du bist so ein guter Junge«, sagte ich, als wir unser Lied beendet hatten. Meine Stimme war belegt: »So ein guter, guter Junge.«

Seit ich Bunker zu uns nach Hause geholt hatte, verbrachte ich jede Minute meiner Zeit mit ihm. Ich war nur dann nicht mit ihm zusammen, wenn ich zu meiner Therapeutin fuhr. Da merkte ich dann, dass ich ohne ihn nervös war. Ich redete dauernd über ihn und dachte jede Minute an ihn, wenn ich meine Sitzung hatte. Ohne ihn überfielen mich wieder die schlimmen Gedanken, ohne dass ich es damals so hätte formulieren können. Ich hätte meine Therapeutin gerne gefragt, ob ich Bunker mitnehmen könnte, brachte aber nicht den Mut dazu auf.

Aber ich mochte Mya. Sie sprach langsam und sehr überlegt, was mich beruhigte. Ihre Praxis lag in einem einstöckigen Ziegelbau, nicht weit vom Haus meiner Eltern. Sie war komplett in neutralen Farben gehalten. An den Wänden gingen coole Fotos von Scheunen und Feldern aus der Landschaft Ohios.

Mya stellte mir ziemlich viele Fragen: »Welche Schlüsse haben Sie gezogen, als Ihre Freunde in New York Sie spüren ließen, dass Ihr Liebeskummer ihnen auf die Nerven ging?«

»Dass ich mir auch auf die Nerven gehen würde«, antwortete ich.

»Wie haben Sie über sich selbst gedacht?«

»Ich weiß nicht«, sagte ich. »Dass ich eine schlechte Freundin bin. Dass ich mein ganzes Selbstwertgefühl daraus beziehe, ob dieser Typ mich immer noch liebt. Einfach Scheiße, würde ich sagen. Ich fühlte mich scheiße.«

»Aber was haben Sie dabei gedacht?«

»Dass ich eine Nervensäge bin«, sagte ich, weil mich das Trommelfeuer von Fragen langsam selbst nervte.

Mya legte den Finger an ihre Nase. Ich verstand nicht gleich, aber sie fragte immer weiter. Bis ich merkte, dass ich – ohne mir dessen bewusst zu werden – mich in Gedanken ständig niedermachte. Sie nannte das »automatisches negatives Denken«. Als sie diese drei Worte aussprach, klingelte es bei mir. Genau das tat ich wirklich. Seit jeher. Aber es war mir nie bewusst geworden. Ich kam gar nicht auf die Idee, mich zu fragen, ob die negativen Schlüsse, die ich über mich zog, stimmten oder nicht. Ich ließ meinen negativen Gedanken freien Lauf, bis ich halb bewusstlos auf dem Küchenboden lag, das Gesicht zur Erde gewandt, und über Selbstmord nachdachte. Meine Gedanken gaben mir die Schuld an allem, wollten mich kleinkriegen, wann immer sich dazu Gelegenheit bot, und ließen mich total erledigt, unsicher, kaputt und erniedrigt zurück.

Oder wie Mya mir erklärte: »Ihr Bruder hat lange aufgehört, Teil Ihres Lebens zu sein. Er ist ausgezogen, ans College gegangen, hat dort seinen Abschluss gemacht und sich ein eigenes Leben aufgebaut, das mit Ihrem nichts mehr zu tun hat, oder nicht?«

»Ganz genau«, sagte ich.

»Aber Sie schleppen seine Beleidigungen und Misshandlungen immer noch mit sich herum. Nur dass Sie sich jetzt selbst misshandeln.« Ich sah sie mit gerunzelter Stirn an. Das hörte sich absurd an.

Ich hatte Clay einmal aus eigenem Antrieb besucht, als er am College im Abschlussjahr war. Damals war ich achtzehn. Wir verbrachten ein merkwürdiges, aber einigermaßen nettes Wochenende miteinander, an dem wir zusammen auf mehrere Partys gingen. Wir dachten, Bruder und Schwester würden das in diesem Alter nun mal tun. Wir standen uns nicht nahe, aber er war längst nicht mehr fies zu mir. Das Flugzeug, das mich von Ohio nach Minnesota bringen sollte, wurde auf dem Flug von einem Blitz getroffen. Als dieser enorme Donnerschlag krachte und ein weißer Lichtblitz über uns hinwegzuckte, fingen alle Passagiere an zu schreien. Ich aber dachte nur: »Na also, dann sterbe ich endlich!« Ich tröstete die hysterische achtzigjährige Dame neben mir, weil ich auf merkwürdige Weise ruhig war. Ich war achtzehn, und die Vorstellung, bei einem Flugzeugabsturz zu sterben, erschreckte mich kein bisschen.

»Nun«, fuhr meine Therapeutin fort, »Sie sind nach New York gegangen. Ein richtiger Neuanfang? Stattdessen passiert was?«

»Mein Freund betrügt mich«, sagte ich.

»Und dann?«

»Dann geht alles den Bach hinunter«, antwortete ich.

»Warum glauben Sie, ist das passiert?«

»Weil ich mich über ihn definiert habe.«

»Und ohne ihn?«

»Bin ich nichts!« Ich senkte den Blick. Wenn ich es laut aussprach, hörte sich das idiotisch an. Ich hatte auf meinem Rucksack einen Anstecker, auf dem stand: »So sehen Feministinnen aus!« Und doch hatte ich das Gefühl, ich sei nichts ohne einen Mann, der mich liebt. Was war ich doch für eine Heuchlerin! Eine Schwindlerin!

»Fragen Sie sich mal«, meinte Mya, »ob das stimmt. Sind Sie nichts? Sind Sie wertlos?«

»Nein«, sagte ich zögerlich, dachte in Wirklichkeit aber: Ja, weitgehend. Ich hatte am Tag zuvor mit Will gesprochen, der mir einmal mehr versichert hatte, wie sehr er mich liebe, wie schön ich sei, wie sehr er mich vermisse. Er sagte, er wünsche, die Dinge hätten ein anderes Ende genommen. Ich sagte ihm, da sei ich ganz seiner Meinung.

»Nein«, wiederholte Mya. »Sie sind nicht wertlos!«

Unsere Stunde war zu Ende, und ich verließ die Praxis mit einer Aufgabe: Ich sollte einige meiner negativen Gedanken aufschreiben, damit wir in der nächsten Stunde über sie reden konnten.

Als ich beim Auto angekommen war, hatte ich genug Material für mehrere Stunden: *Warum hast du dich so dumm angestellt, als du dich verabschiedet hast? Du hast nicht mal die Tür hinter dir zugemacht. Mya will, dass die Tür geschlossen bleibt. Deinetwegen musste sie aufstehen. Deine Oberschenkel reiben aneinander. Du wirst langsam fett. Du bist abstoßend. Verdammt, jetzt halt der alten Dame doch die Tür auf. Lass sie nicht warten. Mein Gott, bist du ihr jetzt auch noch auf den Fuß getreten? Ent-*

schuldige dich, aber sofort. »Ups! Entschuldigung!« *So was Dämliches bringst auch nur du fertig. Ich hoffe, du baust auf dem Heimweg keinen Unfall und stirbst. Dazu wärest du nämlich durchaus in der Lage. Pass doch auf, wo du hinfährst. Du bist so eine schreckliche Fahrerin. Schau in den Rückspiegel, bevor du zurücksetzt! Das hast du schon vor Jahren gelernt! Um Gottes willen! Jetzt hättest du fast diesen Typen überfahren. Du bist echt eine Idiotin!*

Doch während ich diesmal nach Hause fuhr, machte sich unter dem Ansturm der schlimmen Gedanken zum ersten Mal ein anderer bemerkbar: *Kein Wunder.* Kein Wunder, dass ich immer so niedergeschlagen war. Kein Wunder, dass ich keine Freunde fand. Kein Wunder, dass New York mich fast umgebracht hatte.

Die furchtbaren Gedanken kamen und gingen so schnell, dass ich die meisten gar nicht registrierte. Aber die Erleichterung, die ich empfand, wenn ich einen am Schlafittchen erwischte, war ein Durchbruch. Zum ersten Mal, seit ich auf dem Küchenboden zusammengebrochen war, hatte ich das Gefühl, dass ich mich vielleicht wieder erholen würde.

HUNDEMEDIZIN

Mitte Juli 1996

Bunker war seit drei Tagen mein Gefährte, und in diesen drei Tagen hatte sich schon ein gemeinsamer Tagesablauf zwischen uns eingespielt. Aufwachen, pinkeln, kacken, fressen, spazieren gehen, spielen, schlafen – und das Ganze wieder von vorn. Er war so gut wie stubenrein. Es hatte nur einen »Unglücksfall« auf dem Teppich gegeben. Ich brachte ihm »Sitz!« bei und Blickkontakt halten. Er war so eifrig bei der Sache und wollte unbedingt alles gut machen, dass er immer brav dasaß und auf den nächsten Befehl wartete.

Langsam fiel es mir leichter, am Morgen aufzuwachen. Reste der Finsternis allerdings waren in mir geblieben, und aus irgendeinem unerfindlichen Grund erhob sie an jenem Morgen ohne Vorwarnung ihr hässliches Haupt und schlug heimtückischer zu denn je. Wie ein Bandwurm, der sich unter meinem Fingernagel heimlich, still und leise zurück in meinen Körper geschlichen hatte. Und sie sagte zu mir: *Oh, nein. Bild dir bloß nichts ein. Du tust nur so, als wärest du glücklich. Du täuscht den Leuten ziemlich gut vor, dass du keine faule und hässliche Idiotin bist.* Das war für mich wie eine Züchtigung, als hätte mein Kerkermeister mich bei meiner versuchten Flucht ertappt. Als wären diese Gedanken niemals fort gewesen, sondern hätten sich nur eine Weile schlafen gelegt. Ich bemühte mich aus Leibeskräften, sie wegzuschieben, doch die Finsternis wich nicht von mir.

Dass ich einen Hund habe, dachte ich, wird mich nicht heilen. Das Problem war ich selbst. Ich war einfach nicht stark genug. Ich war eine Versagerin, nicht richtig im Kopf. Und obendrein unsympathisch. Ich glaubte das so fest, wie ich überzeugt war, dass die Erde rund ist. Auch das konnte ich nicht mit eigenen Augen sehen, aber ich wusste, dass es stimmen musste, weil ich das so gelernt hatte.

Ich schlafwandelte von meinem Zimmer zu unserem braunen Wohnzimmersofa und setzte mich. Dass die Dunkelheit wieder zurückgekehrt war, jagte mir Angst ein, gleichzeitig tröstete es mich. Die Depression war tröstlich, weil ich sie so gut kannte. Sie war meine Gefährtin. Der verlockende Abstieg in die grausame Tiefe war wie die Rückkehr eines alten Freundes, den ich ehrlich vermisst hatte.

Ich stützte das Gesicht in meine Hände. Bewegungslos und schmal saß mein Körper auf dieser Couch. Ich atmete schwer. Der Versuch meiner Eltern, mir zu helfen, war gescheitert. Ich hatte versagt. Ich war am Boden zerstört. Ich würde nie dieses Haus verlassen können, nie einen Beruf ausüben, nie wieder glücklich sein. Die Woge der finsteren, schwarzen, furchterregenden Gedanken riss mich mit sich fort. Das ist die Natur der Depression: Sie macht selbst das heldenhafteste Streben nach etwas Lichtem, Positiven zunichte. In solch einer Situation gibt es keinen Trost, keine Erleichterung.

Mein Gesicht lag immer noch fassungslos in meinen Händen, als ich etwas Warmes an meinen Zehen spürte. Bunker war zu mir gekommen und ließ sich auf meinen Füßen nieder. Ich nahm die Hände vom Gesicht und sah, wie er mich ansah, den Hintern auf meinen Zehen, den kleinen Rücken gegen meine Schienbeine gedrückt. In seinem Blick war etwas Neugieriges, als hielte er all seine sprühende Energie zurück. Für einen kurzen Moment schaute er weg, dann blickte er mir direkt in die Augen, als wollte er fragen: »Na, schon besser?«

Stimmt das?, dachte ich. Stimmt das wirklich? Konnte dieser Hund tatsächlich spüren, dass ich traurig war? Versuchte er, mich aufzumuntern? Ich hatte von Blindenhunden gehört. Von Hunden, die Drogen in Koffern erschnüffeln konnten. Aber ein Hund, der Traurigkeit erkannte? Ein Hund, der merkte, wenn die Stimmung in den Keller ging? Ich fragte mich, ob ich Bunker wegen der Psychopharmaka, die ich nahm, nicht zu sehr vermenschlichte. Aber ich brauchte Trost, unbedingt. Ich brauchte einen Gefährten, der mich nicht verurteilte, mit dem mich keine negative Geschichte verband, der mir zeigte, dass ich geliebt wurde, der mich nie, nie, nie verletzen würde.

Und so beschloss ich in diesem Augenblick, einmal meinen Gefühlen zu vertrauen. Gleichzeitig fiel mir ein, was meine Therapeutin mir für den Fall geraten hatte, wenn die Dunkelheit mich wieder überfallen sollte. Sie meinte, ich solle aufhören, den Kummer zu bekämpfen. »Es ist total okay, wenn wir manchmal traurig sind«, sagte sie. »Jeder ist mitunter traurig. Lassen Sie die Trauer zu. Verweilen Sie bei ihr. Und sehen Sie zu, was passiert. So schlimm ist es doch gar nicht? Fragen Sie den dunklen Gedanken: ›Bist du wahr? Bist du wirklich?‹«

Also entschied ich mich, mit Bunker so traurig zu sein, wie ich es brauchte, weil es ihm egal war. Er akzeptierte mich. Bei ihm musste ich nicht glücklich sein. Er war Zeuge meines Stimmungsumschwungs geworden, und das allein machte alles besser. Er verurteilte mich nicht. Er sah mich einfach, wie ich bin. Und so sagte ich mir: *Bunker versteht das.* Aber das war eine ganz neue Art von Verständnis, wortlos, und so, dass ich traurig sein durfte. Und dann geschah etwas ganz Erstaunliches: Die Traurigkeit begann sich aufzulösen. Ich war sicher bei diesem Hund, und das entfaltete eine Sofortwirkung auf mich: Die Verzweiflung und die Finsternis verzogen sich, zerplatzten in der Luft wie Seifenblasen. Ich ließ mehr Traurigkeit zu. Ich fühlte sie. Ich spürte sie *wirklich.* Dann streichelte ich Bunker, und schon schien mein Kummer nicht mehr so gewaltig und schrecklich. Meist kam er mir sogar nicht real vor. Das hörte sich dann so an: »Ach, du bist ja gar nicht *wirklich* dumm und hässlich und faul. Natürlich! Du bist nicht *wirklich* ein hoffnungsloser Fall. Oder doch? Nein, bist du nicht.«

Ich weiß nicht, warum das plötzlich funktionierte. Alles, was mir dazu einfällt, ist: Für diese Art der Heilung benötigt es einen geborgenen Raum mit einem echten Gefährten, benötigt es das Freisein von Widerständen. Diese Art der Heilung erforderte nicht, dass ich gegen meine Trauer ankämpfte. Ganz im Gegenteil, sie wollte, dass ich sie akzeptierte. Willkommen hieß. Damit die Depression ihrer Wege gehen konnte. Und Bunker wollte nicht, dass ich für meinen emotionalen Zustand, für meinen abgründigen Schmerz eine Bezeichnung fand. Er hörte mir zu, ohne mich zu verurteilen, und brachte mir seinen wortlosen Glauben an mich entgegen. Und was mich anging, war ich voll des Glaubens an Bunker. Dieser Hund hatte etwas Heiliges an sich, das mit der Weisheit der Natur zu tun hatte, aber im Haus lebte. Als Kind hatte ich diesen wortlosen Ort der Weisheit zahllose Male aufgesucht, als ich mich in den Wald davonmachte und mit Midnight, Blarney und Cinder spielte. Diese Orte, diese Hunde hatten keine Meinung von sich selbst oder von mir. Sie waren reine Akzeptanz.

Bunker saß immer noch auf meinen Füßen und sah mich an. Sein daunenweiches Fell kitzelte mich an den Beinen. Ich nahm ihn hoch, seine Beinchen hingegen nach unten. Ich wiegte ihn hin und her. Er sperrte die Schnauze auf und ließ die Zunge heraushängen. Dies allein brachte mich zum Schmunzeln. Ich ließ mich aufs Sofa fallen und hielt ihn eng an meine Brust gedrückt. Er rollte sich auf mir zusammen, als ob er sich ebenso beschützt fühlte, wie ich es tat.

Ich atmete tief ein und spürte, wie der Würgegriff der Finsternis nachließ. Hundemedizin. Ich hatte sie gefunden, und jetzt nahm ich einen Riesenschluck davon.

ERSTE LEKTION

Mitte Juli 1996

Bunker hatte viel zu lernen. Er war ein sanfter Welpe, aber er zog ständig an der Leine, fraß alles, was ihm vor die Nase kam, und folgte nicht unbedingt, wenn ich ihn rief.

Im Ratgeber stand, dass Hunde, die wissen, dass sie sich um nichts zu kümmern brauchen, zufrieden und glücklich sind. Ihr einziger Job sei es zu gehorchen, und damit basta. Ein Hund, der glaubt, dass er das Alphatier ist, wird alles Mögliche anstellen und mitunter ängstlich, ja, aggressiv reagieren, weil er das Gefühl hat, dass es seine Aufgabe ist, das Rudel zu führen. Ich wollte Bunker beibringen, dass ich der Boss war. Ich würde ihm das zeigen, damit er weiter im Gefühl der Sicherheit leben konnte. Also wollte ich mit ihm ein paar Trainingseinheiten machen, damit er lernte, mich als Rudelführer zu akzeptieren.

Draußen im Garten nahm ich Bunker an die fast fünf Meter lange Leine. Im Buch hieß es, man solle ruhig ein möglichst großes Quadrat abschreiten und die Leine mit zwei Händen vor der Brust halten. Dabei sollte ich Bunker nicht weiter beachten, an jeder Ecke des Quadrats kurz stehen bleiben und ansonsten möglichst gelassen weitergehen. Ich würde keine Kommandos rufen und nicht an der Leine ziehen, sondern einfach nur immer weitergehen. Wenn er hinfiele, sollte ich meine Schritte verlangsamen, damit der Hund sich wieder aufrappeln könne, ansonsten aber sollte ich keine Extrapause machen. Auf diese Weise würde er lernen, an meiner Seite zu bleiben. Ich war das Alphatier. Ich fühlte mich absolut in der Lage, die Verantwortung zu tragen und auf meinen kostbaren Hund achtzugeben.

Zu Beginn unserer Gängelbandlektion war Bunker wie eine Pferdebremse am Ende einer Angelschnur. Er schoss dahin und dorthin. In der Übungsanleitung hieß es, man solle Blickkontakt möglichst meiden, sondern nur aus dem Augenwinkel nach dem Hund schielen. Bunker erspähte ein Eichhörnchen und raste ihm hinterher, hinein in den Wald. Da spannte sich die Leine und riss ihm die Füße unter seinem kleinen Körper weg. Ein Vogel hüpfte durch das Laub am Waldrand, Bunker sprang auf ihn zu, stolperte und wurde etwa einen Meter lang mitgeschleift. Ich ging weniger schnell, damit er mich einholen konnte, sah aber nicht zu ihm hin. Ich legte eine Pause ein, spürte, dass er sich aufgerappelt hatte und wieder neben mir ging, also wurde ich rascher. Manchmal verschwand er aus meinem Blickfeld, und ich musste darauf vertrauen, dass er mir folgte und in Ordnung war, bis ich registrierte, dass die Leine sich wieder straffte.

Meine Mutter fand es höchst komisch, wie ich da mit meinem kleinen Hund durch den Garten spazierte. Sie holte die Videokamera und versteckte sich damit hinter einem Busch, um uns aufzunehmen. Bunker witterte sie und lief, an der Leine ziehend, auf sie zu, während ich die Gegenrichtung einschlug. Einmal mehr hatte er keinen Boden unter den Füßen und wurde bestimmt einen halben Meter durchs Gras geschleift. Falls meine Mutter sich fragte, ob ich jetzt total den Verstand verloren hatte, so ließ sie sich das zumindest nicht anmerken. Sie lachte nur, während ich ging, anhielt, kehrtmachte, weiterging, anhielt, kehrtmachte und mein süßer Welpe versuchte, Schritt zu halten. Anfangs lachte ich auch. Aber nach und nach wurde das langsame Gehen zu einer Art Meditation. Bei jeder Wendung spürte ich mehr, wie Bunker und ich zu einem Rudel zusammenwuchsen. Er lernte, mir zu vertrauen und mir zu folgen, und ich lernte, vertrauensvoll zu führen. Wenn ich spürte, dass ich ihn an der Leine mitzog, hatte ich Angst, ihm weh zu tun, aber ich verstand, worum es bei dieser Lektion ging: Wenn wir aufeinander achtgaben, würde uns beiden nichts passieren.

Innerhalb kurzer Zeit hatte Bunker verstanden. Er trottete neben mir her und sah mich immer wieder an, um herauszufinden, wohin ich schaute. Er begriff, dass die Richtung, in die mein Blick ging, die Richtung war, die wir als Nächstes einschlagen würden. Seine dicken Pfoten hatten Mühe, Schritt zu halten, doch er blieb an meiner Seite. Nun zerrte er auch nicht mehr an der Leine, ließ sich nicht mehr ablenken. Ich spürte, dass es ihm Spaß machte, mir zu folgen. Irgendwie schien er erleichtert. Den Schwanz kerzengerade aufgerichtet trabte er neben mir her, als sei er stolz darauf. Als wir fertig waren, blieb ich stehen, nahm ihm die Leine ab und lobte ihn. Wir legten auf dem Rasen ein Tänzchen hin. Er umrundete mich bellend, während ich mich um mich selbst drehte.

Als wir reingingen, ließ er sich müde auf den Boden fallen. Ich trug ihn in mein Zimmer und setzte ihn in seine Box. Dann legte ich mich neben ihm aufs Bett und döste vor mich hin. Bunker öffnete die Augen beim kleinsten Geräusch, wie um sicherzugehen, dass ich noch an seiner Seite war. »Keine Angst, Kumpel«, sagte ich. »Ich bin da. Ich werde immer da sein.« Und dann schliefen wir beide ein.

Diese Tage waren ungeheuer wichtig. Die ersten paar Wochen mit Bunker legten das Fundament für unser späteres gemeinsames Leben. Wir bündelten unsere Energien. Wir verflochten alle lose herumhängenden Enden zu einem Band. Wir lagen nebeneinander in der warmen Nachmittagssommersonne und versprachen uns gegenseitig, dieses Dasein gemeinsam anzugehen. Ich hatte keine Vorbehalte, eine innige Beziehung zu diesem Hund einzugehen, weil ich wusste, dass er mich nie im Stich lassen würde. Seine Liebe würde nicht abnehmen. Er würde mich mit schwanzwedelndem Optimismus immer daran erinnern, dass das Leben ohne Vorbehalte gelebt werden sollte, dass es keinen schöneren Augenblick gibt als den gegenwärtigen, dass meine schlimmen Gedanken ausgedient hatten. Meine einzige Aufgabe war es, ihn zu beschützen und für ihn zu sorgen. Und trotz meines wackeligen Gemütszustands war ich sicher, dass ich ihm Geborgenheit, Gesundheit und Liebe schenken konnte.

Ganze Nachmittage lang lagen wir auf dem Teppich in meinem Zimmer. Er verlor allmählich sein Welpenkleid, und die Haare vermengten sich mit meinen blonden Strähnen. Ich berührte sanft die feuchte Nase. Er leckte mir die Finger ab und rollte sich dann auf den Rücken. Wenn ihm die Augen zufielen, sah ich, wie seine Wimpern zitterten. Ich dachte an die Selbstmordpläne, die mir ständig durch den Kopf gegangen waren. Doch wie durch ein Wunder hatte der unentwegte Kummerstrom seine Kraft verloren, nun, wo ich diesen Hund an meiner Seite wusste. Irgendetwas an ihm schlug dieses düstere Kapitel meines Lebens zu.

Die Tage vergingen in beruhigendem Gleichmaß. Ich wachte morgens auf und spürte häufig einen Anflug von Optimismus. An sonnigen Tagen durchwanderten Bunker und ich die Wälder hinter dem Haus. Seine Nase konnte gar nicht genug kriegen von all den Gerüchen im verrottenden Laub. Ich setzte einen Fuß vor den anderen und atmete tief ein und aus. Auch die Blätter verwandelten sich in kleine Heiler – die Photosynthese schickte Energie durch die Äste, die sich, der Schwerkraft trotzend, in die Sonne reckten. Und auf dem Boden schoben sich dicke Wurzeln durchs Erdreich, weiter, als wir uns je träumen ließen.

Als ich mich eines Tages am Fuße eines Baumes niederließ, beobachtete Bunker mich neugierig und spitzte die Ohren. Als er spürte, dass ich glücklich war, wackelte er mit seinem Schwänzchen und ging seiner Wege, mit der Nase dicht über dem Boden, bis er einen Regenwurm aufgetan hatte. Dann rieb er seine Wange am Boden, danach die Ohren und schließlich den Hals. Bis er sich zu guter Letzt fallen ließ und sich im Laub wälzte, die vier Beinchen wild in der Luft. Das Mäulchen stand offen, die Zunge hing heraus, als er sich den Wurmschleim einverleibte.

Ich habe nie begriffen, warum Bunker Regenwürmer so liebte. Aber Würmer machten die Erde nährstoffreich. Sie sind gut für Gärten und produzieren wichtige Nährstoffe für die Pflanzen. Bunker tat dasselbe für mich. Er fütterte mich mit emotionalen und geistigen Nährstoffen, damit ich mit meinem Leben weitermachen konnte. Ich hielt Bunker nie davon ab, sich über einen Wurm zu wälzen. Es machte ihm einfach so ungeheuren Spaß.

ICH KANN NICHT BLEIBEN

2. August 1996

Meine Packung Zoloft lag griffbereit neben dem Bett. Jeden Tag, gleich nach dem Aufwachen, nahm ich eine Tablette. Das Medikament ließ mich ungeheuer schläfrig werden, so dass ich gegen elf schon wieder ein Nickerchen machte. Mya meinte, ich sollte die Tablette doch abends vor dem Schlafengehen einnehmen. Also stellte ich auf abendliche Einnahme um. Ich sah die länglichen, hellgelben Tabletten immer an und fragte mich, was sie wohl mit mir machten. Außerdem recherchierte ich alles, was ich über »wiederholte Traumen bei Jugendlichen« fand. Ich las, dass eine solche Erfahrung die Achse Hypothalamus-Hypophyse-Nebennierenrinden (die HPA-Achse) ständig in Gang hielt. Dieses System steuert die Stressreaktion des Körpers, es aktiviert den »Kampf-oder-Flucht«-Impuls. Tierversuche zeigen, dass der ständige Betrieb dieser Achse den Körper vergessen lässt, wie er diesen Impuls wieder abschalten kann. Diese Tiere leben in permanenter übermäßiger Wachsamkeit. Selbst wenn keine Gefahr droht, ist das Tier hochgradig aufmerksam. Dadurch verlernt es, sich um seine Bedürfnisse zu kümmern. Die »Überspannung« beraubt es all seiner Energie, so dass es jegliche Lust an Spiel, Nahrung, Sex und Interaktion mit seiner Umwelt verliert. Manche Forscher gehen davon aus, dass eine solche Dauer-Aktivierung nicht mehr abgestellt werden kann. Sie bereitet sozusagen den Boden für die Depression, die jahrelang unerkannt in den Kulissen lauert, bis sie schließlich auf die Bühne tritt.

Diese Informationen halfen mir, das Puzzle zusammenzusetzen. Es gab also durchaus einen Grund, dass mir all das widerfahren war. Und dieser Grund war nicht, dass ich ein Freak war oder dass es mir an der grundlegenden Fähigkeit mangelte, mit der Welt zurechtzukommen. Den Ursachen für meine Schwierigkeiten nach und nach auf die Spur zu kommen, war, als tue ich einen

Blick hinter den Vorhang, der eine große, geheimnisvolle Kraft vor mir verborgen hatte.

Tatsache war: Ich war auf dem Wege der Besserung. Ich spürte es. Die Therapie griff allmählich, das Medikament schien zu wirken, und ich hatte Bunker. Ich machte es mir zur täglichen Gewohnheit, während meiner Spaziergänge mit dem Hund aufmerksam auf meine Gedanken zu achten. So lernte ich, mir der depressiven, schwermütigen, dunklen Gedanken gewahr zu werden, sie anzunehmen und dann loszulassen.

Irgendwo im Hinterkopf nagte allerdings noch das Nichtwissen, was ich als Nächstes tun, wo ich leben sollte. Mein Vater sagte: »Natürlich wollen wir dir keinen Druck machen, aber es wäre schön, wenn du in der Nähe bleiben würdest.« Für mich aber hatte sich Ohio immer falsch angefühlt, so als gehörte ich nicht hierher. Ich weiß noch, dass ich auf der Umgehungsstraße von Columbus, wenn ich die anderen Autos sah, mich stets fragte, ob es in dieser Stadt jemanden gab, der auch so war wie ich. Ich bin mir sicher, dass solche Leute in ihr existieren, aber ich hatte sie einfach nie kennengelernt.

Trotzdem wollte ich in Betracht ziehen, mir hier ein Leben aufzubauen. Also packten meine Mutter und ich eines Nachmittags Bunker ins Auto und sahen uns eine Hunde-erlaubt-Wohnung in Columbus an, die zu vermieten war. Das Gebäude, ein eingeschossiger, gedrungener Ziegelbau, lag in der Nähe des Scioto River. Wir betraten das klamme Wohnzimmer. Der braune Teppich roch säuerlich. Die Wände waren dünn und die Küche aus Resopal nach Schema F gefertigt. Wir machten auf dem Absatz kehrt. Wir verloren nicht viele Worte darüber, als wir nach Hause fuhren. Höchstens ein paar: »Nein, das wäre gar nichts.« Meine Ängste hoben wieder das Haupt. Würde das Leben von nun an nur Dinge wie diese für mich bereithalten? Schimmlige, zugige, einsame Apartments mit papierdünnen Wänden? Einen Bürojob, der mich den ganzen Tag über drinnen hielt, bei dem ich unter Kunstlicht auf die Tastatur eines Computers einhämmerte? Meine Eltern hatten meine erste Miete in New York bezahlt. Danach musste ich selbst sehen, wie ich zurechtkam. In dem Jahr hatte ich nicht mal genug Geld für einen warmen Mantel. Doch im Januar 1996 fegte ein wüster Schneesturm über die Stadt. Erst als ich zu Weihnachten weinend vor einem Eddie-Bauer-Laden stand, gab meine Mutter nach und kaufte mir einen dicken Parka. Auf die Rückseite der Rechnung kritzelte sie handschriftlich, bis wann ich ihr den Kaufpreis zurückzuzahlen habe. Meine Eltern wollten, dass ich für mich selbst sorgte. Ich wollte das auch. Dieser Gedanke gab mir einerseits Kraft, andererseits befürchtete ich, ob ich nicht doch an einem viel mieseren Ort landen würde, als es das schimmelige, zugige Apartment am Fluss war.

Als wir nach Hause kamen, blieb Bunker ganz nah bei mir. Ich hatte angefangen, mich auf ihn als mein Stimmungsbarometer zu verlassen. Ich streichelte über seinen Rücken und seufzte leise auf. Wenn ich mich neben ihm auf dem Fußboden niederließ, beruhigten sich meine Nerven. Ich wurde aus meinen negativen Gedanken gerissen und konnte wieder durchstarten. Wenn ich ihn in wilder Welpen-Manier durchs Zimmer flitzen sah, fiel aller Kummer von mir ab.

Bunkers Gegenwart war für mich so lebenswichtig wie Sauerstoff. Bereits der bloße Gedanke, wieder arbeiten zu gehen und den Hund jeden Tag acht oder mehr Stunden allein lassen zu müssen, versetzte mich in Panik. Dann seufzte er auf. Ich atmete tief ein und schnell aus. Das beruhigte meine angespannten Nerven. Statt in eine Spirale aus Angst und Schrecken zu geraten, auf die unweigerlich die Kapitulation folgte und damit die Depression, hielt ich kurz inne. Einmal tief durchatmen. Runterfahren. Bunker streicheln. Nicht nachdenken. Nur sein. Es konnte auch gut gehen. Vielleicht, möglicherweise würde doch alles gut gehen.

An jenem Nachmittag läutete das Telefon. Meine Mutter ging ran und sagte: »Ja, sie sitzt neben mir.« Ich hatte seit Monaten keinen Anruf von Freunden mehr erhalten und konnte mir nicht vorstellen, wer da dran sein mochte. Der einzige Mensch, der mich von Zeit zu Zeit angerufen hatte, war Will. Und der rief nie vor Mitternacht an. Ich sah Mom an und deutete fragend auf meine Brust.

»Hallo?«, sagte ich vorsichtig. War es meine Therapeutin? Mein Ex-Boss? Leah?

»Hallo, hier ist Melissa!« Es dauerte eine Weile, bis ich Melissa richtig zuordnen konnte. Ich horchte in den Hörer hinein, dann erkannte ich ihre Stimme. Sie war eine Freundin aus der Highschool, die ich seit dem Kindergarten kannte. Allerdings hatten wir uns nie so richtig nahegestanden. Sie war auf ein College in Maine gegangen, und wir hatten gelegentlich miteinander telefoniert oder uns geschrieben, aber keine enge Beziehung gepflegt. Sie war eine jener Freundinnen, die gerne Kontakt hielten, also war ich nicht völlig von den Socken, dass sie sich jetzt wieder meldete.

»Meine Mom hat mir gesagt, dass du wieder in Ohio bist«, sagte sie. »Wie kam *das* denn?« Sie formulierte es so, als sei es ein wahres Unglück, dass ich hier war. Was ich als dermaßen beleidigend empfand, dass ich fast aufgelegt hätte. Stattdessen marschierte ich mit dem Telefon in der Hand in mein Zimmer und entgegnete: »Nun, ganz einfach ...« Ich hielt kurz inne. »Ich habe New York wirklich gehasst.«

»Ach ja«, meinte sie. »Nun, tut das nicht jeder? Als ich am Bowdoin College war, hat jeder sich seinen Job so ausgesucht, dass er nicht nach New York musste. Zumindest nicht in diesem Lebensabschnitt.« Ich setzte mich und empfand eine unglaubliche Erleichterung. Ein depressiver Mensch errichtet um sich eine unsichtbare Wand, weil er jederzeit erwartet, verletzt zu werden. Wenn sich dann herausstellt, dass diese Wand nicht gebraucht wird, ist die Entlastung von der harten Arbeit der Selbstverteidigung einfach gigantisch.

»Ja«, murmelte ich. »Ich glaube, das Memo habe ich verpasst.«

»Na ja«, fuhr Melissa fort. »Ich bin irgendwie in Seattle gelandet. Ich habe ein Praktikum bei einem Bekleidungsunternehmen gemacht, als ich im College war, und jetzt bin ich bei denen in der Marketingabteilung. Seattle ist eine echt schöne Stadt. Bis jetzt jedenfalls gefällt's mir.«

»Cool«, antwortete ich. »Meine Tante lebt dort. Ich besuche sie immer gern.« Ich setzte mich aufs Bett und spielte mit der Spitzenrüsche meiner Bettdecke. Bei dieser Art von Small Talk wurde ich stets kribbelig. All das hörte sich so inhaltsleer an im Vergleich zu dem, was ich gerade durchmachte. Aber ich spielte weiter mit. »Ich habe bei einem New Yorker Verlag gearbeitet. Das war schon toll, würde ich mal sagen.« Ich schwieg kurz. »Na ja, nicht wirklich.«

»Hört sich aber total klasse an«, sagte sie. »Im Moment lebe ich ja alleine, aber ich ziehe bald um.«

»Cool«, wiederholte ich, ein wenig nervös, weil mir nichts Besseres einfiel.

»Wo gehst du denn als Nächstes hin?«, fragte sie. »Bleibst du in Columbus?« In ihrem Ton war keinerlei Vorverurteilung zu hören. Sie war einfach nur neugierig.

»Ich habe keine Ahnung«, sagte ich und hielt den Atem an. Dann ließ ich ein etwas zu lautes Lachen hören. Bunker blickte zu mir auf. Ganz ruhig.

»Seattle ist wirklich schön«, sagte sie in singendem Tonfall, als würde sie mir ein verlockendes Angebot machen.

»Hast du dort Freunde?«, fragte ich.

»Ja, ein paar. Ich habe sogar einen Freund. Aber es wäre natürlich toll, wenn mehr Freunde wie du hier leben würden.« Sie war so ungeheuer *nett.* Hatte ihre Mutter vielleicht gehört, dass ich einen Zusammenbruch hatte, und sie deshalb gebeten, mich anzurufen? Warum würde sie sonst wollen, dass ich in Seattle lebte?

»Ja«, murmelte ich.

»Echt jetzt«, setzte Melissa nach. »Ich will mit einem Freund in einem schönen Haus am Rand von Seattle leben. Er heißt Chris. Und vermutlich zieht auch sein Freund Greg bei uns ein. Wir machen uns gerade auf die Suche nach einem passenden Objekt. Und wenn wir ein Haus gefunden haben, wollen wir unbedingt einen Hund. Seattle ist eine richtige Hundestadt.«

»Ehrlich?«, sagte ich und fragte mich, ob sie mich auf den Arm nahm.

»Doch, das stimmt«, antwortete sie. »Hier gibt es überall Hunde. Und wir hätten so gern einen.«

»Du wirst es nicht glauben, aber ich habe mir gerade einen kleinen Hund zugelegt«, sagte ich. Bunker döste gerade auf dem Boden und öffnete die Augen einen Spaltbreit, als ich seinen Namen nannte.

»Das gibt's nicht!«, sagte sie und lachte hellauf. Auch das kam mir viel zu laut vor, aber vielleicht stimmte das auch nicht. Ich hatte das Gespür dafür verloren. »Dann solltest du unbedingt hierherziehen! Das würde super passen!«

»Im Ernst?«, fragte ich. »Das wäre eine Alternative.«

»Wirklich? Das würde gehen?«, hakte sie nach.

Sofort nahm ich an, dass sie das mit Seattle nur so gesagt hatte. »Nun, ich will mich nicht aufdrängen«, sagte ich.

»Was? Nein! Es wäre total der Hammer, wenn du nach Seattle kommen würdest. Ehrlich, das wäre gigantisch! Wir hätten sicher viel Spaß zusammen.« Offensichtlich hatte sie keine Ahnung, was für ein Wrack ich im letzten Jahr geworden war. Ich klebte ein Post-it an meinen Kopf: Melissa nie mit meinen New Yorker Freunden bekanntmachen. Die würden kaum glauben, dass man mit mir Spaß haben könnte.

»Gut«, sagte ich. Ich rieb mir die Stirn und kniff die Augen zusammen. Ich war ziemlich erschöpft von dem Gespräch.

»Was hältst du davon?«, meinte sie. »Du denkst noch ein, zwei Tage darüber nach. Wir haben bislang nicht angefangen mit Suchen. Aber dann müssen wir wissen, ob wir ein Haus mit drei oder vier Schlafzimmern brauchen. So einfach ist das!« Sie lachte wieder. »Mann, das wäre echt supercool!«

Ich verstand es einfach nicht. Stand sie einsam und allein irgendwo im Regen? Brauchte sie jemanden dort im Westen, der sie aus ihrer Isolation holte? Wir waren in der Highschool befreundet gewesen, waren aber keine besten Freundinnen. Melissa war immer beliebter gewesen als ich. Sie hatte damals eine Freundin gehabt, mit der sie nahezu jede freie Minute verbracht hatte. Sie waren beste Freundinnen gewesen, etwas, worum ich sie stets beneidet hatte. Warum war sie nur interessiert daran, mit mir herumzuhängen?

Es entstand eine peinliche Pause, bevor ich schließlich antwortete. »Lass mich mal mit meinen Eltern reden. Ich möchte sie fragen, was sie davon halten. Zu verlieren habe ich im Moment ja nichts.« Die Worte schienen von irgendwo hinter mir herzukommen. Ich hätte mich fast umgedreht und die Blumentapete nach der Person abgesucht, die mir so etwas ins Ohr flüsterte. Was redete ich da bloß?

Ich hatte Angst, dass ich Melissas Begeisterung nicht gerecht wurde (ein Gefühl, das ich schon lange nicht mehr gehabt hatte), also beendete ich das Gespräch recht abrupt. Nachdem ich aufgelegt hatte, kam Melissa mir vor wie eine Kundin beim Gebrauchtwagenkauf. Sie steuerte schnurstracks auf das Modell der bekannten Marke zu, ohne zu wissen, dass ich mittlerweile ein totaler Schrotthaufen war. In der nächsten Sekunde kam es mir vor, als sei an Umzug nicht zu denken.

Ich marschierte in die Küche zurück. Meine Mutter stand am Herd. Das Licht des Nachmittags sammelte sich auf der Anrichte, die Blätter vor dem Fenster glänzten im Sonnenschein. »Wer war das?«, fragte sie und ließ fein geschnittene weiße Zwiebeln in die Pfanne mit heißem Öl gleiten.

»Melissa«, sagte ich. »Woher sie wohl wusste, dass ich wieder zu Hause bin?« Meine Mutter zuckte mit den Schultern, dann fragte sie, wie es Melissa gehe. Ich überlegte kurz, ob ich ihr vielleicht gar nicht sagen sollte, dass sie mich gefragt hatte, ob ich nicht nach Seattle ziehen wolle. Ich konnte es einfach vergessen. Für mich behalten, damit ich keine Entscheidung treffen musste. Bunker kam in die Küche getrottet. Melissa hatte gemeint, dass Seattle eine hundefreundliche Stadt sei. Ich dachte an die jüngere Schwester meiner Mutter, die ebenfalls dort lebte. Meine Tante liebte Tiere genauso wie ich, und schon sprudelte es aus mir heraus: »Sie hat mich gefragt, ob ich nicht nach Seattle ziehen wolle. Ich könnte dort mit ihr und zwei Jungs ein Haus beziehen.« Meine Mutter erstarrte, dann sah sie vom Schneidbrett auf. »Sie haben sogar überlegt, sich einen Hund zuzulegen. Wenn ich also bei ihnen einziehen würde, wäre das gar nicht nötig. Sie würden Bunker lieben.«

Sie legte das Messer weg. »Ach, Liebes, das würden sie ganz bestimmt«, sagte sie. »Wow! Seattle.«

Wir sahen einander an und dachten über diese neue Richtung nach, die mein Leben nehmen könnte. Eine Chance, die sich aus einem überraschenden Telefongespräch ergeben hatte. »Wow«, sagte Mom nochmals. Wir hörten, wie im Wohnzimmer Hundekrallen über den Boden scharrten. Bunker jagte wieder mal Cinder. Cinder fletschte die Zähne, Bunker ging in Lauerstellung und wedelte mit dem Schwanz. Er wollte spielen. Cinder bellte ihn an, sprang auf ihn zu. Er verzog sich mit eingezogenem Schwanz hinter das Sideboard. Cinder trottete zum Sofa hinüber, sprang hinauf und bettete das Kinn auf die Vorderläufe. Misstrauisch beobachtete sie den unwillkommenen Hundezuwachs. Als ich mich zu Bunker hinunterbeugte, war seine Angst schon wieder verflogen. Ich hob ihn auf und hielt ihn in den Armen. »Du musst das lernen, Kumpel«, sagte ich. »Sie gibt hier den Ton an. Und sie spielt nun mal nicht gerne.«

»Cinder ist unglücklich«, sagte meine Mutter lachend. »Als ob sie sagen wollte: ›Was zum Teufel ist das für ein nervtötendes *Ding?* Und wann haut es endlich ab?‹« Diese Worte waren der erste, sachte Stupser raus aus dem Nest. Bunker und ich würden hier nicht ewig leben. Wir konnten weg. Und jetzt hatten wir sogar einen Ort, an dem man uns aufnehmen würde.

»Ja, total«, sagte ich und musterte die immer noch auf dem Sofa sitzende Cinder. Sie war verärgert und blinzelte erbost, weil sie die Aufmerksamkeit der Menschen teilen musste. »Du hast ja so recht.«

PRO UND KONTRA – EINE LISTE

5. August 1996

Drei Tage waren seit Melissas Anruf vergangen. An dem Abend, an dem ich mich bei ihr melden und ihr sagen sollte, ob ich mit ihr und ihren Freunden in dieses Haus ziehen wolle, saß ich ewig lange in meinem Zimmer. In Ohio war es fast Mitternacht, in Seattle erst neun Uhr abends. Nicht zu spät zum Telefonieren, aber ich hatte mich immer noch nicht entschieden. Bunker lag bei geöffneter Tür in seiner Box. Ich hatte den ganzen Tag mit ihm »Komm!« trainiert. Jetzt war er fix und fertig und hatte einen Bauch voll von Leckerlis.

Mein Fenster stand offen. Von draußen drangen meine Lieblingsgeräusche herein, das Zirpen der Grillen und Zikaden, die Eulenrufe, es war der Klang einer Sommernacht in Ohio. Die Tiere waren ziemlich laut und auch nicht richtig im Takt, aber trotzdem war es wie ein wunderschönes Schlaflied, das ich als Kind ganz selbstverständlich gefunden hatte. In New York hatte ich mich einmal im Bett aufgesetzt, als ich ein einziges Grillenmännchen in einem Busch im Hof zirpen hörte. Ich fragte mich, wie er in diese endlosen Straßenschluchten gelangt war. Er tat mir leid, weil kein Weibchen auf das Geräusch seiner reibenden Hinterbeine reagieren würde. Und dann schrieb ich über seinen Kummer ein richtig schlechtes Gedicht.

Jetzt saß ich vor Bunkers offenem Käfig und dachte über diese neue Chance nach. Ich schloss die Augen, atmete tief durch und bat die Grillen, mir eine Antwort zu geben. Sollte ich gehen? Gab es in Seattle nächtlichen Grillengesang? War es vielleicht zu früh? War ich schon bereit für diesen Neuanfang?

Ich hörte, wie die Pantoffeln meiner Mutter über den Küchenboden schlurften. Geschirr klapperte, der Geschirrspüler lief rumpelnd an. Sie und mein Vater hatten miteinander ferngesehen, dann war Dad zu Bett gegangen. Er hatte kein Wort verloren, doch ich wusste, dass er fand, Seattle sei viel zu weit weg, zu riskant für meinen anfälligen emotionalen Zustand. Es sei dort dunkel und regnerisch, meinte er, und ich hätte ja schließlich keinen Job. »Aber was du auch machen willst«, sagte er, »meine Unterstützung hast du.« Aber seine Stimme klang nicht überzeugend, und ich wusste, dass er mich lieber in Ohio haben wollte.

»Hallo, du«, sagte meine Mutter, als sie den Kopf zur Tür hereinsteckte.

»Hi«, begrüßte ich sie, um mich dann wieder zum offenen Fenster zu drehen.

»Eine schöne Nacht«, sagte sie und zog ihren Morgenmantel eng um die Taille.

Ich hatte an Will in New York gedacht, mir vorgestellt, was er tat, wen er gerade küsste.

Meine Mutter setzte sich neben mich auf den Boden. Sie roch nach Spülmittel und Parfum. In ihrer Gegenwart hatte ich einen kurzen Anflug von Panik, als stünde ich am Abgrund einer neuen Depression. Konnte ich denn überhaupt in eine andere Stadt ziehen? Konnte ich von vorn anfangen? Mir fiel Melissas Begeisterung am Telefon ein.

»Ich weiß einfach nicht, was ich tun soll«, sagte ich. »Ich hätte Melissa heute anrufen sollen. Vielleicht ist es schon zu spät.«

»Ich glaube, sie kann auch bis morgen warten«, meinte meine Mutter. Sie schien ihrer selbst so sicher zu sein, aber ich hing einfach fest. »Möchtest du eine Liste machen?«, fragte sie. Und wie es ihre zupackende Art war, stand sie auf, ging zu meinem Schreibtisch hinüber und holte einen gelben Block und einen Rotstift. Sie klopfte aufs Bett, ich solle mich neben sie setzen. »Okay«, sagte sie und zog in der Mitte des Blatts eine gerade Linie. Es war nur noch eine Viertelstunde bis Mitternacht.

»Bist du nicht müde?«, fragte ich.

»Pah«, meinte sie. »Wir überlegen jetzt mal. Hier das Pro, dort das Kontra – alles, was für und gegen Seattle spricht. Los!«

Ich redete, sie schrieb. Am Ende unseres Brainstormings hatten wir eine beeindruckende Liste und etwas mehr Pro als Kontra. Meine Mutter versprach mir, dass sie mich in den Westen fahren würde. Schließlich notierte sie: »Mutter-und-Tochter-Trip wie Thelma und Louise«. Natürlich auf der Pro-Seite. Die Liste schien mir ein wenig unwirklich, fragte ich mich doch insgeheim, ob ich es überhaupt schaffen würde, wieder hinaus in die Welt zu gehen. Meine Mutter gab mir die Liste. Ihre Hände, die gerade erst angefangen hatten, Spuren des Alters zu zeigen, deuteten auf die einzelnen Punkte. Da hieß es unter den Vorteilen zum Beispiel: »Kann anfangs bei Tante Aurora leben.«

»Hat Tante Aurora denn gesagt, ich könnte für einige Wochen bei ihr bleiben?«, wollte ich wissen.

»Ich habe sie noch nicht gefragt, aber ich weiß, dass sie dich gerne bei sich hätte«, antwortete Mom. Aurora, die jüngere Schwester meiner Mutter, war die Einzige in unserer Familie, von der ich mich verstanden fühlte. Sie war Therapeutin und sah die Probleme in unserer Familie, wo jeder andere die Augen davor verschloss und glaubte, alles sei in bester Ordnung. Aurora hatte einen Hund, mehrere Katzen, ein Kaninchen, zudem ging sie mit ihrer Tochter fast jeden Tag reiten. Sie wäre von Bunker hingerissen, so viel war mir klar.

»Ich weiß nicht«, sagte ich. »Was soll ich bloß tun?« Ich warf einen Blick auf die Uhr, es war halb zwei morgens.

»Probier es«, schlug meine Mutter vor. Wir lächelten uns an, kurz überkam mich Freude, unmittelbar gefolgt von Panik.

»Ich soll also ausziehen?«

»Schau mal«, sagte meine Mutter und nahm meine Hände. »Ich fände es toll, wenn du für immer bei uns bleiben würdest, aber Ohio ist nicht das Richtige für dich.« Ihr Kinn zitterte leicht. »Ich wünschte, es wäre so, aber das ist nicht der Fall. Du musst deinen Weg finden. Du musst hier raus. Und deshalb sage ich: Probier's einfach.«

Meine Mutter, die ich nur ein einziges Mal hatte weinen sehen, wischte sich eine Träne aus dem Auge. Dann drückte sie meine Hände. »Außerdem würde ich mich wohler fühlen, wenn du nach Seattle gehst, eben weil Tante Aurora dort lebt.« Sie schniefte. »Du hast so eine Familie, zu der du gehen kannst, wenn du etwas brauchst. Und Aurora ist Therapeutin. Sie versteht dich.« Noch vor einem Monat wäre ich total beleidigt gewesen, hätte Mom mir zu verstehen gegeben, dass ich ihrer Ansicht nach therapeutische Hilfe bräuchte. Sie tat es aber nur aus purer Fürsorge. Außerdem war es nicht schlimm, wenn jemand Unterstützung benötigte. Meine Eltern hatten mir immer erklärt, dass sie meine Depression nicht als Charakterfehler sahen oder als etwas, wovor man Angst haben müsste. »Es ist einfach nur die Chemie in deinem Gehirn«, hatte mein Vater wiederholt gesagt, bis mein Bedarf an Zoloft mir genauso normal vorkam wie die Einnahme eines Vitaminpräparats. Allmählich dämmerte mir, dass ihre Fähigkeit, meine Krankheit zu akzeptieren, ein Geschenk war.

»Okay«, sagte ich, selbst erstaunt über meine Reaktion. »Okay. Dann mache ich es. Ich ziehe nach Seattle. Ich fange von vorn an.« Meine Mutter lächelte und schlug die Hände vor den Mund. Bunker erwachte. »Na, Bunk? Willst du mal eine richtig lange Autofahrt machen?«, fragte ich ihn.

TEIL II

HEULEN

August 1996

Columbus lag schon etliche Meilen hinter uns. Ich hielt den Blick auf den ebenen Horizont geheftet und eine Hand auf Bunkers Box. Wir hatten sie mit Müh und Not auf den Rücksitz meines gebrauchten Ford Explorer gehievt in der Überlegung, dass die Box sein Zufluchtsort war. Vielleicht würde er sich weniger verloren fühlen, wenn er die einwöchige Fahrt darin verbrachte.

Solange es durchs westliche Ohio ging, saß ich verdreht auf dem Beifahrersitz und wandte den Blick nicht von meinem Hund. Irgendwie schaffte ich es noch nicht, den Blick nach vorn zu richten. Auf das, was in Seattle möglicherweise geschehen würde. Und was, wenn ich dort noch mehr Probleme bekommen würde als in New York? Ich versuchte die Angst, wieder in schwere Depressionen zu verfallen, wieder die gleichen Fehler zu machen, wegzuschieben. Will hatte ich nicht von meinem Umzug erzählt. Seine Anrufe, seine ständigen Liebesschwüre waren zur Gewohnheit geworden, aber ich wusste nicht, wie ich ihn zurückweisen konnte. Ein Teil von mir war süchtig danach, ihn sagen zu hören, wie sehr er mich liebte, dass mein Körper der schönste sei, dass er sich wie verrückt danach sehne.

Ich beobachtete von meinem Sitz aus Bunker in seiner Transportbox. Seine Gliedmaßen wurden allmählich länger, doch sein Gesicht hatte immer noch etwas ausgesprochen Welpenhaftes. Während der ersten Stunden unserer Fahrt sah er mich ständig aus großen Augen besorgt an, als wolle er sagen: »Ist dir klar, dass dieser Raum sich *bewegt?*«

Bald aber hatte er sich an diesen merkwürdigen Ort gewöhnt und legte das Kinn auf die Vorderpfoten, um vor sich hinzudösen. Irgendwo in Indiana beschloss ich, ihn ein bisschen abzulenken, und so fing ich an zu heulen und zu bellen. Gelegentlich stimmte er mit ein, dann schob ich ihm durch die Gitterstäbe ein Leckerli zu.

Meine Mutter kicherte, als ich mehrmals nacheinander mit hoher Stimme zu ihm sagte: »Sprich!« Sie wusste, dass Bunker und ich eine eigene Sprache erfinden wollten, damit wir uns noch besser verstanden. Nach einer gewissen Zeit fing er nach mehrmaligem Bellen dann doch an, in mein Heulen einzustimmen: »Haaaauuuuuuul!«, rief er, wackelte mit dem Schwänzchen und sah mich stolz an. Er erwartete eine Belohnung und eine Antwort von mir. Ich heulte zurück, und er fiel wieder ein. Nicht lange und wir drei sangen im Chor, als hätten sich all unsere Wolfsahnen in dem beigefarbenen Ford Explorer versammelt. Das Heulen meiner Mutter klang hoch und sehr höflich, als singe sie im Kirchenchor. Aber sie heulte mit uns, und das war es, was mich zutiefst freute. »Erstaunlich«, sagte Mom. »Hast du je einen Hund so heulen hören?«

»Es ist so ungeheuer ausdrucksstark«, sagte ich. »Würde man sein Geheul aufnehmen und rückwärts wieder abspielen, würde man bestimmt einen kompletten Satz darin erkennen.«

»Absolut«, erwiderte meine Mutter. »Es ist schon fast unheimlich.«

Eine Zeit lang schauten wir beide einfach nur auf die Straße, nur hin und wieder stimmte ich erneut ein Geheul an. Bunker fiel entweder ein oder brummelte nur so ein bisschen mit. Unsere Kommunikation hatte begonnen. Bunker kannte verschiedene Heuler: lange, glückliche und sehnsüchtige Heuler. Ich stellte mir vor, dass ich irgendwann alle verstehen würde. Wenn es um Bunker ging, kannte mein Selbstvertrauen keine Grenzen.

Mom und ich waren gute Partner bei solchen Road-Trips. Sie nahm meine musikalischen Vorlieben (Ani DiFranco von morgens bis abends) hin, und ich akzeptierte, dass sie gelegentlich Stille brauchte. Wir fuhren mit offenen Fenstern, jedenfalls die meiste Zeit. Die unterschiedlichen Gerüche signalisierten uns, dass wir vorankamen: In Indiana roch es nach Blumen, Schwefel und Abgasen. In Illinois mischte sich ein Hauch Weizen hinein, aber auch der Geruch nach Mais aus den weiten Ebenen, die vor uns lagen. In Missouri hingegen überraschte uns der Geruch nach verbranntem Asphalt, frisch geschnittenem Gras und Kuhdung.

Während der ganzen Fahrt redeten wir nicht über bedeutsame Dinge. Keine tiefschürfenden Diskussionen, keine Emotionen, kein Herzausschütten. Meine Mutter kümmerte sich um mich, schenkte mir – auf die Weise, die sie am besten beherrschte – all ihre Zeit und Aufmerksamkeit. Dass ich keine großen Erklärungen abgeben musste, kam mir in dieser Phase meiner Heilung gerade recht. Der Zusammenbruch hatte mich in die Knie gezwungen, den Sommer über war ich tiefer und tiefer in die Depression gerutscht, bevor ich durch helfende Hände von Therapeuten, Eltern und Ärzten wieder aus dem Abgrund gezogen wurde. Ich brauchte diese emotionale Funkstille.

Als wir im Morgengrauen die stillen Ebenen von Nebraska durchquerten, klemmte ich mein Kissen ans Fenster und dachte über Sprache, das Reden und Stille nach. Bunker würde an meiner Seite sprechen lernen. Ich würde lernen, für das einzutreten, was ich wollte, darauf zu vertrauen, was ich fühlte, und diesen Empfindungen so viel Bedeutung beimessen, dass ich um Hilfe bitten würde, sollte ich sie brauchen. Ich würde mich um Bunker kümmern, und er würde mein treuer und beständiger Gefährte sein. Meine Hingabe an ihn war mein Allheilmittel, das Einzige, dessen ich mir absolut sicher war.

Ich heckte große Pläne aus, optimistische Pläne, als wir nach Westen rollten, und kämpfte gegen die immer noch omnipräsenten, wenn auch längst nicht mehr so überzeugenden negativen Stimmen in meinem Kopf an. Ich verglich uns mit den Pionieren, die ebenfalls nach Westen gezogen waren, der untergehenden Sonne nach, als wären wir tatsächlich in der Lage, sie zu fangen.

FALL IN SUN VALLEY

August 1996

Diane, die nächstjüngere Schwester meiner Mutter, besaß ein Haus in Sun Valley, Idaho, und so planten wir, bei ihr einen Zwischenstopp einzulegen. Wir wollten einen Tag Pause machen, bevor wir das letzte Stück der Strecke nach Seattle in Angriff nahmen. Tante Diane war zu der Zeit, als wir in Idaho eintrafen, in Kalifornien, wir hatten also das Haus ganz für uns allein. Spätabends kamen wir an und fummelten im trüben Licht der Veranda lange mit dem Schlüssel herum, während die Körper der Motten gegen die Glühbirne prallten. Bunker spitzte die Ohren. Vermutlich konnte er den Schmerz der Insekten spüren.

Die Tür öffnete sich mit einem langen Quietschen, das Haus hauchte uns seinen modrigen Atem entgegen. Lange war es unbewohnt gewesen. Als ich noch ein Teenager war, hatten wir hier mal Weihnachten verbracht. Voller Vergnügen erinnerte ich mich an eine Fahrt mit dem Pferdeschlitten, ans Schlittschuhlaufen und an Rummikub-Spiele mit meinen Cousinen, Tanten, Onkeln und Großeltern. Ich hatte nur Cousinen, kein einziger Junge war unter den Kindern meiner Tanten. Zwei von ihnen lebten in Kalifornien und waren unglaublich schön, blond und in meinem Alter. Die Schwestern hatten eine enge Bindung zueinander. Ich konnte mir nicht vorstellen, wie es wäre, eine Schwester zu haben. Oder sich seinen Geschwistern gegenüber nicht total fremd zu fühlen. Ich hätte auch gern eine solch enge Bindung gehabt, auch wenn ich nicht recht verstand, was es damit auf sich hatte.

Doch am allerwichtigsten war nach diesen Weihnachtsferien die Erkenntnis, dass die Mädchen coole, smarte Rebellinnen waren – im Gegensatz zu mir. Sie waren ruhig, rollten mit den Augen, wenn ihnen etwas nicht passte, hörten Aerosmith und trugen Schmuck an schwarzen Gummibändern. Ich wurde schon nervös, als ich die neue Deee-Lite-CD auspackte, auf die jemand »Vom Weihnachtsmann« geschrieben hatte. Meine Cousinen hatten lange, blonde, schnurgerade Haare, und ihr Eyeliner war zwei Tage alt. Ich lief mit einer Dauerwelle herum und verknotete mein Haar mit einem Denim-Band zum Pferdeschwanz. Sie trugen papierdünne weiße Männer-T-Shirts aus Ripp-Jersey, obwohl es draußen schneite. Ich dagegen steckte in einem himmelblauen hochgeschlossenen Rolli unter einem maschinengestrickten Pullunder mit Streifen in Violett, Rot und Blau.

Ich ließ mich auf das Sofa meiner Tante im Wohnzimmer fallen, bei den Erinnerungen an dieses Weihnachten lief es mir kalt den Rücken herunter. Bunker, der mir gefolgt war, legte seinen Kopf in meinen Schoß. Sich an das Leid in der Kindheit zu entsinnen, war, als würde man über eine verminte Blumenwiese gehen. Man wusste nie, wann aus dem netten Abendspaziergang eine beispiellose Katastrophe wurde.

Meine Mutter holte unsere Sachen aus dem Wagen, weil sie zu Bett gehen wollte. Sie ging gekrümmt, wenn sie es eilig hatte, als friere sie, litte unter Osteoporose oder müsse unbedingt auf die Toilette. Ich hätte gern mit ihr über dieses Weihnachten geredet, darüber, dass es meinem Selbstvertrauen einen empfindlichen Stoß versetzt hatte, darüber, dass ich es zugelassen hatte, dass die Seitenblicke meiner Cousinen nach und nach mein Selbstvertrauen untergruben, das ohnehin nicht stark ausgeprägt war. Meine Therapeutin in Ohio meinte, mein innerer Kampf wäre nur zu verständlich. »Jeder, der etwas Vergleichbares durchgemacht hat, hätte gekämpft.«

Aber was genau hatte ich denn durchgemacht? Zu dieser Frage kehrte ich immer wieder zurück. Ich bekam es einfach nicht zusammen, warum es mir plötzlich nicht mehr möglich war zu funktionieren. Was hatte mich eigentlich so erschüttert? War ich ein schwacher Mensch? Viele Menschen fochten doch Kämpfe mit ihren Geschwistern aus. Lag es an den Botschaften, die die Gesellschaft speziell für Mädchen bereithielt: sei gut und hübsch und nett und still? Oder trugen meine Eltern die Schuld? Vielleicht Clay? Ich hatte mich von ihm nicht verabschiedet, als ich Ohio verließ. Er war glücklich verlobt und sah sich nach einem

Haus um, um darin sein Leben als Erwachsener zu beginnen. Gab es vielleicht gar niemanden, der die Schuld trug? Ging es womöglich gar nicht um Schuld?

»Kommst du ins Bett?«, fragte meine Mutter, als sie auf der Treppe stand.

»Was?«, fragte ich.

»Es ist schon spät«, sagte sie, ihre Stimme klang ein wenig ungeduldig. »Lass uns schlafen.«

»Okay«, erwiderte ich und streichelte Bunker, dessen Kopf immer noch in meinem Schoß lag. »Los, Kleiner«, flüsterte ich ihm zu. »Mir geht es gut.« Bei diesen Worten sprang er auf, kletterte die Treppe hinauf und legte sich auf einen schäbigen Läufer vor meinem Bett, um dort unter dem hell strahlenden Mond Idahos eine ruhige Nacht zu verbringen.

Am nächsten Morgen entschieden wir uns für einen Spaziergang. Es war ein wunderschöner Sommertag, warm, aber nicht zu heiß, und keinerlei Luftfeuchtigkeit. Wir folgten der Landstraße bis zu dem Wanderweg, den Tante Diane uns ans Herz gelegt hatte. Er würde uns auf den Rücken eines herrlichen Wildblumenhügels führen.

Die Steine knirschten unter unseren Sohlen, als wir den Pfad hinaufstiegen. Schmetterlinge und Bienen schwirrten über den bunten Blütenköpfchen. »Kannst du dir vorstellen, dass wir schon fast zweitausend Meilen geschafft haben?«, fragte meine Mutter, die hinter mir ging. Bunker trabte vor uns her, sich wieder und wieder zu uns umdrehend, um nachzusehen, ob wir auch ja nachkommen würden. »Jetzt haben wir nur noch ungefähr sechshundert Meilen vor uns.«

»Ich weiß«, sagte ich. »Verrückt.« Ich fand unsere langsame Fahrt durch die Vereinigten Staaten beeindruckend. Aber auch der Aufstieg hier gefiel mir gut. Ich ließ Bunker von seiner roten Leine und warf sie mir über die Schulter, später wickelte ich sie mir um die Brust und schloss den Karabinerhaken. Den Schirm meiner Baseballmütze drehte ich nach hinten, und so stieg ich unter alten Eichen die letzten Meter bis zum Gipfel hinauf. Das

Gras reichte mir bis an die Oberschenkel. Die Blütenköpfe tanzten in der leichten Brise hin und her. Bunker lief so schnell, wie seine kleinen Pfoten es nur vermochten. Er stürmte uns voran, nicht ohne gelegentlich einen Stopp einzulegen, um sich nach uns umzublicken. Ihn hier frei herumlaufen zu sehen ließ mein Herz vor Glück aufjubeln. Ich schloss die Augen und wandte mein Gesicht der Sonne zu. Danke, dachte ich.

Wir folgten dem Höhenzug einige Meilen, dann machten wir kehrt. Wir hatten Hunger. Bunker hinkte ein bisschen, aber ich nahm an, dass er müde war. Ich sah mir seine Pfoten an: keine Dornen. Meine Mutter machte ein Foto von Bunker und mir, als wir auf dem Heimweg waren. Als ich mir das Foto später ansah, stellte ich fest, dass er schon da nicht besonders gut aussah. Doch damals dachten wir, er würde nur aus Erschöpfung so merkwürdig gehen. Dass dies ganz normal sei nach einem Ausflug in die Berge. Schließlich kam der Hund aus Ohio und damit aus dem Flachland. Er war noch nie auf einen Berg geklettert. An jenem Abend schlief er auf dem kalten Stein des Kamins, lang ausgestreckt und fix und fertig.

Als wir am nächsten Morgen den Wagen vollpackten, um das letzte Stück unseres Weges anzugehen, konnte Bunker nicht aufstehen. »Komm, Bunk«, rief ich, während meine Mutter unser Frühstücksgeschirr spülte. »Pinkeln!« Er versuchte, sich zu erheben. Es gelang ihm nicht. Die kleinen pelzigen Wülste über seinen Augen sagten: *Verwirrung. Schmerz.*

Meine Mutter kam aus der Küche zu uns. »Was ist los?«, fragte sie und trocknete sich die Hände am Spültuch ab.

»Ich weiß nicht«, sagte ich. »Er wimmert nur, wenn er aufzustehen versucht. Irgendwo hat er sich weh getan.« Ich tastete vorsichtig sein linkes Hinterbein ab, wobei er vor Schmerz aufjaulte. »Oh, Scheiße.« Der Adrenalinstoß ließ meine Ohren wieder klingeln.

Meine Mutter schlug vor Schreck die Hand vor den Mund. »Wir haben ihm zu viel zugemutet. Womöglich hat er sich eine Pfote gebrochen.« Ich schloss kurz die Augen, um mich zu konzentrieren, dann trug ich Bunker vor die Tür. »Ich kann es nicht glauben, dass wir ihm das angetan haben!«, jammerte meine Mutter. »Er ist doch noch ein Welpe! Was haben wir uns nur dabei gedacht, ihn auf einen so langen Spaziergang mitzunehmen?«

»Er ist okay«, sagte ich, während in meinem Inneren der Aufruhr tobte. Ich trug ihn auf den Rasen und legte ihn hin. Meine Mutter folgte mir. Bunker belastete seine Beine nicht, sondern ließ sich nur schlapp ins Gras fallen.

»Oh mein Gott«, sagte meine Mutter. »Er kann nicht gehen. Was sollen wir tun? Soll ich Diane anrufen und nach der Adresse eines Tierarztes fragen?«

»Mom!«, schrie ich. Das war *mein* Hund. Meine Nabelschnur. Ich wollte, dass sie nicht noch weiter ausrastete. »Lass uns eine Minute allein. Pack zu Ende, ich bleibe währenddessen bei Bunker.« Sie hielt sich die geballte Faust vor den Mund, dann seufzte sie und ging zurück ins Haus, um weiter das Geschirr abzuwaschen.

Ich tastete Bunkers Pfoten ab. Seine Ballen waren rauh, aber weich. Er wimmerte ein bisschen, dann leckte er meine Hand, als ich seine rechte Hinterpfote ein bisschen drückte. Etwas stimmte mit ihm nicht, aber ich hatte keine Ahnung, was es war. Ich konnte den Gedanken, ihm unabsichtlich Schmerz zugefügt zu haben, nicht ertragen. »Ach, Kumpel«, flüsterte ich. »Was ist denn passiert? Was haben wir denn gemacht?« Er versuchte aufzustehen, wackelte, während er pinkelte, dann ließ er sich wieder zu Boden fallen. Tief würde ich wieder stürzen, sollte ich ihn verlieren. Meine Heilung machte nur deshalb so gute Fortschritte, weil ich mich in den Augenblicken der Verzweiflung Bunker zuwenden konnte. Ohne ihn, das wusste ich, würde ich in Nullkommanichts erneut in der Dunkelheit versinken. Ohne ihn würde ich vermutlich nicht überleben.

Als meine Mutter abermals aus dem Haus trat, hatte Bunker die Augen geschlossen. Ich streichelte ihn. Das einzige Geräusch, das zu hören war, war das Windspiel auf der Veranda in der morgendlichen Brise. Mom legte die Hand auf meine Schulter und sagte: »Er kommt schon in Ordnung, Julie.«

Ich nickte, schob meine Hände unter seinen Bauch und lud ihn in den Wagen. Die nächsten zwanzig Meilen legten wir schweigend zurück, bevor meine Mutter anfing, über seine Verletzung zu dozieren. »Er hat sich vielleicht nur die Ballen seiner Pfoten verletzt«, sagte sie und hielt das Steuerrad mit beiden Händen fest. Ihre Augen ruhten fest auf der Straße. Ich nickte. »Es wird ihm bald besser gehen. Wir bringen ihn zum Tierarzt, wenn wir nach Seattle kommen. Der wird's dann schon richten.« Diese Worte spulte ich in Endlosschleife ab, während sich die Straße unter unserem Wagen schlängelte.

TANTE AURORAS HAUS

August 1996

Am letzten Tag verging unsere Fahrt wie im Flug. Wir ließen Sun Valley hinter uns und fuhren ungefähr acht Stunden bis nach Moses Lake im Staat Washington, wo wir die Nacht verbrachten. Am nächsten Morgen wachten wir mit der Gewissheit auf: noch drei Stunden bis Seattle. Um zehn fuhren wir am Columbia River entlang, die Landschaft veränderte ihr Gesicht, Hügel und Berge kamen uns entgegen. Ich freute mich wie eine heimkehrende Brieftaube. Ich wurde von Seattle gleichsam magnetisch angezogen, es fühlte sich richtig an, als würde die Stadt mich freundlicher aufnehmen als New York.

Schweigend begleiteten uns die Berge, als wir über den Snoqualmie Pass fuhren. Die unfassbar grünen Hügel erfüllten mich mit Hoffnung, als würde ich umso glücklicher, je grüner die Umgebung würde. Bei all dem Regen in Seattle, dachte ich, musste ich ja glücklich werden.

Hielten wir an, trug ich Bunker hinaus, damit er pinkeln konnte. Er schien nicht unglücklich, aber er war nicht so fröhlich und energiegeladen wie sonst. Mit jedem Zwischenhalt sah es so aus, als würde er sich besser bewegen können. Es tat ihm offensichtlich gut, in seiner Box zu liegen, mal abgesehen von den Pinkelpausen.

Genau drei Stunden später erreichten wir die schmale, zweispurige Straße, in der meine Tante lebte, unter riesigen Tannen und Farnen von prähistorischen Ausmaßen. Ich spürte, dass meine Handflächen nass waren. Als wir zu Auroras Haus hinauffuhren, stand die Tür weit offen. Ich war schon draußen, noch bevor das Auto stand. Wir hatten es geschafft. Eine rot-weiß gefleckte Katze hatte sich auf der Matte vor der Haustür zusammengerollt, suchte aber schnell unter einem Busch Schutz, als Brandy, der Epagneul Breton meiner Tante, aus der Tür geschossen kam und uns schwanzwedelnd begrüßte. Meine Finger kribbelten, während ich die Tür im Visier behielt und auf meine Tante wartete. Sie kam aber nicht, also begrüßte ich zuerst die Tiere, was mir nicht so schwerfiel. Ich liebte meine Tante Aurora, aber mit Begrüßungen hatte ich immer so meine Probleme: die ganzen Emotionen, Umarmungen, das Hallo in den höchsten Tönen. Auf meiner Oberlippe sammelte sich der Schweiß, und das Klingeln in meinen Ohren wurde lauter.

Ich hob Bunker aus der Box, und sobald seine Pfoten den Boden berührten, war klar, dass es ihm besser ging. Er begrüßte Brandy, die Rute hoch aufgereckt. Dann duckte er sich munter auf den Boden, und ein paar Minuten später waren sie fort und spielten wie alte Freunde. Sie jagten sich im Vorgarten, Bunker hatte kaum Zeit zum Pinkeln.

»Ich frage mich, wo Aurora ist«, sagte meine Mutter und rief: »Die Tür steht offen. Aurora!« Auroras Heim war ein Landhaus aus den Fünfzigern, auf einer kleinen Anhöhe an einer ruhigen Straße gelegen. An klaren Tagen sah man von der Veranda vor dem Wohnzimmer bis zu den Cascade Mountains. Das Haus schien, als wäre es organisch mit der Erde verwachsen, ganz aus Stein und Holz, umgeben von grünen Pflanzen. Drinnen roch es wie in einer Scheune: nach Heu und Futter und Tierhaaren.

»Ich bin hier!«, hörten wir eine Stimme aus dem dunklen Flur. Es war ein sonniger Tag. Der Tankwart in Snoqualmie hatte gescherzt, wir kämen gerade rechtzeitig zum dreitägigen Sommer in Seattle. Aurora erschien auf der Türschwelle. Sie hatte das Haar mit einem orangefarbenen Tuch zurückgebunden und ihre Hände steckten in grasgrünen Gartenhandschuhen, an denen Erde klebten. Der schwarze Streifen über den Augenbrauen wies darauf hin, dass sie sich mit den Handschuhen die Stirn abgewischt hatte. Sie legte den Kopf schief und lächelte, bevor sie die Arme weit öffnete. Ich umarmte sie ungeschickt. Mir war ein wenig schwindelig, daher setzte ich mich auf eine steinerne Bank neben einem Vorgartenbrunnen, an dessen Wände grüne Algen wuchsen. Brandy trottete gemächlich herbei und trank von dem trüben Wasser.

»Ist das in Ordnung?«, fragte ich. Der grüne Schleim und sonstiger Schmutz wären womöglich nicht gut für ihn.

»Aber klar doch«, sagte Aurora. »Das Wasser enthält viele Mineralstoffe.« Sie zog die Handschuhe aus und sah mich an. In meinen Augen war Aurora in erster Linie Therapeutin, daher beförderte ich sie im Geiste sofort zu meiner Therapeutin. Was sie wohl sagen würde zu dem Häufchen Elend, das ich gewesen war?

Mom und ich schlugen unser Lager im Gästezimmer auf, dann aßen wir mit Aurora, Onkel Bob und ihren beiden Töchtern gemütlich zu Abend. Eins der Mädchen besuchte noch die Mittelstufe, das andere die Highschool. Ich liebte diese Familie. Seit jeher vermittelten sie mir ein Gefühl der Beständigkeit. Und Aurora hörte ihren Mädchen wirklich zu. Ich beobachtete, wie sie sich unterhielten. Sie schienen eine ganz eigene Sprache entwickelt zu haben. Es war deutlich erkennbar, dass sie viel miteinander redeten. Onkel Bob war ein Ex-Hippie mit leiser Stimme, ein aufgeschlossener und intelligenter Mann. Ich kam mir vor wie ein Alien, der gerade einen wunderschönen Planeten entdeckt hat, auf dem Väter jeden Tag zur selben Zeit nach Hause kamen, auf dem Mütter sich emotional mit ihren Kindern verbunden fühlten, auf dem Geschwister sich nicht auf Biegen und Brechen bekämpften.

Es war meine Mutter, die sagte: »Aurora, du wirst Julies Ersatzmutter sein, während sie hier lebt.« Ich strahlte bei der Vorstellung. Sollte meine Mutter sich davon bedroht fühlen, dass ihre depressive Tochter im Haus ihrer Schwester glücklich werden könnte, so gab sie das nicht zu erkennen. Sie stand voll und ganz hinter mir, und dafür war ich ihr dankbar.

Nach ein paar Tagen bei Tante Aurora musste meine Mutter zurück nach Ohio fliegen. Bunker und ich brachten sie zum Flughafen und setzten sie vor der Abflughalle ab. Ich konnte mir das Autofahren ohne meine Mutter kaum noch vorstellen, aber sie schien gern zurück nach Hause zu fliegen. Sie sagte, sie vermisse Cinder, und Dad hätte sich vermutlich nur von Erdnussbutter-Sandwiches ernährt. »Und von Schokokeksen«, fügte ich hinzu.

»Genau«, gab sie lachend zur Antwort und öffnete die Wagentür. Ich holte ihr Gepäck aus dem Kofferraum und stellte es auf den Gehsteig. »Lass mich zuerst von Bunker verabschieden«, sagte sie. Sie öffnete eine der hinteren Türen und knuddelte ihn, als wäre er ihr Sohn. Sie flüsterte ihm sogar etwas ins Ohr und hielt seinen Kopf mit beiden Händen. Dann hauchte sie ihm einen Kuss auf die Nase.

»Ich werde diesen Hund vermissen«, meinte sie.

»Mom«, sagte ich und nahm ihre Hände in meine. »Ich denke, ich werde mich hier wohl fühlen. Wirklich. Danke für alles, was du für mich getan hast. Ich liebe dich. So sehr.«

»Du wirst hier sehr glücklich sein«, entgegnete sie. »Ich weiß das.«

»Nochmals danke, Mom«. Ich spürte einen dicken Kloß im Hals. »Ich liebe dich.«

Sie umarmte mich und gab mir einen flüchtigen Kuss. »Hör mal«, meinte sie. »Sollen wir es nicht genauso machen wie damals, als du im College warst? Mit dem Mond? Erinnerst du dich? Wann immer du den Mond siehst, wirst du wissen, dass ich denselben Mond betrachte, und wenn wir noch so weit voneinander entfernt sind. Es ist derselbe Mond, der über uns leuchtet. Machen wir das?« Wir hatten dieses Ritual vereinbart, als ich während meiner Collegezeit ein Semester nach Australien ging. Und als ich ein Austauschprogramm in Italien machte. Es war Moms Art, sich verbunden zu fühlen. »Ich rufe dich an, sobald ich zu Hause bin. Amüsiere dich, Julie. Du wirst tolle Sachen machen.«

Mit diesen Worten warf sie mir eine Kusshand zu, drehte sich auf dem Absatz um und verschwand durch die Tür der Abflughalle. Ich atmete tief durch und ging um mein Auto herum. Gerade als ich den Sicherheitsgurt festmachen wollte, liefen mir Tränen über die Wangen. Dicke, runde Tränen. Ich wischte mir die Augen trocken und fragte mich, ob das hier nicht der größte Fehler meines Lebens war. Ich vermisste meine Mutter jetzt schon. Dann krabbelte Bunker von der Rückbank auf den Beifahrersitz und riss seine Schnauze auf. Die rosarote Zunge baumelte sorglos aus seinem Mäulchen, und ich musste lachen.

»Ist gut, Kumpel«, sagte ich. »Ich hab's kapiert. Wir hängen jetzt nicht geknickt vor der Abflughalle herum. Packen wir's an. Los geht's.« Ich legte den Gang ein und stieg aufs Gas. Während ich zurück zu Tante Auroras Haus fuhr, ließ ich meine rechte Hand auf Bunkers Rücken ruhen.

PFLEGEKIND

August 1996

Aurora liebte Bunker. Sie setzte sich zu ihm auf den Boden, und er durfte auf sie draufklettern. An all ihren Sachen waren seine rötlichen Hundehaare. Bunker steckte begeistert seine Nase in ihre Ohren, schnüffelte an ihr herum und leckte ihr aufmerksam die Wange ab. Tiere liebten Aurora. Sie sprachen mit ihr auf eine Weise, die ich gut kannte. Meine Mutter hatte immer gesagt, dass Aurora, was Tiere anging, nicht normal sei. Sie hatte schon als Kind eine Horde Meerschweinchen, Katzen und Hunde besessen. Tiere waren ihr ein Trost gewesen in einer Welt, in der sie sich allein und wertlos gefühlt hatte. Wie ich. Sie war das jüngste von drei Kindern, und ihre beiden älteren Schwestern waren absolute Überflieger. Aurora schielte stark und musste deswegen dicke Brillengläser tragen, obwohl sie mehrfach operiert wurde. Ihre ältere Schwester hingegen, meine Mutter, wurde zur Ballkönigin gewählt. Und Diane, die mittlere des Trios, war die blonde Sportskanone in der Familie. Ich erinnere mich an Bemerkungen, dass an Aurora ein Junge verloren gegangen sei. Sie hatte häufig das Gefühl gehabt, schon im Mutterleib irgendwie nicht richtig gewesen zu sein. Tatsächlich war sie das Ergebnis eines letzten Versuchs seitens ihres Vaters, doch noch einen Sohn zu zeugen.

Ich glaube, Bunker spürte Auroras tiefe Verbundenheit mit Tieren und der Natur. Er hörte ihr aufmerksam zu und liebte sie mit einer herzzerreißenden Einfachheit, die aus seinen innersten Tiefen kam, weit jenseits alles Sicht- und Verstehbaren in dieser Welt. Wir drei schienen wie geschaffen füreinander.

Als ich bei Aurora lebte, saßen wir abends auf dem Sofa, eingerahmt von Hunden und Katzen sowie ihrem Kaninchen Radar, das es sich auf ihrer Brust bequem machte. Wir waren gern so zusammen, und ich hatte Gelegenheit, eine andere Art von Mütterlichkeit kennenzulernen. Nicht besser als die meiner Mom – nur einfach mehr auf meiner Wellenlänge. So wie Seattle. Ein

Längengrad, der besser zu mir passte. Wir verbrachten Zeit miteinander, ohne ständig Small Talk treiben zu müssen. Wir redeten nur, wenn es etwas zu sagen gab. Und Gefühle waren in diesem Haus kein Tabu. Tatsächlich drehten sich die meisten Gespräche sogar um emotionale Dinge. Aurora erzählte mir, was mir vorher noch nie zu Ohren gekommen war: dass etwa Depressionen und Alkohol in meiner Familie Tradition hatten. Ich erfuhr, dass jeder von den Problemen wusste, obwohl mir nie jemand etwas davon gesagt hatte. So war das also! Ich empfand eine unglaubliche Erleichterung. Vielleicht war ich ja gar nicht schwach und verrückt.

Melissa und ich telefonierten ein paarmal miteinander. Wir planten ein Abendessen mit den Jungs, den anderen beiden zukünftigen Mitbewohnern, die sich schon seit ihren Highschool-Jahren in Kalifornien kannten. Alle vier hatten wir 1995 unser Studium abgeschlossen, allerdings an unterschiedlichen Universitäten. Einer der Männer promovierte gerade, der andere arbeitete bei einer Firma, die im Filmgeschäft tätig war.

Ich rief den Doktor in spe an, um das erste gemeinsame Abendessen abzusprechen. Wir machten aus, dass ich ihn vom Campus der University of Washington abholen würde. Er sagte, sein Name sei Greg und er würde auf der Fifteenth Avenue auf mich warten und ein kariertes Hemd tragen. »Wie kariert?«, wollte ich wissen.

»Warte mal …« Dann zählte er sämtliche Farben auf, die sein Hemd hatte: »Rot, gelb, blau, grün und ein bisschen, ich weiß nicht genau, lila vielleicht?«

»Hast du vielleicht noch ein paar Farbnamen parat?«, fragte ich. »Dann erkenne ich dich bestimmt auf Anhieb.«

Er lachte. Nach dem Gespräch kaute ich auf meinen Nägeln herum, während ich in Auroras Wohnzimmer auf den teppichbelegten Stufen saß. Sie stand in der Küche und kochte Nudeln für ihre Töchter. Vor der Schiebetür saß das Kaninchen und kratzte sich am Ohr. Bunker schlief friedlich zu meinen Füßen. Und ich hatte gerade einen Mann zum Lachen gebracht.

Kurz nachdem meine Mutter abgeflogen war, zog die berühmte dunkle Wolkendecke über Seattle durch. Tagelang grauer

Himmel, niedrige Temperaturen und zwischendrin der ein oder andere Schauer. Doch erstaunlicherweise fühlte ich mich in dem Grau wohl. Seattle war wie eine liebevolle Freundin. Sie nahm mich in die Arme, hielt mich in ihrem sanften Licht und gestaltete meine Rückkehr in die Welt so ruhig, langsam und entspannt wie nur möglich. Ich liebte die Wolken. Sie gaben mir das Gefühl, als hüllte mich jemand in eine warme Decke ein. Es schien nicht ständig die Sonne, und das war gut so. Ein Ort kann auch atemberaubend schön sein, wenn es grau und diesig ist. Das Grün in der Stadt, die vielen Tiere, die dort lebten, sprachen mich so viel mehr an als der blanke Sonnenschein. Wie die Wurzeln eines Baumes, die tief unten in der Erde ruhen und doch ein dichtes Wurzelwerk bilden, das wir nie kennenlernen werden.

BLIND DATE MIT WG-GENOSSEN

August 1996

An einem Freitagabend gab ich Bunker einen Abschiedskuss, verließ Tante Auroras Haus und fuhr zur University of Washington, um Greg abzuholen. Die künftigen WG-Bewohner hatten sich in einem Pub zu Bier und Burger verabredet. Ich fuhr an den Gehsteig heran und konnte Greg auf der Stelle erkennen. Sein kariertes Hemd leuchtete wirklich in fast allen Farben (außer Pink), und ich musste unwillkürlich kichern, als er die Tür zum Beifahrersitz aufmachte.

»Hört sich an, als bräuchtest du neue Bremsbeläge«, sagte er. »Ich bin übrigens Greg.« Er hatte recht. Meine Bremsen quietschten, seit wir Missouri verlassen hatten.

»Ich weiß«, gab ich zurück. »Ein Wunder, dass ich es damit quer durch die USA geschafft habe. Ich bin Julie.« Wir schüttelten uns die Hände. Wieder stieß ich ein kleines, nervöses Lachen aus. Er sah gut aus. Melissa hatte nicht übertrieben, als sie mich vorgewarnt hatte: Er hatte vermutlich die blauesten Augen, die ich je gesehen hatte. Dazu kamen noch das dunkle Haar und die vollen Lippen. Er hatte unglaublich lange Wimpern, die seine Augen einrahmten, dass sie wie Edelsteine wirkten. Am liebsten hätte ich ihn unverwandt angeschaut, aber ich zwang mich, auf die Straße zu sehen. »Ein bisschen seltsam«, meinte ich, strich mir eine Haarsträhne hinter die Ohren und setzte den Blinker. »Wir haben ja jetzt ein Blind Date. Ein WG-Blind-Date.« Er lachte und rückte den Rucksack zwischen seinen Beinen zurecht.

»Ja, das stimmt«, antwortete er und lächelte voller Selbstvertrauen. Den Rest der Fahrt über plauderten wir über sein Studienfach (Molekularbiologie, was immer das beinhaltete) und seine Herkunft (Nordkalifornien). Ich erzählte ihm von meinem Jahr in New York und wie sehr ich mich darauf freute, in einem richtigen Haus mit einem richtigen Garten zu leben, weil ich doch einen Hund hätte. Einen tollen Hund. Einen Hund, den er ganz sicher mögen würde.

»Ich kann es gar nicht erwarten, ihn kennenzulernen«, meinte Greg. »Ich hätte selbst gern einen Hund, aber ich bin immer so lange im Labor, daher ist das wirklich toll, wenn du einen Hund mitbringst.«

Bei meiner Abreise hatte ich die letzten Monate nochmals gedanklich durchgespielt: die Depression, die Medikamente, die Therapie. Bunker, der mir den Mut verliehen hatte, von vorn anzufangen. Ich schwankte zwischen Hoffnung und Angst. In der einen Minute war ich felsenfest davon überzeugt, dass meine neuen Mitbewohner mich mögen würden, in der anderen quälten mich Fantasien, dass wir nicht miteinander auskommen würden und ich, am Boden zerstört, nach Ohio zurückkehren müsste. Doch nachdem ich Greg traf, war da nur eine ganz simple Ruhe. Ein Blatt, das langsam hinabsegelt. Eine Boeing 767, die so sanft aufsetzt, dass man es kaum wahrnimmt. Er wirkte so mit sich im Reinen, dass ich selbst einen Frieden in mir spürte. Vom ersten Moment an wusste ich, dass wir uns gut verstehen würden.

Wir stellten den Wagen ab. Melissa wartete schon vor dem Pub auf uns. Ich hatte sie ein paar Jahre nicht gesehen, und sie sah fantastisch aus: schlank und statt ihres üblichen kinnlangen Bobs trug sie einen frechen Pixie Cut. Neben ihr stand der zweite Mann unserer Wohngemeinschaft, Chris. Er war groß und hatte etwas ausgesprochen Nordisches an sich. Jedenfalls umarmte er mich gleich bei der ersten Begrüßung. Wir suchten uns einen Platz an einem der Vierertische. Es roch nach altem Bier. Alle waren wir ein bisschen nervös. Ich fragte mich, was Bunker jetzt ohne mich machte. Und natürlich malte ich mir in Windeseile eine Katastrophe aus: Eine meiner Cousinen lässt Bunker zur Vordertür hinaus, ein Auto überfährt ihn. Dieses Szenario lief vor meinem geistigen Auge in Endlosschleife ab. Ich schob die Vorstellung beiseite und versuchte stattdessen meinen zukünftigen Mitbewohnern zuzuhören. Melissa bestellte vier Gläser und Bier im Krug. Sobald alles auf dem Tisch stand, goss sie jedem von uns vom honigfarbenen Getränk ein. Dann hob sie das Glas: »Auf unser neues Heim! Das wird der Oberhammer!«

Wir tranken und erzählten uns von unserem ersten Jahr nach dem College. Melissa hatte allein in einem Apartment gelebt, Greg ebenfalls. Letzterer hatte in Princeton studiert und war nun Doktorand im ersten Jahr. Chris hatte seinen Abschluss am Davidson College gemacht, das auf Geisteswissenschaften und Kunst spezialisiert war. Danach war er ein Jahr lang durch Afrika gereist. Wenn er redete, holte er mit den Händen weit aus, und wenn er lachte, erbebte der Tisch. Ich erzählte, dass ich in Manhattan gelebt hätte, die Ostküste mir aber nicht zugesagt hätte. Greg erklärte, er fände es öde, allein in einem Apartment zu wohnen, er freue sich auf die WG. Chris meinte noch, ihn habe das Jahr in Kenia für immer verändert.

Sie wollten wissen, wie es mir auf der langen Fahrt von Ohio nach Seattle ergangen sei, und als ich erzählte, stellte ich fest, dass wir vier zusammenpassten wie Topf und Deckel. Allmählich schien alles ins Lot zu kommen. Wir saßen um einen klebrigen Biertisch, aber ich denke, ich war nicht die Einzige, die ein wenig Hoffnung verspürte. Es war, als würden wir eine Familie gründen, eine Familie aus Freunden. Natürlich wollten die drei mehr über Bunker erfahren, und so erzählte ich von meinem großartigen Welpen, der sie mit Sicherheit alle gleichermaßen lieben würde. Schließlich war jeder davon begeistert, von nun an mit Bunk zusammenzuleben. Fast hätte ich geweint. Sie waren offen und zugewandt, was mich aber am meisten bewegte, war die Tatsache, dass sie mich auf Anhieb zu akzeptieren schienen. Und dass dies mein erster Abend ohne Bunker war. Ich vermisste ihn schrecklich. Wenn er nicht bei mir war, fühlte ich mich viel unsicherer. Ich wollte nicht daran denken, wie lange wir getrennt sein würden, sobald ich einen Job gefunden hatte. Und es wurde langsam Zeit, dass ich mir einen suchte. Mein Bankkonto hatte ich fast geplündert.

Wir verabschiedeten uns auf dem Gehsteig vor dem Pub und beschlossen, in einer Woche zusammenzuziehen. Melissa gab mir die Adresse des Hauses, das sie gefunden hatten, damit ich es mir vorher noch ansehen könne. Es liege im Viertel Queen Anne und sei wunderschön, sagte sie. Es habe einen riesigen Garten, den wir ganz nach Belieben gestalten dürften, vier Schlaf- und zwei große Badezimmer. Von der Terrasse vor der Küche und dem Wohn- und Esszimmer habe man einen unfassbar grandiosen Panoramablick auf Seattle und den Mount Rainier. Die Miete würde nur vierhundert Dollar pro Person betragen. Wir waren als Mieter akzeptiert worden, nachdem Chris' Mutter einen netten Brief an den Vermieter geschrieben hatte, in dem sie sich dafür verbürgte, dass wir wunderbare, selbständige und verantwortungsvolle junge Menschen wären. Ich fragte, ob es etwas ausmachen würde, dass ich noch keinen Job hätte, doch Melissa meinte, der Vermieter hätte nicht danach gefragt. »Trottel! Doch wen interessiert das jetzt noch? Wir haben den Vertrag!« Ich umarmte sie zum Abschied. Als ich zurück zu Auroras Haus fuhr, spürte ich, dass mir ein Lächeln auf den Lippen lag.

Als ich zur Tür hereinkam, begrüßte Bunker mich mit dem Tänzchen, das er immer aufführte, wenn er sich freute. Er wedelte wie wild mit dem Schwanz und trippelte von einer Pfote auf die andere. Ich nahm seinen Kopf in beide Hände, sog seinen Atem ein, hauchte einen Kuss auf sein Fell und flüsterte ihm zu: »Bald wird es uns richtig gut gehen, Kumpel!«

1618 TAYLOR AVENUE NORTH

September 1996

Schon am nächsten Tag fuhren meine Cousine Lynn und ich ins Queen-Anne-Viertel, um mein neues Domizil in Augenschein zu nehmen. Bunker lag auf dem Rücksitz, während wir die steile Straße hinauffuhren und vor dem Haus stehen blieben. Es war groß, teilweise verdeckt von einer riesigen Tanne, grau mit weißen Fensterläden. In den Blumentöpfen im Vorgarten welkten Pflanzen vor sich hin.

Wir klopften, und einer der Noch-Mieter machte uns auf. Wir hatten ihn ganz offensichtlich aus seinem Mittagsschlaf gerissen, denn er rieb sich die Augen und bot uns an, uns ohne ihn im Haus umzusehen, er müsse noch ein bisschen schlafen. Lindsay und ich zwinkerten uns zu, danach starteten wir mit unserer Erkundungstour. Das Haus war alt und zugig. Durch die großen Fenster floss das Licht ungehindert herein. Im Erdgeschoss befand sich ein großes Wohnzimmer mit offenem Kamin, flankiert von eingebauten Bücherregalen. Die Küche war klein, aber praktisch, und das Esszimmer wurde von einem riesigen Panoramafenster beherrscht, es gab den Blick frei auf Seattle. Von der Küche führte eine Tür auf eine Holzveranda, die sich um zwei Seiten des Hauses zog. Auch hier hatten wir wieder einen unglaublichen Ausblick auf den Mount Rainier. Melissa hatte nicht zu viel versprochen.

Links vom Wohnzimmer war noch ein Raum, eine Treppe führte zu den drei Schlafzimmern und dem zweiten Badezimmer im Obergeschoss. In der Küche stieg man über eine weitere Treppe in einen nicht ausgebauten Kellerraum, in dem ein senfgelber Billardtisch stand und ein Kühlschrank, auf dem in großen Lettern »Bier« zu lesen war.

Bunker und ich verließen den Keller durch eine kleine Tür, denn Melissa hatte erzählt, dass sich dahinter ein idealer Garten für einen Hund anschließe. Und auch hierbei hatte sie recht behalten. Über Stufen ging es einen Abhang hinunter, der an einem mit wildem Wein überwucherten Zaun endete. Bunker und ich marschierten bis zur Grenze des großen Grundstücks, wobei wir wucherndes Unkraut und Zweige beiseiteschieben mussten.

Ich stand ganz unten am Hügel und spähte hinauf zum Haus im Gefühl, als müsse ich diese Wildnis retten, mich darum kümmern, zeigen, wie widerstandsfähig ein Boden war, selbst wenn er lange Zeit vernachlässigt wurde. Als ich wieder hinaufmarschierte, sammelte ich zerdrückte Bierdosen und Fast-Food-Verpackungen ein. Ein längliches Etwas von einem Tier raschelte davon, es glich einer Schlange. Ich vermute, es war der Schwanz einer riesigen Ratte. Das hat wirklich Potenzial hier.

»Du wirst sehen, es funktioniert, Kumpel. Glaubst du nicht auch?«, sagte ich zu Bunker und tätschelte ihm den Rücken. Er sah mich aufmunternd an, bevor er davonwuselte, den geheimnisvollen Gerüchen im Gras nachspürend. Ich stellte mir vor, wie ich all das Unkraut jätete, einen Rasen anlegte, vielleicht sogar einen Gemüsegarten. Wie ich aus Treibholz eine Hundehütte baute, irgendwo ein paar gebrauchte Gartenmöbel auftat und uns ein schönes Plätzchen für abendliche Plauderstunden einrichtete, umgeben von blühenden Blumen und im Wind schaukelnden Lampions.

Ich wollte die Hände in die Erde stecken, ihr sagen, dass ich da war. Aber meine Cousine rief mich von der Veranda: »Komm her und schau dir die Aussicht an!« Und so kletterten Bunker und ich die Stufen zum Keller wieder hinauf. Nur dass Bunker auf einer der letzten Stufen stolperte. Seine Hinterbeine gaben nach, und er konnte sich nicht mehr aufrichten. Er jaulte. Erschrocken hob ich seinen Hintern an und sah besorgt zu, wie er die restlichen Stufen hinaufrobbte. Ich kontrollierte, ob die Stufe vielleicht ein Loch gehabt hatte, aber nichts dergleichen. Ich wollte keine große Sache daraus machen. Vermutlich war er nur ausgerutscht. Aber irgendwo im Hinterkopf meldete sich die Angst. Mom und ich hatten den Hund nicht zum Tierarzt gebracht, nach dem, was im Sun Valley geschehen war. Und wenn ihm doch etwas fehlte?

Wir standen nun neben Lindsay auf der Veranda, und die Aussicht erschlug uns fast: links der Mount Rainier, rechts das Stadtzentrum von Seattle. Darüber wölbte sich blauer Himmel, so weit das Auge reichte. Der Sonnenschein ließ uns vergessen, dass die Veranda unter unseren Schritten erzitterte. Lynn und ich lächelten uns einfach nur an, ohne Worte. Ich hatte das Gefühl, als hieße dieses große Haus mich willkommen, mit seiner Energie, seiner Offenheit, seiner lichten, luftigen Bauart. Wir bedankten uns bei dem wieder aufgetauchten Mieter, der bald hier ausziehen würde, und verließen das Grundstück. Noch eine Weile stand ich mit Bunker auf dem Gehsteig. Ich überlegte: was für ein gewaltiger Unterschied zu meinem finsteren Schlafzimmer in Manhattan! Hier konnte ich einen Rasen anlegen, Blumen pflanzen, draußen sitzen und Sonne und Regen auf meinem Gesicht genießen.

Lindsay war vierzehn, sie fand das Leben, das ich bald führen würde, supercool. Wir fuhren mit offenen Fenstern nach Hause, die Musik von Pearl Jam dröhnte aus den Lautsprechern, und wir sangen aus vollem Halse mit. Der Wind blies uns das Haar ins Gesicht, für Neuanfänger hätte es nicht besser sein können. Als wir die Brücke über den Lake Washington querten, erhob Bunker sich auf dem Rücksitz, sah aufs Wasser und heulte ebenfalls aus Leibeskräften, als müsse er dieser wunderbaren Stadt unsere Ankunft verkünden. Ich hatte das Gefühl, als würde die Sommersonne an diesem Tag nicht mehr untergehen.

Einen Augenblick lang dachte ich an den Topf auf dem Herd in meinem winzigen New Yorker Apartment, daran, wie ich zum Telefon gekrochen war. Das war weniger als sechs Monate her, aber es schien eine Ewigkeit vergangen zu sein. Alles, was mir passiert war, bevor ich Bunker bekam, gehörte zu einem anderen Leben. Ich war erst aufgewacht, als ich ihn gefunden hatte und er mich. Unsere Bindung fühlte sich so stark an, dass ich in seiner Gegenwart zu mir fand. Er heilte mich, und um ihm das zu danken, wollte ich ihm das schönste Leben ermöglichen. Er war gerade mal sechs Monate alt, immer noch ein Welpe. Aber im

Rückspiegel erkannte ich in seinen leuchtenden Augen eine alte Seele, die mich aus einem bestimmten Grund gesucht hatte. Ich dankte den Kräften, die uns zusammengebracht hatten. Liebevoll streichelte ich mit meiner freien Hand Bunkers Kopf. Er schloss die Augen und genoss die Berührung. Wir waren gemeinsam in dieses neue Abenteuer gestartet. Ich konnte es gar nicht erwarten, dass es endlich losging.

Eine Woche später zogen wir in das Haus und halfen uns gegenseitig mit allen möglichen Sachen aus. Bevor wir die Kartons auspackten, bestellten wir zur Feier des Tages eine Pizza und stießen auf der Veranda mit Redhook-Bier aus Seattle an. Auch diesmal wankte der Holzboden unter unserem Gewicht, und wir witzelten darüber, was wir wohl machen würden, wenn er tatsächlich unter uns zusammenbräche. Chris, der an der Tür stand, meinte, er würde sich am Pfosten festhalten, und wir sollten uns alle an ihm festkrallen. Es war August in Seattle, und das Wetter war einfach göttlich: warmer Sonnenschein und eine kühle Brise. Ich brachte das Gefühl tiefer Zufriedenheit, das ich empfand, mit der Stadt in Verbindung. Unser Gespräch war ein einziges langes, markerschütterndes Gelächter. Ich wusste es – Seattle und diese drei Freunde waren genau das Richtige für mich. Als ich in diesen ersten Wochen im Bett lag, ging mir immer wieder ein Gedanke durch den Kopf: Vermutlich war ich das Kind einer Familie aus dem Nordwesten und bei der Geburt mit einem Kind aus dem Mittleren Westen vertauscht worden.

Meine neuen Mitbewohner gaben mir das größte Zimmer im Haus, das im Erdgeschoss, das gleich neben der Eingangstür lag. Melissa hingegen bekam den Raum mit Blick auf den Mount Rainier. Gregs Zimmer lag direkt über meinem. Und Chris landete in dem Raum, der kaum größer war als ein Doppelbett, aber er meinte, das sei ihm egal, er werde darin ohnehin nur schlafen. Seine Großzügigkeit machte ihn uns nur noch sympathischer.

Wir packten aus, gingen mit dem Hund spazieren, kauften ein, sahen fern – alles gemeinsam. Irgendwie verschwand in dieser

Zeit auch die stete Furcht, mein Umzug nach Seattle könne sich vielleicht als ebenso krasser Fehlschlag entpuppen wie der nach New York. Meine Mitbewohner waren längst zu meiner neuen Familie geworden. Melissa lachte gern und gestand mir, ich wäre für sie eine gute, loyale Freundin. Rief sie mich an, sagte sie nur: »Hey, ich bin's.« Sie ging davon aus, dass wir uns nahestanden, was sich wie ein unerwartetes Geschenk anfühlte, auch wenn ich nicht so recht wusste, wie ich darauf reagieren sollte. Ich wollte mich ihres Vertrauens würdig erweisen, und so tat ich mein Möglichstes, um ihr diese gute Freundin zu sein. Frauenfreundschaften sind etwas Besonderes, das war mir schon lange klar, doch erst in Seattle wurde mir bewusst, dass ich nie eine beste Freundin gehabt hatte. Und so waren Melissa und ich bald unzertrennlich. Wir saßen eng aneinander gekuschelt auf der Couch, und es war uns egal, wie dick unser Hintern werden würde, weil wir uns am Sonntagvormittag zum dritten Mal den Teenie-Film *Das darf man nur als Erwachsener* ansahen. Gib doch mal das Ben & Jerry's rüber.

Melissa liebte Bunker, und er betete sie an. Sie rief ganz laut: »Bunka, aruuuu!«, wenn sie ihn sah. Und er sprang auf sie zu, drehte sich in der Luft und stimmte dann in das Geheul ein. Er war unser Kumpel, unser aller Kumpel, und ich fühlte mich wie eine alleinerziehende Mutter, die in eine Kommune gezogen war und glücklich zusah, wie alle sich um ihr Kind kümmerten.

Bunker liebte sämtliche Mitbewohner, aber am liebsten war er mit Greg zusammen, der in seinem Labor unermüdlich schuftete und forschte. Nicht selten radelte er um Mitternacht nach einem vierzehnstündigen Arbeitstag nach Hause. Und sobald Bunker den Schlüssel in der Tür hörte, schlich er in den Flur hinaus und begrüßte ihn, den Letzten aus unserer Familie, der zurückgekehrt war. Wenn Greg nach den Goldfish Crackern griff und sich für *SportsCenter* auf dem Sofa in Position brachte, legte sich Bunker neben ihm nieder. Dabei plazierte er sein Kinn auf Gregs Schoß und hoffte, dass diesem vielleicht der ein oder andere Cracker aus der Hand fallen würde.

Greg hatte bei seinem Einzug nicht mehr als eine Matratze, eine Kommode, einen Futon, einen alten Fernseher und einen Müllsack voller Schuhe und Klamotten. Als ich ihn nach seinen restlichen Möbeln fragte, meinte er, in seinem Apartment hätte er Pappkartons als Stühle und Tische benutzt. Und außerdem sei er ja sowieso nie zu Hause. »Meine alte Wohnung lag über einem Futon-Laden in einer ziemlich lauten Straße«, fügte er hinzu. »Ein Scheißzimmer.« Ich empfand ihm gegenüber eine Zärtlichkeit, die sich ein wenig wie Verliebtsein anfühlte, doch ohne das Stürmische dabei. Normalerweise zeigte sich Verliebtsein bei mir so, als müsse ich sofort und auf der Stelle dem Betreffenden meine Empfindungen offenbaren, weil er sich sonst womöglich einer anderen Person zuwenden könnte. Hier aber war es mehr eine stille Bewunderung, und ich ließ einige Wochen lang meine Gedanken bei dieser Gefühlen verweilen. Ich genoss einfach die Vorstellung, dass ein hübscher Junge mit blauen Augen in dem Zimmer über mir schlief. Ich erinnere mich noch daran, wie ich dem Geräusch seiner Schritte auf den quietschenden Fußbodenbrettern lauschte und mir ausmalte, wie es wohl wäre, auf Zehenspitzen in sein Zimmer zu schleichen und neben ihm ins Bett zu schlüpfen.

ARBEIT

September 1996

Ich brauchte einen Job. Ich hatte nur noch siebenhundert Dollar auf dem Konto, und vierhundert würden in wenigen Wochen für die Miete draufgehen. Mein Jahr im New Yorker Verlagswesen half mir nicht, in Seattle Kontakte zu knüpfen oder gar einen Job zu finden, also bewarb ich mich bei einer Zeitarbeitsfirma. Mein erster Arbeitstag sollte mich in eine große Anwaltskanzlei führen, als Empfangsdame. Am Abend vorher lag ich wie versteinert im Bett, weil ich mir nicht vorstellen konnte, wie ich diese Zeit ohne Bunker überstehen sollte. Bunker zurückzulassen war, als hätte man mir ein lebensnotwendiges Medikament entzogen und mich zu einem Marathonlauf gezwungen. Ich fand den Gedanken schrecklich, stundenlang hinter einem Schreibtisch in einem Büro zu sitzen. Aber ich würde trotzdem früh aufstehen, auf einen Spaziergang mit Bunker verzichten, duschen und mich fertig machen. Ich hatte gar keine andere Wahl. Ich würde mir meinen schwarzen Rock anziehen und mir sagen, dass ich es schon schaffen würde. Schließlich war es nur ein Teilzeitjob. Ich musste nur fünf oder sechs Stunden ohne ihn auskommen.

Am nächsten Tag ging ich natürlich mit Bunker frühmorgens spazieren. Sein rötliches Fell glänzte im Licht der aufgehenden Sonne. Es war ein wolkenloser Tag, das schien wie ein gutes Omen. Ich sagte ihm, dass ich leider fortmüsse, aber bald zurückkehren würde und dass er in seiner Box keine Angst haben müsse. Die beiden Fixpunkte in seinem noch jungen Leben waren seine Box und ich. Und so trottete er auch diesmal anstandslos hinein und erhielt von mir sein Leckerli. Ich sagte ihm, dass ich ihn liebte und dass ich so bald wie möglich wieder hier sein würde. Dann öffnete ich das Fenster in meinem Raum einen Spalt, damit er genügend frische Luft hatte, und verließ das Haus.

Ich vermisste ihn augenblicklich. Schon an der Bushaltestelle musste ich mir gut zureden, um nicht zurückzugehen und mich mit ihm in meinem Zimmer einzuschließen, um nie mehr herauszukommen. Als der Bus auftauchte und er dann langsam den Hügel hinunterrollte, sah ich das Fenster, hinter dem sich Bunker befand, im Rückfenster verschwinden. Ich ließ meinen Blick umherschweifen und gewann den Eindruck, niemand im Bus könne nachempfinden, wie ich mich gerade fühlte. Niemand wusste, wie schlimm es für mich war, von dem einzigen Geschöpf getrennt zu sein, das mich retten konnte. Ob hier wohl jemand war, dem es ähnlich erging? Ich entschied, dass die meisten Leute mich wohl für verrückt halten würden, wenn sie wüssten, wie sehr ich an meinem Hund hing. Auf einmal glaubte ich, isoliert zu sein, ganz allein in einer Welt, die es so nur in meinem Kopf gab. Ich befand mich an einem Ort, den ich nur zu gut kannte. Auf einmal fühlte ich mich der alten Julie wieder sehr nahe, jene Julie, die in der New Yorker U-Bahn versucht hatte, sich unsichtbar zu machen.

Plötzlich drehte sich eine ältere Dame zu mir um. Sie presste ihre schwarze Kunstledertasche an die Brust, lächelte mich an und meinte: »Ach, mein liebes Kind, Sie haben ein so schönes Wesen. Ich kann das sehen.« Ihre Stimme war leise, fast wie die eines kleinen Vogels. Ich erschrak, dann aber dankte ich ihr, setzte mich neben sie und sagte: »Vielen, vielen Dank. Sie sind ein ebensolcher Mensch.«

Durch die Begegnung mit dieser mir vollkommen fremden Frau schaffte ich es durch meinen ersten Tag. Der Job war ganz in Ordnung. Die Empfangschefin trug einen knallroten Hosenanzug und hatte so viel Haarspray benutzt, dass nicht eine einzige Strähne wagte, ihr unbotmäßig über die Stirn zu fallen. Sie nahm mich auf eine gütig-mütterliche Weise unter ihre Fittiche. Als die Uhr von 13:59 auf 14:00 sprang und mein Dienst zu Ende war, sprang ich, obwohl ich vor Hunger fast starb, weil ich das Mittagessen ausgelassen hatte, sofort in den nächsten Bus nach Hause.

»Bunker!«, rief ich und schleuderte meine Tasche in die Ecke. »Ich bin da!« Ich setzte mich auf den Boden, und er marschierte zu mir herüber, kuschelte sich an mich, stupste mich mit der feuchten Nase. Vor Glück lief mir ein Schauder über den Rücken.

Alle Ängste des Tages fielen von mir ab. »Gassi gehen?«, fragte ich. »Willst du raus?« Er kannte den Satz, und so lief er im Kreis auf die Vordertür zu. Ich schnappte mir in der Küche ein Bagel und hielt es zwischen den Zähnen, während ich Rock und Bluse auszog und in Trainingshosen und ein T-Shirt schlüpfte. Ich schnürte mir die Sneaker zu, klippte die Leine am Halsband ein, und weg waren wir.

Bald wurde der tägliche Spaziergang durch die Queen Anne Avenue zur Routine. Ich hatte ihm beigebracht, an jeder Kreuzung stehen zu bleiben und sich hinzusetzen, bevor er die Straße überquerte. Ein paar Blocks weiter gab es ein Fußballfeld, das nachmittags von Hundebesitzern wie ein Park benutzt wurde. Dort traf Bunker andere Vierbeiner, die er beschnüffeln konnte. Er lief nie viel herum, sondern saß meistens neben mir und lehnte sich an mein Bein. Freundliche Hundebesitzer kamen zum Plaudern zu uns und erwähnten unweigerlich, wie brav Bunk doch an meiner Seite bleiben würde. Ich lächelte dann und meinte, das sei typisch für Golden Retriever, sie würden sich eher für Menschen als für Tiere interessieren.

Nachdem wir an jenem Nachmittag zurückgekehrt waren, legte Bunker sich auf dem Boden schlafen, während ich mit Melissa über ihren Freund sprach, der in letzter Zeit immer öfter davon sprach, ob man sich nicht trennen sollte. Sie fand das idiotisch, ihrer Meinung nach hätten sie eine tolle Beziehung. Jedenfalls war sie zum ersten Mal total verliebt, er aber glaubte, sie sei vielleicht doch nicht die Richtige für ihn. »Ich begreife es einfach nicht«, sagte sie und wischte sich die Tränen weg. »Ich dachte immer, es würde gut zwischen uns sein. Aber wahrscheinlich liebt er mich nur nicht.« Ich reichte ihr Taschentücher, saß mit ihr unter der warmen Decke und hörte ihr zu. Ich kannte das Gefühl, deshalb wollte ich für sie da sein. Ich wusste, dass man Liebeskummer kaum verstehen kann. Er macht einen auf eine Weise fertig, die man nie geahnt hätte. Ich wusste, dass sie die Gespräche mit ihm in Gedanken immer und immer wieder abspulen, dass sie sich auf eine fast krankhafte Weise nach ihm sehnen würde, das Telefon anflehen würde, doch endlich zu läuten. Sie würde sich ständig und überall nach ihm umsehen. Ich versuchte, einfach nur zuzuhören.

An den ersten Wochenenden machte ich mich im Garten zu schaffen. Wir lebten noch keinen Monat hier, doch der hintere Bereich sah schon viel besser aus. Ich hatte das Unkraut gejätet, den Müll aufgesammelt, einen schmalen, gewundenen Weg angelegt und ihn mit den Ziegeln und Steinen gepflastert. Ich baute sogar eine behelfsmäßige Hundehütte. Bunker und ich brachten lange Nachmittag damit zu, knietief im Schlamm versunken, während die Mitbewohner uns von der Veranda aus zusahen und hin und wieder ein paar bewundernde Worte über unsere Fortschritte fallen ließen. Anfangs war ich unsicher ob meiner wilden Entschlossenheit, den hinteren Garten in Angriff zu nehmen, dann aber dachte ich daran, was Bunker brauchte und ich mir für ihn wünschte. Außerdem lag mir das Gärtnern im Blut. Wenn ich dann schweißüberströmt und mit Insektenlarven bekränzt ins Haus zurückging und all die Kratzer von den zahlreichen Dornen versorgte, fühlte ich einen leisen Stolz, weil ich wohl doch meiner Mutter Tochter war.

FEUER UND LUFT

Oktober 1996

Wir lebten schon ein paar Monate zusammen in dem großen Haus, als Greg, Chris und ich eines Tages meinen Ford Explorer nahmen und zum Gorge Amphitheater fuhren, der vermutlich weltweit schönsten in einer Landschaft gelegenen Freiluftbühne. Sie befand sich nur wenige Autostunden östlich von Seattle. Melissa konnte nicht mit uns kommen, weil sie arbeiten musste, aber auch, weil sie ein Gespräch mit ihrem mittlerweile Ex-Freund hatte. Sie wollte verstehen, warum diese Beziehung auseinandergegangen war, und für sich einen Abschluss finden.

Wir wollten uns im Gorge Phish anhören, eine Rockband. Ich genoss das Herumhängen mit den Jungs, während wir mit vielen anderen im Gras saßen. Die Gruppe sagte mir nicht viel, aber von Greg fühlte ich mich immer stärker angezogen. Er war klug und witzig, und es machte Spaß, mit ihm auszugehen. Wir drei tanzten zu den Jamsessions, tranken Bier und machten das übliche Foto mit Gorge im Hintergrund, einem tiefen, felsigen Canyon, der so malerisch wirkte, dass es fast schon künstlich aussah.

Nach dem Konzert fuhren wir durch die dunklen, steilen Berge zurück. Chris schlief auf dem Rücksitz, als ich Greg nach seinem Sternzeichen fragte: »Willst du das jetzt wirklich wissen? Echt, ich habe keine Ahnung. Ich glaube, ich bin Schütze.« Das war das Sternzeichen, das am besten zu meinem passte: Waage. Und so nahm ich es als Zeichen, dass meine schwebende Verliebtheit nun ein ernsthafteres und vielleicht begründetes Stadium erreicht hatte.

»Oh Mann«, sagte ich und lächelte. Er lächelte auch, als wüsste er genau, wovon ich redete. Andererseits wollte ich aber auch unser gutes WG-Verhältnis nicht gefährden, was vermutlich der Fall wäre, würden wir beide etwas miteinander anfangen. Wir waren vier Freude, die gemeinsam in einem Haus lebten. Wenn zwei davon eine Beziehung eingingen, würde sich alles verändern, zumal Melissa gerade ihre schwierige Trennung zu verarbeiten hatte. Vermutlich war es keine gute Idee, wenn Greg und ich uns zusammentaten. Ich erinnere mich jedoch noch, dass ich mich an jenem Abend irgendwie überwältigt fühlte, während wir auf dem Rückweg zu unserem Heim auf dem Hügel waren. Die Straße war dunkel, Chris schnarchte, und ich gab meinen Gefühlen für Greg langsam nach. Aber es war anders als früher, wo meine Emotionen mich stets so heftig mitrissen, dass ich den Boden unter den Füßen verlor. Dies hier war kein Blitzschlag. Ich wankte kein bisschen. Ich dachte nur in aller Seelenruhe: »Diesen Mann könnte ich wirklich lieben.«

Im Oktober, zu meinem Geburtstag, besuchten mich meine Eltern für drei Tage. Ich wohnte erst seit sechs Wochen in unserem neuen Haus, und ich fand, dass es fast ein bisschen zu früh war, andererseits war ihr Kommen auch fällig. Ihre Ermutigung, ihr Lob taten mir gut. Bisher hatte ich alles ganz gut allein gepackt, doch ihre Begeisterung über meine jüngste Entwicklung gab mir das Gefühl, als hätte ich ein wahres Wunder vollbracht. Die Frage war nur, ob es dauerhaft sein würde.

Als wir in der Stadt abends zusammen in einem Restaurant saßen, fragten sie, ob die Depression wohl wiederkehren könnte. Darauf hatte ich keine Antwort. Woher sollte ich das wissen? Ich hatte ja auch bei meinem Zusammenbruch in New York keine Vorzeichen gespürt. Im Moment fühlte ich mich in Ordnung. War das nicht genug? Solche Gespräche gaben mir das Gefühl, einen Drahtseilakt zu vollziehen. Ein falscher Blick, ein falscher Gedanke, und ich würde mich am Seil verhaken und in den Abgrund stürzen.

In der ersten Nacht, die meine Eltern in Seattle verbrachten, war Greg mit ein paar Freunden aus, um mit ihnen ein Bier zu trinken. Meine Eltern schliefen in meinem Bett, daher musste ich auf dem Futon im Wohnzimmer nächtigen. Ich lag halb wach im Dunkeln, als Greg zur Tür hereinkam. Das Licht der Straßenbeleuchtung drang herein, und Bunker stand auf, um Greg schwanzwedelnd zu begrüßen. Der Hund keuchte, und Greg bückte sich, um ihn zu streicheln. »Hallo«, sagte er. »Tut mir leid, ich wollte dich nicht wecken, Kumpel.« Dann schloss er die Tür und schlich auf Zehenspitzen an meinem Futon vorbei. Ich öffnete die Augen und lächelte ihn an. »Habe ich dich geweckt?«, fragte er.

»Nein, ich hab nur meinen Tagträumen nachgehangen«, sagte ich.

»Vor-Träumen«, korrigierte er mich. »Da planst du, was du träumen wirst, sobald du eingeschlafen bist.« Er setzte sich auf den Rand des Futons und befreite sich vom Rucksack. »Das kann man gar nicht früh genug machen«, meinte er.

»War der Abend schön?«, fragte ich und streckte die Arme über den Kopf. Er erzählte, dass sie im Big Time gewesen waren, seiner Lieblingsbar in der Nähe der Uni. Dann verstummte er mit einem Mal. Er sah mich nur an. Ich fragte mich, ob er auch diese Verbundenheit fühlte, da beugte er sich vor, nahm mein Gesicht in beide Hände und küsste mich. Einen Moment lang dachte ich an meine Eltern im Zimmer nebenan, dann aber löste sich die Wirklichkeit auf in diesem Kuss und im Gewicht seines Körpers, der bald über meinen glitt. Ich erinnere mich noch, dass ich dachte, wie viel mehr *Mann* er war, als ich je kennengelernt hatte, mit seinen breiten Schultern und seinen kräftigen Armen. Mein Körper wölbte sich seinem Kuss entgegen. Wir genossen diese Nähe, bis er sich von mir löste. »Ich möchte nicht am Morgen hier von deinen Eltern entdeckt werden«, flüsterte er mir zu und lächelte.

»Ja«, antwortete ich. »Das verstehe ich nur zu gut.«

»Wir sehen uns morgen«, fügte er hinzu, küsste mich und stand auf. Als er zur Treppe ging, drehte er sich noch einmal um: »Mann, das wollte ich schon so lange tun.« Er lachte, deutete ein Siegeszeichen an und verschwand über die Treppe nach oben.

Ich hielt mir die Hand vor den Mund und strampelte wie verrückt auf meinem Futon herum. *Er hatte das also schon lange tun wollen.* Das war eines der schönsten Dinge, die je jemand zu mir gesagt hatte.

Den nächsten Tag verbrachte ich mit meinen Eltern und Tante Aurora in meinem favorisierten Park von Seattle, Marymoor genannt. Aurora und ihre Töchter hatten mir und Bunker den Park gezeigt, zusammen mit ihrem Hund Brandy. Ich war völlig begeistert, als ich Bunker zusah, wie er sich in den Sammamish River stürzte, um Stöcke und Bälle herauszuholen. Oder wie er unter Bäumen interessanten Spuren nachschnüffelte. Bunker liebte das Wasser. Schwimmen war seine absolute Lieblingsbeschäftigung. Und wenn Bunker glücklich war, war ich es auch. Mein Vater und ich spazierten auf einem ruhigen Weg, waren den anderen ein Stückweit voraus. Als wir außer Hörweite waren, sagte er: »Wow, Bunker liebt diesen Park.«

»Ich weiß«, erwiderte ich. »Mindestens einmal in der Woche versuche ich hierherzukommen. In dieser Anlage ist er am allerliebsten.«

»Und du? Bist du immer noch glücklich?«

Ich machte ein paar Schritte, lächelte, stieß mit dem Fuß in einen Laubhaufen und sagte: »Und wie.« Ich dachte an Gregs Kuss gestern Nacht, meinen Job, der mir nicht allzu viel abverlangte, aber trotzdem genug einbrachte. Und an meine täglichen Heilspaziergänge mit Bunker. Ich hatte mir überlegt, dass ich gern wieder mehr schreiben würde, dass ich mir vielleicht doch noch einen Job in einem Verlag suchen würde, aber ganz ohne Druck. Ich dachte an Melissa und Chris und Greg und unser Haus. Daran, wie wir kürzlich ein Fass Bier bestellt und all unsere Freunde zu Pizza und Bier geladen hatten. Einer unserer Freunde war auf dem Billardtisch eingeschlafen und wir hatten ihm Goldfish Crackers in die Nase gesteckt und Fotos gemacht.

»Mir geht es wirklich bestens, Dad. Seattle tut mir gut.«

Er legte den Arm um meine Schultern und drückte mich an sich. Dann hauchte er einen Kuss auf meinen Scheitel und sagte: »Ich bin so froh, Julie.« Seine Stimme brach: »Ich freue mich so für dich.«

Bunker lief ein paar Schritte vor uns her, plötzlich schien er aber zu stolpern. Seine Hinterbeine gaben nach, als wären sie von einem Moment auf den anderen gelähmt. Er wimmerte und jaulte, fiel zu Boden und stieß einen fast menschlichen Schmerzensschrei aus. Ich lief zu ihm hin. Mein Vater auch. Bald knieten wir beide über Bunker und versuchten, ihn vorsichtig zu berühren. Er lag auf der Seite, atmete schwer und wedelte mit dem Schwanz.

»Was zum Teufel war das denn?«, fragte mein Vater.

»Keine Ahnung. Er ist einfach hingefallen.« Ich strich sanft über seinen Rücken, seine Hüften, seine Hinterbeine. Bunker lag nur da, keuchte und lächelte uns an. Meine Mutter und Tante Aurora kamen herbei, und Aurora meinte entsetzt: »War das *Bunker*, der so geschrien hat?«

Sie kniete nieder und flüsterte ihm beruhigend zu: »Sch, sch. Alles okay, Kleiner. Dir tut etwas weh, stimmt's?« Sie sah mich alarmiert an. Ich konnte sehen, dass sie etwas sagen wollte, sich dann aber eines Besseren besann. Ich stellte mir natürlich gleich das Allerschlimmste vor. Knochenkrebs. Hundeleukämie.

»Was ist?«, fragte ich. »Was hat Bunker?«

»Ich weiß nicht«, sagte Aurora und hörte sich dabei sorgloser an, als ihr Gesicht wirkte. »Vielleicht ist er in ein Loch getreten oder so etwas. Möglicherweise hat er sich den Fuß verstaucht. Versuchen wir mal, ihn wieder auf die Beine zu bringen.« Sie plazierte mich neben Bunker, dann ging sie ein paar Meter weg und rief ihn. Er erhob sich nicht. »Komm du mal her, Julie. Ich fange ihn auf, falls er umfallen sollte. Du rufst ihn jetzt.«

Meine Hände zitterten. »Bunker«, lockte ich und bewegte mich langsam von ihm weg. »Komm, Kleiner. Kannst du aufstehen? Komm, wir gehen zurück zum Auto.« Brandy rannte auf mich zu, dann sauste er weiter zum Bach. »Komm, Kleiner.« Bunker keuchte, schließlich stand er auf und wackelte auf mich zu.

»Siehst du«, sagte Aurora wenig überzeugend, »es geht ihm eigentlich gut.«

Bunker hinkte und verließ den Platz an meiner Seite nicht mehr, während wir zurück zum Wagen gingen. Er tollte nicht herum. Er spielte nicht. Er lief nicht, wie ein sieben Monate alter Welpe laufen sollte, sondern ging wie ein alter Hund, der sich kaum noch aufrechthalten konnte. Ich sah, wie Aurora meiner Mutter etwas zuflüsterte. Ich stellte mir das Allerschlimmste vor, während Bunker nicht von meiner Seite wich.

Meine Eltern sollten am nächsten Morgen zurück nach Ohio fliegen. Ich versprach, Bunker zum Tierarzt zu bringen, aber allein der Gedanke daran ließ mich vor Furcht erstarren.

Als ich Mom und Dad zum Flughafen fuhr, schien Bunker wieder in Ordnung zu sein. Er hüpfte ohne zu zögern ins Auto. Doch der Kummer ließ mich nicht los. Meine Mutter saß mit ihm auf dem Rücksitz. Sie meinte, ich solle ihn auf jeden Fall zum Tierarzt bringen, nur um sicher zu sein. Aber ich müsse mir keine Sorgen machen, vermutlich sei er einfach nur gestolpert.

Ich nickte, weil ich nicht darüber nachdenken wollte. Allein die Vorstellung, mit Bunker könnte etwas nicht stimmen, versetzte mich in Angst und Schrecken. Und so erzählte ich, dass ich mir überlege, mit Greg eine Beziehung anzufangen. Mein Vater versuchte, seine tiefe Befriedigung zu verbergen. »Ja, er scheint ein cooler Typ zu sein«, meinte Dad nach einer Weile. Dann zwinkerte er – nicht allzu heimlich – meiner Mutter zu. Die beiden hatten also nichts dagegen.

ERBLÜHEN

November 1996

Greg und ich machten langsam Fortschritte. Unsere Liebesgeschichte war eine heimliche. In diesen Herbstmonaten schlich Greg, wenn alle zu Bett gegangen waren, die Treppen herunter in mein Zimmer oder ich hinauf in seines. Ich weiß noch gut, wie ich auf Zehenspitzen ging und fluchte, weil die Holzdielen und Türangeln so laut quietschten. Wir wollten Melissa und Chris nicht wissen lassen, dass wir ein Techtelmechtel hatten. Das hätte die wunderbare Energie in diesem Haus unwiederbringlich verändert.

Bunker war seit dem Vorfall in Park nicht mehr gestolpert und hatte auch sonst keine Anzeichen von gesundheitlichen Problemen gezeigt, also schob ich den Besuch beim Tierarzt immer weiter hinaus. Nachts kletterte er behutsam mit mir die Treppe nach oben, als wisse er, dass er leise sein müsse. Wenn wir Gregs Zimmer betraten, lag dieser meist lesend im Bett. Kaum erblickte er mich, legte er seine Papiere beiseite und nahm mich in die Arme. Bunker lag währenddessen auf dem Boden und döste seelenruhig ein. Greg und ich unterhielten uns flüsternd und lernten uns allmählich besser kennen. Greg war witzig, manchmal musste ich mich zusammenreißen, um nicht laut loszulachen. Es dauerte nicht lange, dann küssten wir uns, streichelten einander, zogen uns gegenseitig aus. Manchmal hörten wir Chris oder Melissa ins Badezimmer gehen, dann erstarrten wir zu Eis und unser Verlangen nach dem anderen wurde immer größer. Unsere Geschichte war eben ein Geheimnis und ein klein bisschen verboten.

Spürte ich nach dem Aufwachen Gregs Gewicht neben mir im Bett, legten sich meine Arme völlig automatisch um ihn, als wüssten sie, dass es genau das war, was ich im Moment brauchte. Ich hielt die Augen geschlossen, und wir bewegten uns gemeinsam, die Lippen auf dem Nacken des anderen, tief und ruhig atmend. Unsere Küsse waren vorsichtig, tastend, unschuldig forschend. Unterhalb der Taille war noch Tabuzone. Ich hatte ihn darum gebeten. Er respektierte meine Wünsche. Ich fragte mich manchmal, ob er mich nur wollte, weil er mich nicht ganz haben konnte. Dann aber spürte ich seine Hände, seine sanften, zarten, hornhautfreien Hände, die Hände eines Intellektuellen, eines Denkers. Gerade ihre Weichheit schenkte mir das Vertrauen, dass es mit diesem Mann anders sein würde. Ich weiß noch, wie ich dachte: *Ich kann einen netten Mann lieben.* Der Gedanke war wie eine Erleuchtung für mich.

Wir redeten nie darüber, was wir nachts trieben. Manchmal strich Greg mir zärtlich mit dem Finger über den Oberschenkel, wenn er in der Küche an mir vorbeiging. Diese sanfte Berührung löste einen Feuerregen in mir aus. Doch ein Teil von mir hielt sich noch zurück. Es schien mir zu früh, um einen neuen Freund zu haben. Seit ich achtzehn war, hatte ich ständig Beziehungen gehabt, und keine hatte länger gedauert als ein paar Monate. Es war schön, einen Freund zu haben, doch im Augenblick sehnte ich mich mehr nach Unabhängigkeit. Die paar Monate, die ich als Single in Seattle verbracht hatte, hatten mir erstaunlich gutgetan. Greg meinte, dass er meine Eigenständigkeit bewundere. Wir hatten stundenlang Spaß miteinander, lachten, fummelten und redeten. Das war nicht die Art von Liebe, von der ich gänzlich besessen war. Es war locker und lustig, nicht so verzweifelt wie das Gefühl, das ich für Will und Brian empfunden hatte. Bei ihnen hatte ich eine Sehnsucht verspürt, die mich verrückt gemacht und unweigerlich in seelische Qualen gemündet hatte. Diese Liebe, die ich für beide Männer entwickelte, hatte mich gelähmt, da ich Furcht davor gehabt hatte, etwas zu verlieren, was mein Lebenselixier war. Jetzt aber ging es mir auch gut, wenn Greg und ich eine Zeit lang keinen Kontakt hatten. Ich wartete nicht auf seinen Anruf. Ich war nicht frustriert, wenn er einige Tage nicht zu mir kam. Ich fragte mich, ob das bedeuten konnte, dass ich mich nicht wirklich für ihn interessierte. Ich fühlte mich toll mit ihm, aber ebenso gut ohne ihn. Meine Unabhängigkeit zu wahren fühlte sich anders an als die Liebe, die ich bisher gekannt hatte. Allein aus diesem Grund stellte ich unsere Beziehung in Frage. Sie war einfach. Er war einfach. Er war gelassen und witzig und benahm sich nicht, als sei ich sein Besitz. Er war an mir interessiert, er mochte mich. Aber er erwartete nicht von mir, dass ich jede Sekunde mit ihm verbrachte. Es machte ihm nichts aus, wenn ein anderer Mann hier anrief und nach mir fragte, nicht einmal, wenn es Will war. Er ermutigte Melissa und mich ständig, allein auszugehen. »Amüsiert euch«, sagte er und meinte es auch. »Einen schönen Abend noch.«

Melissa und ich hatten einen Mordsspaß, als wir uns außerhalb von Seattle unsere Lieblingsband The Super Sonic Soul Pimps anhörten, vor der Bühne tanzten und spekulierten, wie wir nur an den hammermäßigen Bassisten rankommen könnten. Einmal hatte Melissa noch keine Lust, nach Hause zu fahren. Ich aber war müde und nahm den Bus zurück. Das Haus war leer, Greg arbeitete noch und Chris war mit Freunden unterwegs.

Ich kuschelte mich mit Bunker aufs Sofa, nahm das Telefon und rief Will an. Wir redeten immer noch miteinander. Die Wahrheit war: Von dem Mann, der nie da war, wenn ich ihn brauchte, konnte ich nicht genug kriegen. Er sagte mir, mich zu verlassen sei der schlimmste Fehler seines Lebens gewesen. Und ich wollte ihn das sagen hören, tausendmal und mehr. Ich sog seine Reuebekenntnisse förmlich in mich auf. Ich wollte glauben, dass keiner der Männer in meinem Leben mich je hatte verletzen wollen. Ich wollte, dass mein Vater mir sagte, er hätte sich gewünscht, öfter zu Hause zu sein, weniger zu arbeiten, dann hätte er nicht unser ganzes Familienleben verpasst. Ich wollte glauben, dass Clay eines Tages kommen und mir sagen würde, dass er nicht wisse, warum er mich gejagt, geschlagen und beleidigt hätte. Ich wollte, dass er mir wieder und wieder erklärte, dass das mit mir gar nichts zu tun gehabt habe, dass alles in Ordnung sei, dass er mich eigentlich ganz gern habe.

SCHNEESTURM IN SEATTLE

Dezember 1996

Melissa litt immer noch unter ihrer Trennung und hatte sich über Weihnachten länger freigenommen, um die Zeit zu Hause bei ihren Eltern zu verbringen. Sie hatte mich gebeten, sie am 30. Dezember vom Flughafen abzuholen. Ich musste an jenem Montag arbeiten, hatte es mir aber vorgemerkt. Mittlerweile war ich Vollzeit-Empfangsdame in einer Anwaltskanzlei in der City. Kurz nachdem ich dort angefangen hatte, tauchte nahezu jeden Tag ein sehr gut aussehender Fahrradkurier bei mir an der Empfangstheke auf. Genau der Typ Mann, in den ich mich früher immer verliebt hatte: der Freibeutertyp, groß und ein wenig ungeschliffen, der für nichts stand als Ärger. Er hieß Glenn und bat mich, mit ihm auszugehen. Ich sagte ja. Es musste ja schließlich keiner wissen. Ich konnte ja einfach mal sehen, wie es lief. Greg und ich hatten immer noch nicht miteinander geschlafen, hatten nicht darüber gesprochen, ob wir eine Beziehung hatten oder nicht. Da konnte so ein kleines Date doch nicht schaden.

An jenem Tag meldete das Radio, dass es einen Schneesturm geben würde. Die Straßen über die Cascade Mountains wären gesperrt. Die Wetterfrösche warnten weiterhin, dass bis zu eineinhalb Meter Schnee fallen könnten. Würde dann Tauwetter einsetzen, würden die steilen Straßen der Stadt sich in Sturzbäche verwandeln. Im Büro waren der Sturm und dass die Kanzlei am Dienstag vermutlich geschlossen bleiben würde das beherrschende Gesprächsthema. Ich schenkte all dem nicht viel Gehör, weil mich mein heimliches Date beschäftigte.

Wir gingen in eine Bar in Belltown, tranken ein paar Bier und plauderten mit den Barkeepern über den Sturm. Glenn war sportlich und attraktiv. Er hatte dunkles Haar und ein schelmisches Lächeln. Er wollte eigentlich nur über sein Motorrad und sein neues Tattoo reden, das er sich nächstes Wochenende stechen lassen wollte. Seine völlige Informationssperre in Bezug auf sein persönliches Leben führte bei mir zu der Vermutung, dass er eine Freundin hatte oder vielleicht sogar eine Frau. Durch die Fenster der Bar sahen wir, wie der Schnee in dicken Flocken zu Boden fiel. Wir rauchten eine Zigarette nach der anderen und tauschten Banalitäten über die Schönheit fallenden Schnees aus. Schließlich meinte Glenn: »Ich wohne ziemlich weit draußen. Vielleicht könnte ich bei dir übernachten.«

Ich wusste genau, worauf er hinauswollte. Also grinste ich, ein wenig schwindelig von all dem Nikotin, und sagte: »Klar. Das ist bestimmt viel sicherer für dich.« Ich stieß den Rauch aus den Mundwinkeln. Die Emotionen schlugen Purzelbaum. Ein Teil von mir wollte nicht, dass er bei mir übernachtete, aber ich sah mich nicht in der Lage, einem Mann gegenüber ein Nein zu äußern. Ich wollte seine Gefühle nicht verletzen oder ihn traurig machen, weil ich nicht wollte, dass er *meine* Gefühle verletzte oder *mich* traurig machte.

»Sollen wir zahlen?«, fragte Glenn und versenkte seinen Blick tief in meinen.

Wir nahmen den Bus, und zurück im Haus verschlossen wir meine Zimmertür und fielen ins Bett. Ich wusste nicht mal, ob ich es wollte, aber ich tat es. Ich hatte noch nie einen One-Night-Stand gehabt. Der kurzen Ekstase mit Glenn folgten Reue und Schuldgefühle auf dem Fuß. Als ich in jener Nacht nackt neben Glenn lag, hörte ich Greg heimkommen. Er stieg die Treppen zum Haus hinauf, trat durch die Eingangstür, ging in die Küche und kam zu meinem Zimmer. Augenblicklich wurde mir bewusst: Ich hatte diese durch und durch schöne Geschichte mit Greg versaut. Es war zu einfach gewesen, zu gesund. Nun war es Mitternacht, Greg hatte seit neun Uhr morgens gearbeitet. Er klopfte leise, um Chris nicht zu wecken. Melissa war auf der Heimreise von Ohio nach Seattle, und eigentlich hätte ich sie vom Flughafen abholen sollen, aber ich nahm an, ihr Flug sei ohnehin gestrichen worden.

Stattdessen lag ich hier nackt neben einem Mann, der mir nichts bedeutete und dem ich genauso egal war. Glenn schlief tief und fest, während ich Visionen hatte, in denen ich ihn zum

Fenster hinausschob, auf den Gehsteig. Greg klopfte wieder, und nun begann Bunker, sich zu regen. Er hob den Kopf und sah mich an, als wollte er sagen: *Na, das hast du ja gründlich vermasselt.*

Ich schloss die Augen, atmete tief durch und ignorierte Gregs drittes Klopfen, während ich meine möglichen Ausreden durchging: Ich hätte schon geschlafen und sein Klopfen überhört. Ich hätte mich nicht gut gefühlt und sei mit den Kopfhörern eingeschlafen. Mir wurde fast schlecht, als ich realisierte, dass Greg wissen musste, dass ich nicht allein war. Glenns nasses Fahrrad stand ja gegen den Kamin gelehnt im Wohnzimmer.

Bald vernahm ich seine langsamen Schritte auf der Treppe nach oben. Ich vergrub das Gesicht in meinen Händen. Gregs Bett quietschte über mir, als er sich schlafen legte. Ich hätte Glenn am liebsten allein zurückgelassen, um die Treppe hinaufzuschleichen und mich neben den gütigen, schönen Mann zu legen, von dem ich wusste, dass er mich gut behandeln würde. Was hatte ich da nur angestellt? Ich malte mir aus, wie ich Glenn einen Zettel hinlegte, auf dem ich ihn anflehte, doch bitte sofort nach dem Aufwachen zu verschwinden. Aber ich lag unter Glenns muskulösem Arm und war unfähig, mich zu bewegen – nicht weil ich mich nicht von dem Arm hätte befreien können, sondern weil ich Angst hatte. Ein Teil von mir wollte eben auch das: wilden Sex mit Glenn, einem Mann, von dem ich genau wusste, dass er mir weh tun würde, mich verlassen, mich behandeln würde wie den letzten Dreck. Das war das Muster, das ich kannte. Es war mir vertraut, fühlte sich gut an. Ich war der Anziehungskraft eines Mannes, der mich mit Sicherheit nicht lieben würde, hilflos ausgeliefert. Und so lag ich da im Bett und dachte: Du Idiotin! Du verdienst solche Arschlöcher wie den da, denn du bist selbst ein Arschloch.

Um Mitternacht läutete das Telefon. Ich hörte Melissa auf dem Anrufbeantworter. Sie hatte es bis nach Seattle geschafft und saß jetzt am Flughafen fest. Ich lag da, steif wie ein Brett, und kam mir noch dämlicher vor. *Verdammt. Verdammt. Verdammt.* Ich zog die Rollläden hoch. Der Schnee kam in dicken Flocken herunter. Mindestens fünfzehn Zentimeter lag er schon hoch. Der Bus schlitterte die Taylor Avenue hinunter. Der Fahrer bremste stoßweise, damit er unbeschadet den Berg hinunterkam. Dabei rammte er fast meinen Ford. Melissas Stimme flehte auf dem Anrufbeantworter: »Kannst du bitte kommen und mich abholen? Hier steht kein einziges Taxi, gar nichts. Wir sind total eingeschneit, und du bist die Einzige unter meinen Freunden, die einen Wagen mit Allradantrieb hat. Kannst du bitte kommen und mich abholen? Hallo? Was ist denn los?«

Es ist nicht zu rechtfertigen, ich weiß, aber ich habe das tatsächlich alles getan. Ich habe herumgevögelt und damit eine wunderschöne Romanze in ihren Anfängen zerstört. Ich habe meine beste Freundin im Schneesturm am Flughafen sitzen lassen. Ich bin nicht einmal aufgestanden, um ans Telefon zu gehen. Ich blieb im Bett unter dem starken Arm dieses mir fremden Mannes und wusste damals noch nicht mal, wieso. Ich fühlte mich wohl unter dem Gewicht seines Arms. Ich war zufrieden darüber, dass ich mich wieder auf dem vertrauten Terrain des Nicht-geliebt-Werdens befand. Ich wurde einfach nicht damit fertig, wenn ein Mann nett zu mir war. Das stieß mich nachgerade ab. Ich traute mir nicht zu, dass ich die gute Freundin sein konnte, die Melissa verdient hatte, die gute Freundin, für die sie mich hielt. Ich wusste nur, dass ich gerade die beiden wichtigsten Menschen in meinem Leben verriet. Ich war eine Statue, die zum Leben erweckt worden war und die jetzt wieder zu Stein erstarrte.

Als ich an jenem Morgen erwachte, setzte Bunker sich auf und sah mich wortreich an: *Wer ist denn der Kerl? Und wo ist der Mann hingekommen, der so gut riecht?* Dann sprang er aufs Bett und kletterte über uns beide drüber. Dazu muss man wissen, dass Bunker *nie* aufs Bett sprang und auf mich trat. Glenn lachte. »Whoaa!«, sagte er, ein bisschen zu laut, und schützte seinen nackten Schwanz vor Bunkers scharfen Klauen. »Hey, Kumpel! Freut mich auch, dich kennenzulernen!«

Ich rutschte unter Glenns Arm hervor und schlüpfte in meine Unterwäsche. Glenns sexy Freibeuterlook vom Abend zuvor wirkte im Morgenlicht eher nach Aknenarben. Er fragte, ob er in meinem Zimmer rauchen dürfe. Ich murmelte etwas von: »Der Vermieter hat es verboten.«

Wie sollte ich Glenn hinausschmuggeln, ohne dass er Greg zu Gesicht bekam? Ich konnte Glenn ja schlecht sagen, dass ich mich mit jemand anderem traf. Zugleich konnte ich nicht zulassen, dass Greg Glenn sah. Dann würden mich beide hassen. Also stellte ich mich tot und sagte gar nichts. Glenn zog sich an, während ich in schmutzigen Jeans, T-Shirt und ohne BH auf der Bettkante sitzen blieb.

»Das war toll, Baby«, sagte er, legte mir die Hand auf den Nacken und küsste mich noch mal. Ich lächelte verlegen, dabei stießen unsere Zähne aufeinander. »Ich muss mich aufs Rad schwingen und noch nach Hause, ehe ich mich wieder den motorisierten Idioten von Seattle stelle – im Schnee. Als hätte ich sonst nichts zu tun. Seh ich dich später noch?«

»Ja, warum nicht«, sagte ich, erhob mich vom Bett und überlegte, ob ich ihn bitten konnte, durchs Fenster hinauszuklettern. Er schnallte sich seine Kuriertasche um die Brust und ging aus meinem Zimmer. Ich hörte, wie seine Fahrradkette im Wohnzimmer klickte. »Hey, Mann«, sagte er zu jemandem. Ich hielt mir die Hand vor den Mund und betete, es möge Chris sein. Dann setzte ich mich wieder aufs Bett und betete, dass Melissa es sicher nach Hause geschafft hatte. Ich betete, dass Greg mir vergeben möge. Und ich betete, dass ich nicht gerade mein ganzes neues Leben versaut hatte.

Ich sah aus dem Fenster, als Glenn sein Fahrrad über den Gehsteig schob, sich auf den Sattel schwang und ohne mit der Wimper zu zucken den rutschigen Queen Anne Hill hinunterrollte. Bunker winselte. Er wollte raus. Ich hatte keine Wahl, ich musste mich dem Drama stellen. Bunkers Blase ließ einfach nicht zu, dass ich mich in meinem Zimmer versteckte. Ich öffnete die Tür einen Spalt, sie ging mit lautem Quietschen auf, und Bunker trabte direkt ins Wohnzimmer. Ich hörte Greg traurig flüstern: »Hallo, Kumpel.«

Ich wünschte, ich hätte schreien können. Was sollte ich sagen? Wie sollte ich erklären, was ich da gerade getan hatte? Wie sollte ich begreiflich machen, wie unsagbar dämlich ich gewesen war? Dass ich wusste, dass ich die wunderbare, tragfähige Verbindung, die wir aufzubauen im Begriff waren, zerstört hatte? Dass ich nicht wusste, was mich dazu getrieben hatte? Dass ich eine selbstzerstörerische Seite hatte und er sowieso besser dran war, wenn er sich nicht mit mir einließ?

Ich trat ins Wohnzimmer und erfasste mit einem Blick den Schmerz, der sich auf Gregs Gesicht abzeichnete. Er sah mich an, fragend, als wisse er nicht mehr, mit wem er es zu tun hatte. Ich öffnete den Mund, um etwas zu sagen, aber er schüttelte nur den Kopf, erhob sich und ging fort. Er stieg die Treppe hoch und knallte die Tür zu. Ich stand da im Wohnzimmer, hielt mir die Hand vor den Bauch und spürte, wie sich mein Magen umstülpte. Wenn ich noch die Wahl zwischen Greg und Glenn gehabt hätte, ich hätte mich für Greg entschieden – keine Frage. Aber irgendetwas an seiner Güte, seiner Ungezwungenheit machte ihn für mich weniger attraktiv. Ich war nun mal auf Männer wie Glenn fixiert: Männer, die mich sitzen ließen; Männer, die erst gar nicht kamen; Männer, die wussten, dass ich wertlos war; Männer, die mit ihrer Zeit Besseres anzufangen wussten, die bessere Frauen bekamen als mich, die Doofe, Hässliche.

Während Bunker zum Pinkeln nach draußen ging, saß ich im Schlafanzug im Wohnzimmer. Als Greg herunterkam, versuchte ich, mit ihm zu reden, aber er verließ das Haus, ohne ein Wort zu sagen. Er stieg in seinen blauen Ford Taurus mit den Reifen, die fast kein Profil mehr hatten und ihm im Schnee nicht gerade hilfreich sein würden, und raste den Hügel hinab zum Campus. Er hatte mir nicht einen Blick geschenkt.

Bunker kam wieder herein und ließ sich zu meinen Füßen nieder. Er schmiegte sich an mich und tröstete mich unverdienterweise in meinem selbst verschuldeten Kummer. Ich küsste ihn auf das weiche Köpfchen, streichelte den Knubbel auf seinem Scheitel und flüsterte: *Schscheiße!* Und doch gab es da in mir diese leise Stimme, die Glenn anrufen und ihn fragen wollte, ob er nicht mittags freihätte. Um sich um zwei Uhr nachmittags zu betrinken und durch die verschneiten Straßen Seattles zu rennen und idiotische Dinge zu tun. Aber Bunker legte sich nieder und grollte. Ich blieb bei ihm. Ich setzte mich auf den Fußboden neben ihn und atmete ein paarmal tief durch, während ich zusah, wie sich über dem Lake Union die Wolken verdichteten. Ich rief Glenn nicht an. Ich tat gar nichts. Ich saß nur schweigend da und fragte mich, ob nicht alles, was ich tatsächlich brauchte, Alleinsein war. Ich brauchte weder Glenn noch Will noch Greg. Ich brauchte nur meinen Hund.

ZWEI GLEICHERMASSEN SCHLECHTE ALTERNATIVEN

Januar 1997

Als Schlag Mitternacht das neue Jahr anbrach, lag ich auf dem Sofa im abgedunkelten Wohnzimmer und betete. Greg und Chris waren ausgegangen, sie wollten feiern. Greg redete kein Wort mit mir. Irgendwie hatten wir es geschafft, uns seit jener Schneesturmnacht aus dem Weg zu gehen. Unsere Mitbewohner wussten nicht, was zwischen uns los war, und dass ich mit niemandem darüber reden konnte, machte die Situation für mich nur noch schwerer. Melissa kam am Morgen, nachdem ich sie am Flughafen sitzen gelassen hatte, herunter, ging an mir vorbei, goss sich eine Tasse Kaffee ein und kehrte dann zurück. Sie setzte sich mir gegenüber und sagte: »Was zum Teufel war denn los? Wo warst du?« Ich konnte ihr keine Antwort darauf geben, also sagte ich nur: »Es tut mir total leid. Ich war mir sicher, dass dein Flug gestrichen wird. Ich habe alles vermasselt.« Da stimmte sie mir zu. Sie sagte mir auch, wie enttäuscht sie von mir sei. Sie litt immer noch unter der Trennung, und da ließ ich sie buchstäblich allein im Sturm. Ich konnte ihr nicht anvertrauen, was die wahren Gründe waren und dass ich vermutlich gerade meine einzige Chance auf eine gesunde Beziehung zu einem Mann zunichtegemacht hatte. Sie umarmte mich, weil sie wohl spürte, wie aufgewühlt ich war. Dann meinte sie, es sei schon in Ordnung. Ich wusste aber, dass das nicht stimmte. Ich hatte sie enttäuscht.

Nach dem schrecklichen Sturm beschlossen Melissa und ich, Sylvester zu Hause zu verbringen, im Pyjama und vor dem Fernseher. Als die Uhr Mitternacht schlug, stand sie auf der Veranda und beobachtete das Feuerwerk über der Space Needle, dem Wahrzeichen Seattles. »Komm, schau dir das Feuerwerk an!«, rief sie durch die Küchentür. »Es ist so schön!«

»Ich komme gleich«, rief ich. Bevor ich aber aufstand, ballte ich eine Hand zur Faust, presste sie gegen meine Lippen und sprach meinen Neujahrswunsch aus: »Bitte, lass Bunker gesund sein. Bitte, lass ihn gesund sein. Bitte, bitte.« Bunker hatte zunehmend Probleme, die Treppenstufen hinaufzukommen, also hatte ich endlich einen Termin beim Tierarzt vereinbart. Am 2. Januar 1997 würde es so weit sein. Ich betete, der Tierarzt möge mir sagen, dass Bunker einfach nur ein besonders tollpatschiger junger Hund sei und dass diese merkwürdige Fallsucht sich mit der Zeit verlieren würde. Ich betete um Einsicht in den Teil meines Ichs, der mich dazu getrieben hatte, einen netten Mann so verächtlich zu behandeln. Ich betete, dass ich dazu fähig werden würde, Melissa eine bessere Freundin zu sein.

Dann atmete ich aus und ging zu Melissa hinüber. Das Feuerwerk war wirklich wunderschön, doch das Krachen der Raketen machte Bunker Angst, und so sagte ich Melissa, ich würde vom Wohnzimmer aus zusehen. Bei jeder neuen Farbe, die am Himmel explodierte, schoss mir eine weitere grausame Diagnose durch den Kopf: Knochenkrankheit, Hüftdysplasie, Leukämie, Krebs. Ich setzte mich neben Bunker und tastete vorsichtig seinen Rücken ab. Ich drückte ein wenig auf seine Hinterbeine, um zu sehen, ob er reagierte. Nichts. Er war so verschreckt vom Feuerwerk, dass er nur seinen Kopf in meinen Schoß legen wollte. Ich hielt ihn, legte meinen Schopf auf seinen Rücken. »Schsch. Ich habe dich, mein Junge. Ist schon gut, ich habe dich ja.« Und ich hörte, wie laut sein Herz pochte.

Er war vor einigen Wochen kastriert worden. Am Tag der Operation strotzte ich nur so vor Selbstvertrauen. Nachdem ich ihn beim Tierarzt abgeliefert hatte, fuhr ich völlig sorglos zur Arbeit. Als ich zwischendurch daran dachte, woher ich diese tiefe Gewissheit nahm, kam ich zu dem Ergebnis, dass Bunker mir geschickt worden war, dass er mein Trost war. Es wäre völlig sinnlos, wenn er mich so früh schon wieder verlassen würde.

Doch am Neujahrstag, einen Tag vor dem zweiten Termin beim Tierarzt, schaffte ich es nicht, meine Gedankenspirale zu stoppen, ständig kreisten meine Überlegungen um eventuelle Katastrophen. Bunker lag neben mir auf dem Bett, seine Wirbelsäule zeichnete die Umrisse meines Bauchs nach. Ich öffnete das Fenster in meinem Zimmer, um nach dem Mond zu sehen. Nichts. Nur Wolken. Das Einzige, was mir wirklich half, war der Vorsatz, dass ich alles in meiner Macht Stehende tun würde, um ihm zu helfen. Alles. Ich hielt seinen schmalen Leib umfangen. Das ruhige Auf und Ab seines Brustkorbs beruhigte mich etwas. Schließlich schlief ich ein, das Gesicht ins weiche rote Fell gedrückt.

Als ich morgens aufwachte, saß er auf dem Fußboden vor dem Bett und sah mich an wie ein Geschenk, das er gerade ausgepackt hatte. Ich gab ein schläfriges Kichern von mir, rollte mich auf die Seite und stellte den Wecker aus. Er richtete sich auf und wedelte mit dem Schwanz. Es sah aus wie ein Hubschrauber kurz vor dem Abheben. »Du Dummerchen«, sagte ich. »Ich habe mir solche Sorgen gemacht.« Er duckte sich und sprang mich an, als ich aus dem Bett kletterte. Wir gingen in den hinteren Garten und bewunderten die halb fertige Anlage. Als wir zurück ins Haus marschierten, hatte er mit der Treppe keinerlei Probleme. Also befahl ich mir, mich nicht weiter aufzuregen.

Irgendwie schaffte ich es durch die Arbeit, die mich ablenkte, dann raste ich heim, um ihn zum Tierarzt zu bringen. Im Wartezimmer füllte ich einige Papiere aus, während Bunker sich an mich lehnte. Die Empfangsdame lächelte ihn an und sagte: »Nur sieben Monate? Dafür ist er aber sehr ruhig.«

Ich lächelte zurück und hielt ihn ganz nah bei mir. Es beruhigte mich, über sein Fell zu streichen. Dann rief uns die Sprechstundenhilfe hinein. Sie wog Bunker und meinte, er wiege so um die zweiundzwanzig Kilogramm.

»Was führt Sie zu uns?«, fragte sie.

»Seine Hinterbeine geben immer nach«, antwortete ich.

»Oh nein«, sagte sie. Ich konnte sie nicht ansehen, weil ich mit den Tränen kämpfte. Also lächelte ich nur und starrte zu Boden. Meine Handflächen wurden eiskalt, während wir auf den Arzt warteten. »Na, du Süßer«, meinte die Sprechstundehilfe und streichelte Bunker. Er strahlte sie an. »Der Arzt kommt gleich.« Sie ging hinaus, und ich schlang meine Arme um meinen Hund.

Mir war klar, dass vor allem ich es war, die diese Berührung brauchte. Die Angst schnürte mir fast den Atem ab. Es war, als dränge sie mich direkt zurück in mein schwarzes Loch.

Als Dr. Vance hereintrat, sah er Bunker mit gerunzelter Stirn an. Er verschränkte die Arme vor der Brust, während ich ihm erklärte, was los war, seine fallsüchtigen Beine, seine Gejaule. Er untersuchte Bunker, und sein Gesicht verdüsterte sich. Jede Bewegung des Arztes ließ den Angstpegel in meiner Brust weiter ansteigen. Er fragte, ob Bunker beim Gehen alle vier Beine gleichmäßig bewege oder ob er hoppele wie ein Hase, also zuerst die beiden Vorderpfoten aufsetze und die Hinterpfoten nachzöge. Denn das, meinte er, sei ein sicheres Zeichen, dass die Hinterbeine eine Schwäche aufwiesen. Es war genau die Art, wie mein Welpe lief.

Dr. Vance fragte, ob er von Bunker ein paar Röntgenaufnahmen machen dürfe. Ich nickte. Ich blieb im Raum zurück, mit der Hundeleine in der Hand. Ich fühlte mich wie ein Heliumballon, den man gerade losgelassen hatte. Je länger Bunker weg war, desto dünner wurde die Luft um mich herum.

Die Sprechstundenhilfe brachte Bunker schließlich zurück und sagte mir, dass Dr. Vance sich die Aufnahmen ansehen würde. »Er ist in ein paar Minuten zurück«, meinte sie in einem traurigen, tröstlichen Tonfall.

Ich ließ mich zu Boden sinken. Es war mir egal, wie viel Hundescheiße oder Katzenpisse auf ihm schon gelandet war. Ich wollte bei meinem Hund sein, ihn spüren, ihn halten, *mit* ihm sein, so nahe dran wie irgend möglich. Mir war schwindelig. Die Tür ging auf, und der Arzt kam herein. Ich erhob mich ungeschickt. Er machte eine kurze Pause, womit er mich wohl darauf hinweisen wollte, dass die meisten Hundebesitzer sich nicht auf den Boden seines Behandlungszimmers setzten. Er stand über mir wie ein großer Bruder, dann hüstelte er.

»Ich fürchte, ich habe schlechte Neuigkeiten«, sagte er, und dann kam seine Stimme aus einem endlosen Tunnel, sie hielt mich in einem Strudel aus Wörtern gefangen, die ich kaum verstand. Es fühlte sich an, als habe sich mein Ohr vom Gehirn abgekoppelt, es nahm einfach nicht auf, was der Arzt sagte. *Wirklich der schlimmste Fall, den ich je … nicht einmal in der Gelenkpfanne … Ich weiß nicht, wie er es schafft zu gehen. Schwere Hüftdysplasie. Nur zwei Alternativen. Einschläfern. Vermutlich die humanste Lösung. Operation sehr, sehr schmerzhaft. Schwierig … Kosten … gut viertausend Dollar … Erholung … zum Pinkeln tragen … nicht sicher, was es für Sie bedeutet … so unendlich leid … Wir schläfern hier in der Praxis ein … er kann bald nicht mehr gehen. Die Röntgenaufnahmen für Kollegen aufbewahren … unglaublich, so ein schwerer Fall … Hüftgelenkspfanne … vollkommene Fehlstellung.*

Ich fühlte mich wie erschlagen. Wie damals, als Clay mich über den Flur jagte. Ein Adrenalinstoß, wie man ihn nur bei einem Trauma erlebt, rauschte durch meinen Körper. Aber jetzt war ich älter und stärker. Ich sah den Tierarzt an.

»Wir machen die Operation«, sagte ich.

Dr. Vance fing von vorne an, und wieder stürzte ich in den Worttunnel: *Mehrere tausend Dollar … dreifache Beckenosteotomie … Monate der Rekonvaleszenz … in einer Transportbox eingesperrt … Beckenknochen an sechs Stellen brechen … zwei Operationen. Monate mit Schmerzen … Wirklich, die humanste Lösung ist …*

»Danke«, sagte ich. »Aber wenn Sie jetzt noch einmal von Einschläfern reden, schreie ich.« Ich zitterte am ganzen Körper. Ich dachte an Mütter, die Autos hochheben, um ihre Kinder zu retten. Ich dachte an Väter, die sich in brennende Gebäude stürzten. Der Arzt merkte, dass ich in einem Schockzustand war. Und dass ich ihn beleidigt hatte. Es war mir egal. Ich wollte meine Mutter anrufen und schreien und weinen. Ich stellte mir vor, wie ich auf dem Boden des Behandlungsraums zusammenbrach und Greg zu meiner Rettung herbeieilte. Stattdessen sagte ich nur: »Wer ist der beste Chirurg für diese Operation in Seattle? Ich brauche sofort einen Termin bei ihm. Wo kann ich mehr über diese Krankheit herausfinden? Und es ist mir egal, wie viel es kostet.« In diesem Augenblick verwandelte ich mich in meinen Vater, der in Krisen zur Hochform auflief. Ich würde das hinkriegen. Ich wusste, wie man jemanden rettet. Und ob es diesem Weißkittel passte oder nicht, ich würde meinen Hund retten.

Ich fuhr nach Hause, obwohl ich kaum etwas sah, weil mir ständig die Tränen übers Gesicht liefen. Bunker saß auf dem Beifahrersitz. Seine Hinterbeine streckten sich. Für das Auge eines uninformierten Betrachters sah dies nach bequemem Sitz aus. An der nächsten Ampel putzte ich mir die Nase und presste die Hand auf meine Brust, um mich zu sammeln. Dann legte ich sie auf Bunkers Schulter und spürte, wie mein Atem zur Ruhe kam. Nur eine einzige Berührung, und der innere Aufruhr ebbte ab. Meine Oberlippe zitterte immer noch, aber den Rest der Strecke fuhr ich entschlossen nach Hause, einen Arm um meinen Hund. In meinen Kopf hämmerte nur ein Wort: *Einschläfern.* Bunker beschnüffelte meinen Unterarm und zog dann die Zunge darüber. Volle Breitseite.

Vor unserem Haus hielt ich an. Bunker war jetzt schon so groß, dass sein Kopf auf einer Höhe mit meinem war, wenn er auf dem Beifahrersitz saß. In mir stieg erneut Panik auf. Die Depression schien mit einem Messer und einem boshaften Grinsen auf dem Rücksitz Platz genommen zu haben. Sie würde zuerst Bunker töten und dann mich erledigen. Ein für allemal.

Doch dann besann ich mich und machte mir ein Bild davon, wie es mir tatsächlich ging. Überraschenderweise fühlte ich mich nicht niedergeschmettert, verängstigt oder traurig. In mir brannte vielmehr der Zorn. Ich war nicht am Ende. Die Depression hatte sich noch nie so nah an mich herangeschlichen, seit Bunker bei mir war. Aber ich vermochte sie zurückzuschlagen, ich wollte mich der Situation stellen und meinen Hund retten. Ich war nicht krank, aber mein geliebter Gefährte. Diese Situation entfesselte Kräfte in mir, von denen ich nicht einmal gewusst hatte, dass ich sie besaß.

Da fiel es mir wie Schuppen von den Augen, als ich im Wagen saß, eine Hand auf Bunkers Schulter, eine auf dem Steuerrad:

Vielleicht war Bunker nicht nur zu mir gekommen, um mich zu retten. Vielleicht hatten wir einander gefunden, damit ich ihn retten konnte. Der Tierarzt hatte etwas von mehreren tausend Dollar gesagt. Er hatte wiederholt formuliert, das Beste sei, ihn einschläfern zu lassen. Und dass die meisten Hundebesitzer sich für diesen Weg entschieden. Er jedenfalls würde den Betreffenden keinen Vorwurf machen. Viele, hatte er noch hinzugefügt, scheuten die Kosten. Der Tierarzt wusste nicht, dass ich mich lebenslang verschulden und sogar als Obdachlose mein Leben fristen würde, um Bunker zu retten. Ich würde einen Rollstuhl aus Müll basteln, um ihn am Leben zu halten, um ihn bei mir zu haben.

Ich streichelte seine seidigen Ohren und sagte zu ihm: »Wir zwei sind ziemlich kaputte Typen, nicht wahr, Bunk? Aber das kriegen wir schon hin.« Er öffnete das Maul und blies mir seinen warmen Atem ins Gesicht. Es gab nichts, was ich lieber roch. Es war offiziell: Ich war nicht ganz dicht. Ich wusste, dass Bunker keine Vorstellung davon hatte, was ich da redete, was gerade passiert war oder welche Schmerzen ihn erwarteten. Doch da gab es diesen Teil in mir, ganz tief drin, jenen, der mich von Kindesbeinen an mit Bäumen und Wildtieren und Vögeln hatte kommunizieren lassen. Und dieser Teil jubelte, wenn ich seinen Kopf zwischen den Handflächen hielt. Ich wusste, dass das Band zwischen uns nicht von dieser Welt war. Und dass meine Entschlossenheit und seine Güte jede Krankheit besiegen würden.

SO VIEL WIE EIN GEBRAUCHTWAGEN

Januar 1997

Ich machte den besten orthopädischen Veterinärchirurgen in Seattle ausfindig und vereinbarte einen Termin gleich für den folgenden Tag. In der Praxis tätschelte ich Bunker sanft, während der Arzt die Röntgenaufnahmen begutachtete. Ich war nach der Arbeit sofort nach Hause gefahren. Bunker jaulte vor Begeisterung, als ich mit ihm ins Auto stieg und losfuhr.

Greg redete immer noch kein Wort mit mir, und ich drängte ihn nicht. Ich wollte ihm Raum geben. Außerdem brauchte ich Zeit, um mir zu überlegen, was ich selbst wollte. Glenn servierte mich bei unserer nächsten Begegnung am Empfangstresen ganz nonchalant ab. »Das war doch nett, oder?«, sagte er. »Eine Nacht miteinander Spaß haben. Mehr braucht's doch gar nicht.« Ich musste mich kurz hinsetzen, um mit der Leere fertigzuwerden, die sich plötzlich in mir auftat.

Als er auf dem kalten Metalltisch im Behandlungszimmer des Chirurgen saß, war Bunkers Enttäuschung fast mit Händen zu greifen. Kein Herumtollen im Park. Nur ein weiterer Fremder, der an einem herumdrückte. Bunker ließ es sich gefallen, dass der Arzt an seinen Beinen zog, seinen Rücken abtastete und seinen Bewegungsradius austestete. Während er Bunkers Hüften untersuchte, sagte er ständig: »Hmm!« Manchmal auch: »Na gut.« Der Arzt war um die fünfzig und durchtrainiert. Haar und Bart waren grau meliert. Er benahm sich eher wie ein Humanmediziner und nicht wie ein Tierarzt. Ich fragte mich, ob er vielleicht einen älteren Bruder hatte, der Allgemeinarzt war und ihn damit aufzog, dass er nur kleine Geschöpfe behandeln durfte. Ich aber schätzte seine Art, seine gerunzelten Augenbrauen, die verrieten, dass er mit meinem Schützling mitfühlte.

Dann fing er an, mir die Diagnose zu erläutern, und wieder stieg ich aus. Meine Ohren schienen den Dienst zu verweigern. Seine Worte erreichten mich nur bedingt, als würde ich mich unter Wasser befinden. Das war nicht gut. Ich sah, wie er die Stirn runzelte, die Arme verschränkte und wie sein weißer Mantel Falten warf, der Mantel, auf dem in geschwungenen blauen Lettern sein Name stand, Dr. Soundso. Seine ganze, etwas altmodische Erscheinung stand im Kontrast zu der Aussage, die er traf: dass die einzige Hoffnung in zwei schwierigen Operationen lag, die höchste technische Anforderungen stellen. In einem Abstand von sechs Wochen würde er bei Bunker zwei Triple-Osteotomien des Beckens durchführen. »Können Sie das noch mal sagen?«, bat ich. Ich wollte mir merken, was uns helfen sollte, wollte es meinem Gehirn einbrennen: *Triple. Os-te-ot-o-mie. Des Beckens.*

»Ohne die Operation, fürchte ich, wird Dr. Vance Recht behalten. Der Hund wird sich nicht mehr bewegen können, noch bevor er das zweite Lebensjahr vollendet hat. Es tut mir leid«, sagte er und rieb sich das Kinn so heftig, dass die Haut bald rosig unter dem Barthaar durchschimmerte.

Was sah dieser Tierarzt, wenn er den Blick auf mich richtete? Eine junge, nervöse Frau? Konnte er meine Panik erkennen, den Kloß, der in meinem Hals mehr und mehr anschwoll, als unsere Situation sich immer schwieriger darstellte? Empfand er etwas für uns? Konnte er es riechen? Konnte er mit irgendeinem sechsten Sinn des Mediziners spüren, was das für uns beide bedeutete?

Ich wollte ihm erklären, dass dieser Hund die Nabelschnur war, die mich mit dem Leben verband. Ohne ihn müsste ich wieder zurück in meine emotionale Gefängniszelle. Ganz sicher würde ich dann nie wieder aus der Finsternis herausfinden. Ich schleuderte die Gedanken in den Raum, als ob sie seine Ohren treffen und den Weg in ein hoffentlich mitfühlendes Gehirn finden könnten. *Bitte, bitte, bitte, bitte helfen Sie mir. Bitte lassen Sie das nicht zu. Lieber Mann, bitte retten Sie meinen Hund.*

»… wir müssen den ganzen Rücken scheren. Zwei Platten und sechs Schrauben unterschiedlicher Größe werden in das Hüftbein eingesetzt, das in drei Teile zersägt wird. Durch den Heilungsprozess bekommt der Knochen eine ganz neue Form. Doch dazu darf der Hund sich nicht bewegen. Außerdem ist der Heilungsprozess extrem schmerzhaft.« Er hatte tatsächlich das Wort »zersägt« verwendet. Wie in »Kettensäge«. Ich nickte, aber mein Gehirn setzte völlig aus. Ich suchte nach etwas Tröstlichem, vergeblich. Als säße ich in einem stockdunklen Raum und der Lichtschalter befände sich an der Decke. Ich tat mein Bestes, um in der Dunkelheit zuzuhören.

Ich schnappte nach Luft, als der Chirurg mir sagte, worauf ich vorbereitet sein sollte. Jede Operation würde rund zweitausend Dollar kosten. Ich wiederholte die Zahl wie ein Mantra. *Viertausend Dollar.* Ich hatte nicht mal vierhundert auf dem Konto. Ich hatte gerade meine dritte Monatsmiete bezahlt und fühlte mich schon reich, wenn ich mehr als hundert Dollar übrig hatte. Woher sollte ich so viel Geld nehmen? Ich konnte meine Eltern nicht um noch mehr Geld bitten. Ich wollte nicht mehr von ihnen abhängig sein. Ich wollte es allein schaffen, und bis hierher war mir das auch ganz gut gelungen. Doch diese unerwartete Wendung der Ereignisse hatte ein Preisschild. Das hieß, ich brauchte Hilfe.

Draußen auf dem Parkplatz stand ich lange da und starrte blicklos vor mich hin. Vielleicht hoffte ich ja, dass ich erwachte und feststellte, dass es nur ein Alptraum gewesen war. Doch das schwache, wolkengetrübte Licht holte mich zurück in die Gegenwart. In ihr gab es kein Erwachen. Hinter meinem Ford Explorer kniete ich mich neben Bunker auf die Erde. Seine wohltuende, fröhliche Energie stand in scharfem Kontrast zu dem, was ich gerade beim Chirurgen erlebt hatte. Ich bemühte mich, all jenes zu erinnern, was der Tierarzt mir erzählt hatte. Es bestand durchaus Hoffnung, dass Bunker geheilt werden konnte. Doch der Weg wäre hart, schmerzhaft und schwer mit anzusehen. Jede Operation würde mindestens fünf Stunden dauern. Danach würde Bunker mindestens acht Wochen lang fast zwanzig Stunden am Tag in seiner Transportbox liegen müssen. Und man würde ihn über jede Stufe tragen müssen.

Der Tierarzt hatte gesagt, Bunker würde wohl gleich nach der Operation wieder gehen wollen. Denn sein Geist sei ja dafür bereit, nicht aber sein Körper. Ich hatte dagesessen und ihm zugehört im Bewusstsein der Parallelen zu meinem Schicksal. Ich konnte in eine neue Stadt ziehen, mich überzeugen, dass es mir besser ging, doch offensichtlich war mein gebrochener Geist noch nicht geheilt. Ich machte immer noch fürchterliche Fehler, tat liebenswerten Menschen weh, benahm mich dumm und selbstzerstörerisch. Da war ein Abgrund in mir, in den und durch den ich stürzen konnte. Ich würde Bunker heilen, versprach ich mir. Und wenn ich mich darauf konzentrierte, ihm zu helfen, würde ich vielleicht endlich aufhören, allen anderen Schmerz zuzufügen.

NEUE FAMILIE, WAHRER FREUND

Februar 1997

Ich rief meine Mutter an, die Dr. Vance' Diagnose kannte. Sobald ich ihr singendes Hallo hörte, brach es aus mir heraus. »Mom«, sagte ich, »der Chirurg ist zu dem gleichen Ergebnis gekommen wie der Tierarzt. Er ist auch der Meinung, dass Bunker eine krasse Fehlstellung des Hüftgelenks hat, dass er in einem Jahr nicht mehr in Lage sein wird herumzulaufen, wenn wir nichts unternehmen.« Sie atmete scharf ein, dann wurde sie still. Mein Schock hatte sich auf sie übertragen. Ihr Verstummen war meines. Das war schlimm. Wirklich schlimm. Überhaupt nicht, was wir uns vorgestellt hatten. Sie fragte ruhig, was ich zu tun gedenke, und ich sagte ihr, dass es nur eine Möglichkeit gäbe: die Operation. Das war's. Nicht mehr. Das Preisschild erwähnte ich nicht. Gleich darauf erfand ich eine Ausrede, um auflegen zu können. Ich wusste, dass sie sich um Bunker sorgte, aber ich wusste auch, dass sie fürchtete, meine Depression könnte zurückkehren.

Wie es meine Gewohnheit war, ging ich in mein Zimmer, schloss die Tür und weinte. Jede Sekunde suchte ich verzweifelt nach einem Ausweg aus der mörderischen Angst. Ich hörte Musik, versuchte zu schlafen, aß eine ganze Schachtel Schokokekse und sah aus dem Fenster, vor dem Autos und Busse vorbeifuhren, in ihnen Menschen, die ein besseres Leben hatten als ich. Ich war die Einzige, die so verloren, verängstigt und verwirrt war. Ich war die Einzige, die einen Hund zum Überleben brauchte. Clay würde mich auslachen, wenn er das wüsste.

Das Gefühl der Isolation war allumfassend. Es fiel mir immer noch schwer zu akzeptieren, dass ich meine Gedanken kontrollieren konnte. Dass ich mich für etwas anderes entscheiden konnte, wenn ich meine negative Gedankenspirale durchbrach. Ich bemerkte nicht, dass ich eine Wahl hatte, als ich mir wieder und wieder einredete, ich wäre der einzige Mensch auf der Welt, der so kaputt, so schwach war. Immerhin war ich ja der einzige

Mensch, den ich kannte, der so labil war, dass er einen Seelenklempner brauchte. Ich hatte in Seattle keinen Therapeuten gefunden, aber ich wusste, dass ich einen aufsuchen musste. Hoch und heilig schwor ich mir, Aurora anzurufen und sie zu bitten, mir jemanden zu empfehlen. Ich blieb in meinem Zimmer, bis längst die Dämmerung hereingebrochen war. Die Dunkelheit tat mir gut. Ich kuschelte mich förmlich in sie hinein, nur in ihr, allein, fühlte ich mich geborgen. Bunker schien es ähnlich zu ergehen, jedenfalls rollte er sich neben mir zusammen.

Melissa kam später nach Hause, doch ich blieb in meinem Zimmer. Sie war nicht mehr wütend auf mich, weil ich sie am Flughafen versetzt hatte. Ich hatte ihr von Glenn erzählt, davon, dass ich wilden Sex mit ihm gehabt hatte und mir das selbst vorwarf. Sie hatte sich selbst zusammengereimt, dass mein One-Night-Stand in eben jener Nacht stattgefunden hatte, in der ich sie nicht vom Flughafen abgeholt hatte. Ihre Enttäuschung hatte eine Distanz zwischen uns geschaffen, die real genug war, dass die furchtbaren Gedanken in meinem Kopf augenblicklich wieder hervorbrachen: *Du bist eine Scheißfreundin. Kein Wunder, dass du bisher nie eine beste Freundin hattest. Und jetzt schau dir an, wie du sie behandelt hast.*

Ich verschanzte mich regelrecht in meinem Zimmer, trug schwer an der Diagnose des Chirurgen. Bunker und ich hatten Zuflucht auf dem Bett gefunden. Von oben betrachtet sahen wir sicher aus wie zwei Hälften eines Herzens. Seine Hinterbeine waren angewinkelt, seine Vorderpfoten lagen lang auf meiner Brust, sein Kopf schmiegte sich an mein Kinn, meine Nase ruhte auf seiner Stirn. Als er sich streckte und mir in die Augen schaute, stellte ich mir vor, dass es ihm leidtat. Er hatte Schmerzen, und er brauchte mich. Er wusste, dass ich ihn auch brauchte, aber er war nicht fähig, diesen Wunsch zu erfüllen. In den wenigen Monaten seines bisherigen Lebens war er das reine Glück, die reine Güte gewesen. Wie konnte in diesem Körper nur der Schmerz Einzug halten? Ich weinte und malte mir aus, dass all der Schmerz, all die Finsternis, die Bunker mir genommen hatte, nun seinen Körper verwüstete.

Plötzlich ein Klopfen an der Tür. Ich hörte auf zu weinen und setzte mich auf. Ich flüsterte: »Scheiße, Scheiße, Scheiße.« Bunker hüpfte zu Boden und streckte sich erneut. Er wedelte mit dem Schwanz. Ich schnappte mir ein Taschentuch und wischte mir das Gesicht ab. Hoffentlich hatte ich die Tür verschlossen. Nein, sie ging langsam auf. Ich konnte Melissas Hand sehen, ihre langen, eleganten Finger, ihre schön geformten Fingernägel, die so viel gesünder aussahen als meine abgenagten Stummel. Sie sah mich an, ich hielt den Atem an und bemühte mich, ein fröhliches Gesicht zu machen, aber sie bemerkte sofort, was los war. Ich brach in ein heftiges Schluchzen aus.

Keiner meiner Mitbewohner hatte die geringste Ahnung, wie schlecht es mir in New York ergangen war. Niemand wusste von meinem Zusammenbrauch, von meiner Diagnose, und ich wollte, dass das so blieb. Ich war kein depressiver oder kranker Mensch. Ich war jemand, der Freundschaften ruinierte und nie da war, wenn man ihn brauchte, und überhaupt viel zu oft heulte. Vor Glenn hatte ich von mir das Bild eines amüsanten, verantwortungsvollen, rücksichtsvollen und klugen Menschen entworfen. Aber jetzt hatte ich das Gefühl, allen nur etwas vorgemacht zu haben. Jetzt würden sie sehen, wie ich wirklich war: ein schrecklicher Mensch, total im Eimer, eine durchgeknallte Hundenärrin, die sich einbildete, wenn ihr Hund starb, würde sie auch sterben.

Ich konnte nicht aufhören zu schluchzen. »Liebes!«, sagte Melissa. Sie schloss die Tür hinter sich, kam herein und setzte sich neben mich aufs Bett. »Was ist denn los? Was ist passiert?« Das Erstaunliche in diesem Moment war, dass sich ihre Stimme kein bisschen nach »Was ist denn bloß los mit dir?« anhörte. Sie verurteilte mich nicht.

»Bunker ist krank«, sprudelte ich heraus. »Nein, eigentlich nicht krank. Nur kaputt.« Meine Stimme brach, das Schluchzen hatte wieder die Oberhand. Ich hasste es, dass sich das für mich so vertraut anfühlte. Aber da, neben mir, war Melissa, ruhig, friedlich und überhaupt nicht genervt von meinen Tränen.

»Wie meinst du das: kaputt?«, fragte sie. Ich sah sie an, und auch ihr standen Tränen in den Augen. In der grenzenlosen Erleichterung, die mich bei diesem Anblick überkam, beugte ich mich hinüber und umarmte sie, und dann weinten wir beide. Wir setzten uns auf den Boden, rechts und links von Bunker. Beide streichelten wir ihn. Ich erzählte ihr von der Hüftdysplasie, dass sie so schlimm war. Das sei der eigentliche Grund, warum er manchmal nicht die Treppen raufkomme. Tränen liefen über ihre Wangen, und sie berührte Bunkers Rippen unter dem seidigroten Fell.

»Und was sollen wir tun?«, fragte sie. In diesem Augenblick wurde mir klar, dass ich zum ersten Mal in meinem Leben wirklich eine beste Freundin hatte. Sie hätte ja auch sagen können: »Und was wirst *du* tun?« Aber das machte sie nicht. Sie sagte »wir«.

Ich konnte ihr damals nicht zu verstehen geben, wie viel mir das bedeutete, wie dankbar ich ihr war, dass sie entschlossen war, diesen Kampf mit mir durchzustehen, dass ich und Bunker ihr so wichtig waren. Ich glaube auch, dieser Quantensprung hin zu einer tiefen, dauerhaften Freundschaft hätte nicht so schnell stattfinden können, hätte sie mir mein idiotisches Verhalten beim Schneesturm nicht vergeben und hätten wir nicht die Liebe zu dieser weisen, kleinen, alten Seele von einem Hund geteilt. Ich liebte Bunker. Melissa liebte ihn auch, und deshalb mochte ich sie nur umso mehr.

In der Küche erzählte ich Chris vor dem Abendessen von Bunkers Diagnose. Da war eine Stimme in mir, die mir sagte, ich müsse vor den anderen verbergen, wie nahe mir das alles ging. Ich machte mir Sorgen, dass alles den Bach hinuntergehen würde, wenn ich den Männern im Haus meine Verletzlichkeit zeigte. Weil sie mich dann als Irre betrachten würden. Dass ich eine Aversion gegen Männer hatte, die schlecht von mir dachten, wäre eine gewaltige Untertreibung gewesen. Ich war vollkommen verschreckt, doch immer noch tat ich mein Bestes, es nicht zu zeigen.

Ich sah, wie Chris die Hand auf den Mund legte, während ich noch redete. Dann zog er mich an sich und meinte: »Ach, Jul, es tut mir so leid.« Als konnte er Gedanken lesen, sagte Chris: »Dann wirst du also die Operation machen lassen?« Bunkers Tod war einfach keine Alternative. Ich lächelte, weil ich wieder einen Fan mehr hatte. »Ja. Ich werde Limonade auf dem Gehsteig verkaufen und noch zwei Jobs annehmen, wenn es sein muss.«

Chris klatschte in die Hände und grinste. »Wie wär's mit einer Fundraising-Aktion«, sagte er in seiner unbezähmbaren Art. Er war so lebendig, so energiegeladen, dass sein ganzer athletischer Körper bebte. Er rieb sich die Hände, und los ging's mit der Planung. Chris hatte vor nichts Angst. Die Urteile anderer kümmerten ihn nicht – ich weinte fast, als er mir seine Idee zum »Bunker Kegger« erläuterte. Eine Party. Nur für meinen Hund. »Wie viel brauchen wir denn?«, fragte er.

»Viertausend Dollar«, antwortete ich und kniff die Augen zusammen. Dann öffnete ich sie einen Spalt breit, um zu sehen, wie Chris reagierte. Schließlich war das ein Haufen Geld.

»Ganz schön viel Moos. Na gut.« Ich hatte einen kurzen Rückfall und rechnete mit einer Reaktion, wie ich sie von Männern gewöhnt war: *Nicht mein Problem, Schätzchen.* Aber Chris meinte nur: »Na, irgendwo müssen wir ja anfangen. Wir werden eine Party mit Bier vom Fass machen. Neben das Fass stellen wir einen Eimer mit Bunks Bild hin und bitten um Spenden. Wir werden alle Leute einladen, die wir kennen. Und ich schwöre, jeder gibt mindestens zwanzig Dollar.« Wieder begannen die Tränen zu fließen. »Gut hundert Leute. Und jeder zwanzig Dollar. Zwei Partys. Und zack! Wir haben's.« Ich lachte und weinte gleichzeitig. Chris reichte mir ein Spültuch für meine Tränen und schnappte sich einen Stift. BUNKER KEGGER trug er im Kalender am Kühlschrank ein. »Wie wär's mit nächstem Wochenende?«, sagte er. Ich nickte, und er umarmte mich noch mal.

An jenem Abend blieb ich lange im Wohnzimmer vor meinem Laptop sitzen. Zum ersten Mal versuchte ich es mit dem, was die Leute »Internet« nannten. Ich versuchte, Raubkopien von Ani DiFrancos Halloween-Konzert im Paramount Theatre zu verticken, das ich gesehen hatte. Ich bot die Kopien für zehn Dollar pro Stück an. Und tatsächlich wurden sie von einigen Fans bestellt. Melissa und Chris waren schon schlafen gegangen, als Greg zur Vordertür hereinkam. Wir sahen uns direkt an, das erste Mal seit dem Fiasko mit Glenn. Mir wurde schwindelig, als unsere Blicke sich trafen.

Er stellte seinen Rucksack ab, setzte sich aufs Sofa und schnürte seine Schuhe auf. Ich sagte kein Wort. Dann kam er an den Tisch, nahm auf den Stuhl neben mir Platz und meinte: »Ich hab's gehört.« Starr blickte ich auf meinen Laptop und versuchte, die Tränen zurückzuhalten. Ich vermisste ihn. Ich vermisste seine Berührungen, seine Küsse, seine Liebenswürdigkeit. Aber mir war bewusst, dass ich ihn nicht verdient hatte. »Chris hat mich angerufen. Viertausend?« Die Tränen liefen mir die Wangen hinunter, ich wollte mich entschuldigen, ihn anflehen, mir zu verzeihen. Ich dachte an all unsere Bett-Gespräche, unsere Bemühungen, nicht so laut zu lachen, während wir uns Geschichten aus unserem Leben erzählten und uns ineinander verliebten. Warum hatte ich all das sabotieren müssen? Warum nur musste Bunker so kaputt sein?

»Es tut mir leid«, murmelte ich. Greg ging in die Küche. Ich nahm an, dass er für meine dümmliche Entschuldigung noch nicht bereit war. Ich legte den Kopf in beide Hände. Ich war stinksauer auf mich selbst. Da spürte ich etwas an meiner Hand. Greg war zurückgekehrt und hielt mir eine Packung Küchentücher hin. Weil ich sie nicht nahm, drückte er sie mir in die Hand, dann setzte er sich wieder. Ich sah ihn und fragte mich, ob ich seiner Liebe wohl je würdig wäre.

»Ich kann dir das Geld leihen«, sagte er. »Ich hab's. Ich habe es gespart. Ich kann es dir geben, damit es Bunker besser geht.«

Hätte ein Erdbeben mich aus meinem Stuhl und den Queen Anne Hill hinunterkatapultiert, hätte ich nicht erschütterter sein können. Greg verdiente als Doktorand kaum etwas. Er hatte einzig sein Stipendium, von dem er lebte. Er war genauso blank wie wir alle, aber er bot mir seine Ersparnisse an. Ich schüttelte den Kopf. »Danke«, sagte ich. »Das ist sehr großzügig von dir. Du bist ein wunderbarer Mensch. Ich kann das aber nicht annehmen. Ich kann einfach nicht. Aber trotzdem danke.«

Er legte seine Hand auf meine, als wolle er sie festhalten oder etwas sagen. Stattdessen drückte er sie nur leicht, stand auf und ging hinauf in sein Zimmer.

DIE BUNKER-PARTY

Februar 1997

Der Termin für die Party stand fest. Greg und Chris besorgten ein Fass Bier und rollten es über die Vordertreppe ins Haus. Greg und ich hatten nicht mehr über Glenn gesprochen, aber wenigstens machte er nicht mehr einen Bogen um mich. Ich nahm an, dass er mehr Zeit brauchte, um über all das nachzudenken, genauso wie ich. Will rief mich weiterhin an, aber ich spürte, dass mich die Gespräche zusehends langweilten und ich ihn immer öfter abzuwimmeln versuchte.

Greg und Chris schafften das Fass ins Wohnzimmer. Bunker sah neugierig zu, wie sie es in eine hellblaue Wanne hievten, die sie mit Eiswürfeln füllten.

»Fahren wir einkaufen?«, fragte Melissa. Wir nahmen das Auto zum großen Safeway-Supermarkt auf dem Hügel und besorgten Chips und Salsa, Brezeln und Smarties. Als ich zahlen wollte, sagte sie: »Das mache ich. Leg deinen Anteil besser in den Bunker-Spendeneimer.« Ich protestierte, aber sie nahm einfach kein Geld an, und so stand ich wieder einmal tief beschämt da angesichts der Großzügigkeit meiner Freunde.

Ich blätterte die Zeitschriften am Ausgang durch. Die Buchstaben verschwammen mir vor den Augen. Ich war so unendlich dankbar und fragte mich, was ich angestellt hatte, um so viel Glück zu verdienen. Melissa begrüßte den Mann an der Kasse, und ich sah hinaus auf diese grüne Stadt und wunderte mich über die Freundlichkeit der Leute hier im Nordwesten und die herrliche Luft. Der Wind strich sanft über die Nadelbäume auf dem Queen Anne Hill. Ich hätte zu gern gewusst, was er mir sagen wollte. Flüsterte er mir eine Warnung zu? Wollte er mir zu verstehen geben, dass die nächste Tragödie schon lauerte? Oder war es der Wind, der mich in den Wäldern Ohios umfasst hatte, der mir zugeraunt hatte, dass für mich alles gut werden würde, trotz aller Probleme?

»Alles okay mit dir?«, fragte Melissa und steckte den Schlüssel in ihr altes Cabrio mit dem Faltverdeck. Sie hatte das Auto seit der Highschool, und wir zogen sie immer damit auf, dass man schon vom Weitem hörte, wenn sie kam, weil ihr Wagen sich anhörte wie ein frisierter Rasenmäher.

»Ja«, antwortete ich leise. »Alles okay. Wirklich. Ich freue mich auf die Party. Und Bunker bestimmt auch.« Ich kämpfte gegen die Angst an, dass Bunker bald sterben könnte. Meine Gedanken wanderten zurück zu dem Gespräch mit dem Chirurgen. Ich konnte förmlich das Eau de Cologne des Mannes riechen. Auch den Alkohol, mit dem die Metalltische geputzt wurden. Mein Herz raste, mein Hals schnürte sich zusammen, als ich mich an seine Worte erinnerte: »... würde ohne Behandlung wohl keine zwei Jahre alt werden. Einer der schlimmsten Fälle, die ich je gesehen habe.«

Ich wollte Melissa sagen, wie sehr ich Angst hatte, wie sehr ich Bunker brauchte, dass ich mich vor einen Lastwagen werfen wollte, sollte er die Operation nicht überstehen. Mein Kopf setzte meine Ängste in Bilder um: wie der Chirurg abgelenkt wurde, wie sein Skalpell die Aorta durchtrennte und Bunker verblutete, wie ihm die Zunge leblos aus dem Maul hing. Ich hatte mir all das und noch Schlimmeres längst ausgemalt. Ich beobachtete mein immer noch depressives Gehirn, wie es einen finsteren Plan ausheckte. Nein, wenn Bunker nicht überlebte, würde ich das auch nicht tun.

Die ersten Partygäste kamen gegen zehn. Freunde und Bekannte aus allen Stadtvierteln von Seattle standen vor unserer Tür und zückten den Geldbeutel: Doktoranden aus Gregs Labor, Bürokollegen aus meiner Kanzlei, Freunde und Kollegen von Chris und Melissa. Der Eimer, unübersehbar im Wohnzimmer platziert, begann, sich zu füllen. Das Foto von Bunk war bald hinter Dollarscheinen verschwunden.

Ich stand am Tisch und erzählte allen von Bunkers Diagnose. Mittendrin überwältigten mich plötzlich meine Gefühle. Wir hatten etwas Heilendes ins Leben gerufen. Den Leuten war nicht egal, was passierte, und sie zeigten es. Berichtete ich von Bunkers schrecklicher Erkrankung, schlugen die meisten die Hände vor den Mund. Er saß die meiste Zeit neben mir auf dem Boden und lehnte sich an meine Beine. Dann knieten die Menschen vor ihm hin und streichelten sanft sein weiches Köpfchen. Er sah uns zu, sah den Menschen in die Augen und öffnete das Maul zu einem strahlenden Lächeln. Dabei hob er fleißig wedelnd den Schwanz, so dass das lange Haar daran ständig wippte. Sprach ich mit den Leuten, war Bunker stets an meiner Seite. Ich war seine Partnerin, und jeder hier fand das innige Band zwischen uns toll.

Ein paar Stunden nach Beginn der Party standen Chris und ich in der Küche und zählten das Geld. Wir hatten fast vierhundert Dollar beisammen, und ich schlug vor, es in meinem Zimmer zu verstecken. Sicher ist sicher. Ich steckte es zwischen Matratze und Bett. Da fiel mir auf, dass Bunker sich in seine Transportbox zurückgezogen hatte. Seine Augen waren blutunterlaufen und schläfrig. Als wären wir telepathisch verbunden, spürte ich einen sengenden Schmerz in meinen Hüften. Aber diesmal wusste ich, dass mit mir alles stimmte.

Er konnte seine Augen nicht offen halten, als ich mich vor die Box setzte. Mir war in letzter Zeit häufiger aufgefallen, dass er sehr müde war und viel zu langsam und sanft für einen Welpen. »Das wird schon, Kleiner«, sagte ich mit Tränen in den Augen. »Das kriegen wir schon hin.« Plötzlich musste ich an meinen Vater denken, wie er sein Möglichstes versucht hatte, um mir während der schlimmsten Tage der Depression zu helfen. Nun verstand ich zumindest ansatzweise, wie ihm zumute gewesen sein musste angesichts meines Leids. Andererseits hatte mir seine Entschlossenheit gezeigt, dass es selbst für die größten, beängstigendsten Probleme eine Lösung gab.

AUF TOUR

Februar 1997

Will rief wieder an, diesmal, um mir mitzuteilen, dass er nach Seattle kommen würde. Seine neue Band ging auf Tour an der Westküste. Sie spielten Hardcore Punk und würden in einem Club nur wenige Meilen von uns entfernt auftreten. »In einer Woche bin ich da«, sagte er. Ich wusste, dass sein Besuch für uns beide mit gemischten Gefühlen verbunden sein würde. Ein Teil meines Ichs war immer noch nicht über ihn hinweg. Ein Teil meines Ichs liebte ihn immer noch, weil mir die Art und Weise, wie wir miteinander gebrochen hatten, den Boden unter den Füßen weggezogen und einen Abschluss unmöglich gemacht hatte. Ich sagte ihm, ich würde mir seinen Auftritt ansehen.

Als er anrief, um mir zu sagen, dass er in der Stadt war, krampfte sich mein Magen zusammen. Ich wollte ihn sehen, gleichzeitig versuchte ich mir klarzumachen, dass er mich betrogen hatte. Als er meinte, ich solle doch schon zum Soundcheck gegen achtzehn Uhr kommen, stimmte ich widerwillig zu. Aber ich konnte mir nicht vorstellen, dort allein hinzugehen. Ich brauchte einen Freund. Melissa hatte zu tun, und es wäre ohnehin ein bisschen peinlich gewesen, wenn ich mit ihr dort aufgetaucht wäre.

Also nahm ich Bunker mit. Ich bat Will, mich doch vor der Bar zu treffen, weil ich ihm jemanden vorstellen wollte, der mir wichtig war. Außerdem wäre Bunk auch eine prima Entschuldigung, mich dort nicht allzu lange aufhalten zu müssen. Sollte Will meinen Hund nicht mögen, wäre damit alles gesagt. Würde er auch in die Knie gehen und Bunker streicheln? Würde er ihn überhaupt bemerken?

Ich marschierte über den Gehsteig mit Bunk an der Leine. Da stand Will. Seine Silhouette hätte ich unter Tausenden erkannt. Seine spindeldürren Beine schwammen in jeder Baggy Jeans. Er kam sofort auf mich zu. Wir umarmten uns, und das Erste, was er sagte, war: »Du hast deinen Hund mitgebracht?«

»Ich wollte, dass ihr euch kennenlernt«, antwortete ich. »Bunker, das ist Will. Will, das ist Bunker.«

»Aber er darf nicht mit ins Lokal«, sagte Will, und da wusste ich Bescheid.

»Ich weiß«, sagte ich. »Ich kann sowieso nicht bleiben. Ich wollte dich nur kurz begrüßen.«

»Geht's dir gut? Bist du okay?«, fragte Will. Hinter seinen Worten hörte ich Fragen, die ich keine Lust hatte zu beantworten.

»Absolut«, sagte ich. »Mir geht's glänzend. Ich liebe Seattle. So viel mehr als New York.«

»Na, ich weiß nicht …«, meinte Will.

»Nun, es war schön, dich zu sehen. Ich wünsche dir viel Erfolg heute Abend.« Damit machten Bunker und ich kehrt und ließen ihn stehen. Es war nicht das letzte Mal, dass ich Will zu Gesicht bekam, aber es war das erste Mal mit der klaren Erkenntnis, dass wir zwei nicht zusammengehörten. Es war das erste Mal, dass ich begriff, wie viel besser es für mich war weiterzugehen.

GREG VERLIEREN

Februar 1997

Greg bat mich um ein Gespräch. Es war klar, dass wir irgendwann über meinen Verrat reden mussten, aber ich kannte Greg nicht gut genug, um eine Ahnung zu haben, wie dieses Gespräch verlaufen würde. Seit Wochen hatte ich Angst vor diesem Moment, fürchtete, er würde mich beschimpfen, mich eine Hure nennen. Als Melissa und Chris außer Haus waren, bat Greg mich, doch zu ihm ins Wohnzimmer zu kommen. Ich war in der Küche gewesen und fluchte leise.

Er saß auf dem Futon, auf dem er mich zum ersten Mal geküsst hatte. Ich weiß noch, was er damals zu mir gesagt hatte: *Mann, das wollte ich schon so lange tun.* Ich nahm ihm gegenüber auf dem Korbsessel Platz, so weit nach vorne gerückt, dass ich fast das Gleichgewicht verlor. Ich musste mich besser hinsetzen, damit das nicht noch mal passierte. Ich musste mich diesem Gespräch stellen.

»Ich möchte über das reden, was passiert ist«, sagte Greg und schob die Handflächen ineinander.

»Ja«, sagte ich. Er schwieg, ich richtete den Blick zu Boden und studierte die Maserung des Holzes. »Ich bin ein Arschloch.«

»Nun, was du getan hast, war etwas, was gewöhnlich nur Arschlöcher tun«, gab er mit einer Grimasse zurück. Ich sah ihm an, dass genügend Zeit vergangen war. Er konnte darüber sprechen. Er war weniger verletzt als durcheinander. Er wollte wissen, ob er etwas falsch gemacht hätte, ob ich ihn nicht so geliebt hätte, wie er gedacht hatte. Er sah so verwundbar aus. Wer war dieser Mann? In welcher Beziehung stand ich zu diesem unglaublich zärtlichen Mann?

In den wenigen Monaten, die wir zusammen unter einem Dach gelebt hatten, habe ich eines begriffen: Greg war gut. Er war rücksichtsvoll, brillant und witzig. Er stammte aus einer Intellektuellenfamilie. Er war ein Mann mit sanften Augen, die blauer waren als das seichte Wasser in der Karibik. Und da saß er mir nun gegenüber und war tieftraurig. Er sagte, ich hätte ihn sehr verletzt. Als er über Weihnachten zu Hause gewesen sei, erzählte er, habe er nur auf der Couch seiner Mutter gesessen und Trübsal geblasen. »Alle Leute haben mich gefragt, was mit mir los war, aber ich habe sie nur zum Teufel gejagt.«

»Hast du irgendetwas über mich gesagt?«, wollte ich wissen.

»Nein«, antwortete er. Hatte er seiner Mutter etwa nicht erzählen wollen, dass er mit einer seiner Mitbewohnerinnen ging? Dass er sie total süß fand – bis zu dem Moment, in dem sie sein Herz in Stücke zerriss?

»Ich habe das Gefühl«, sagte ich und schlug die Augen nieder, »als müsse ich im Moment für mich sein.«

»Tatsächlich?«, meinte er überrascht. »Aber was hatte es dann mit all dem auf sich, worüber wir geredet haben, was wir tun wollten. Ich meine …« Seine Stimme erstarb. Er fuhr sich mit den Händen durchs Haar und seufzte tief.

»Ich weiß nicht«, gab ich zurück. »Ich bin gerade total durcheinander. Ich mache mir solche Sorgen um Bunker. Die erste Operation ist schon nächste Woche, und ich kann einfach an nichts anderes denken.«

Er nickte. »Ja, das verstehe ich. Armer Bunk.«

Ein paar Minuten saßen wir schweigend da. Ich wusste nicht, was ich wollte. Ich hatte so etwas noch nicht erlebt: einen Mann, der so gut und nett war, aufrichtig und kein bisschen unehrlich oder eifersüchtig. Und doch wollte ich im Moment jede Kraft, die ich hatte, für Bunker aufheben. Ich wollte keinen Freund. Und doch gab es ihn, den Spitzenkandidaten für eine gute, stabile Beziehung. Ein Lastwagen fuhr rumpelnd draußen vorbei und ließ unser einfach verglastes Wohnzimmerfenster klirren. Wir sahen auf die Straße hinaus, dann sagte Greg: »Ich möchte, dass wir das mit dem Zusammensein probieren. Ich glaube, dass wir perfekt zueinander passen.«

Noch nie zuvor hatte ein Mann so etwas zu mir gesagt, so einfach und direkt. Aber ich hatte dafür im Moment kein Ohr. Ich konnte nur an Bunker denken und seinen Körper, der ihn im Stich ließ. Seit der Diagnose war mein Nervenkostüm extrem dünn. Ich konnte mich kaum konzentrieren. Selbst jetzt nicht, da ich diesem wunderbaren Mann gegenübersaß.

»Hast du mich gehört?«, fragte er leise und bittend.

»Ja«, sagte ich. »Aber ich kann jetzt nicht.«

Er schloss die Augen und tat einen tiefen Atemzug.

»Ich muss jetzt allein sein. Ich kann keine Beziehung gebrauchen.«

Der Schmerz in seinen Augen ließ mich den Blick abwenden. Was trieb ich da nur? Was zum Teufel tat ich? Doch in mir wuchs die Entschlossenheit. Es war das erste Mal, dass ich selbst über eine Beziehung entschied, und das Gefühl gab mir Kraft.

Dann sagte er ruhig: »Nun, dann muss ich ausziehen.« Einen Herzschlag später fügte er hinzu: »Ich kann nicht mit dir in diesem Haus leben, wenn wir es nicht wenigstens versuchen. Das wäre für mich wie Folter. Es tut mir leid.«

Meine Familie, meine neue Familie, die wir uns gemeinsam geschaffen hatten, die mir geholfen hatte, als Bunkers Gesundheitszustand bekannt wurde, zerfiel, weil ich so rücksichtslos war. Ich kämpfte gegen die Tränen an und entgegnete: »Aber ich will nicht, dass du gehst.« Doch wie stark auch die Gefühle waren, die mich zu diesen Worten bewogen, sie drückten sich nicht aus in dem, was ich sagte. Ich hätte ihn am liebsten angefleht: *Bitte, bitte, bitte. Geh jetzt nicht.*

»Tu's nicht«, sprudelte ich heraus. »Zieh jetzt nicht aus.«

»Aber ich muss das tun.«

»Bitte nicht«, sagte ich. »Bitte. Warte, bis Bunkers Operation vorbei ist.«

»Aber ich kann nicht bleiben«, sagte er. »Es tut mir leid.« Ich stellte mir vor, wie er seine wenigen Habseligkeiten in seinen alten Kleinwagen stopfte und traurig in eine neue Wohnung zog. Nein. Das fühlte sich nicht richtig an.

»Bitte«, flehte ich. »Warte noch ein wenig, bevor du deine Entscheidung triffst.«

Er sah Bunker an, der auf dem Fußboden zwischen uns schlief und träumte. Greg gab keine Antwort. Er stand auf und ging langsam die Stufen zu seinem Zimmer hinauf.

WENN ER STIRBT, STERBE ICH AUCH

Februar 1997

An dem Morgen, an dem Bunkers Operation stattfinden sollte, ging unheilverkündend die Sonne auf. Natürlich hätte ich auch Regen als böses Omen gedeutet. Ich erwachte, stieg aus dem Bett und legte mich neben Bunk. Er gähnte. Sein weit geöffnetes Maul mit den strahlend weißen Zähnen zeigte mir einmal mehr, dass er ein Tier war, nicht irgendein magisches Allheilmittel für meine Malaisen. Er streckte die Hinterbeine, als fehlte ihnen nichts. Dann plazierte er sich so, dass sein Körper ganz an meinem lag. Er drehte sich auf den Rücken, ich streichelte seine linke Hüfte, die heute operiert werden würde. Die rechte Hüfte käme in vier Wochen dran.

Heute durfte er nichts fressen und musste um acht Uhr in der Klinik sein. Genau um neun würde man das linke Bein von der Hüfte bis zum Knöchel rasieren. Man würde an zwei Stellen Schnitte von etwa zwanzig Zentimeter setzen. Dann würde man sein Hüftbein an drei Stellen durchsägen, den Knochen drehen und ihn mit Schrauben und Platten so fixieren, dass er den Oberschenkelknochen vollständig und im richtigen Winkel umschloss. Er war gerade acht Monate alt. Mit dieser Operation hatte er eine Chance auf eine normale Entwicklung. Ohne sie: das Unaussprechliche.

Die Bunker-Party hatte fünfhundert Dollar eingebracht. Ich hatte fünfhundert Dollar gespart, und meine Eltern hatten mir einen Scheck über tausend Dollar geschickt. Meine Mutter hatte ein Blatt Papier beigelegt, auf dem sie den Rückzahlungsplan skizziert hatte: zweihundert Dollar jeden Monat, fünf Monate lang. Das Geld war auf meinem Konto, das Scheckbuch lag neben meiner Handtasche.

Ich schloss die Augen und inhalierte Bunkers Geruch. Am liebsten hätte ich nie mehr ausgeatmet, damit dieser Tag nicht seinen Fortgang nehmen konnte. Ich hielt den Atem an, als könnte ich so die Zeit anhalten, auf diese Weise die Narkose verhindern, die ihn für eine gewisse Zeit aus der Welt nehmen würde, ihm die Angst nehmen, die er zweifellos haben würde, wenn die wohlmeinende Sprechstundenhilfe ihn von mir fortführen würde. Ich überlegte, ob ich einen Zettel schreiben und an seinem Halsband befestigen sollte: *Dies ist kein gewöhnlicher Golden Retriever. Das ist kein simpler Familienhund. Er ist die Nabelschnur, die mich mit dieser Welt verbindet. Und auch wenn Sie das nicht verstehen oder finden, dass ich übertreibe, bitte glauben Sie mir, dass er der einzige Grund ist, aus dem ich noch hier bin. Bitte geben Sie sich mit ihm so viel Mühe, als wäre er Ihr Kind, das gerade acht Monate alt ist, die Liebe Ihres Lebens, der Grund, warum Sie noch am Leben sind. Wenn alles gutgeht und er sich bald erholt, werde ich Ihnen für immer und ewig dankbar sein.*

7:30 Uhr. Ich führte ihn zur Vordertür hinaus, damit er noch einmal im Gras pinkeln konnte. Ich saß auf der Vordertreppe und dachte, dass dies für lange Zeit das letzte Mal sein würde, dass mein Junge allein die Stufen bewältigte. Ich würde ihn tragen müssen, die vielen Kilos, die Stufen hinauf und hinunter, und zwar mehrere Wochen lang. Sein Schwanz wedelte munter hin und her, während er das Unkraut am Gehsteig beschnupperte und mir alle paar Minuten einen Blick zuwarf, ob ich auch ja noch auf der Treppe saß und ihn beobachtete. »Guter Junge«, sagte ich und lächelte ihn an. »Du bist überhaupt der Beste.«

Ich bemerkte, dass der Briefkasten überquoll. Wir bekamen das Leben von Erwachsenen manchmal nicht so richtig in den Griff, was zur Folge hatte, dass wir hin und wieder tagelang nicht nach der Post sahen. Ich stand auf und leerte den Briefkasten. Werbesendungen flatterten auf den Verandaboden, Rechnungen und Briefe hatten sich in Zeitschriften geschoben. Ich setzte mich hin, die Post auf dem Schoß, und sortierte die Briefe. Ein Brief für Melissa aus Ohio. Und haufenweise Werbung.

Ganz unten lag ein blauer Briefumschlag, der eindeutig Clays fahrige Handschrift trug. Ich starrte das Ding eine Zeit lang an, dann öffnete ich den Umschlag langsam. Bunker kam die

Verandastufen hochgetrabt und ließ sich neben mich fallen. Ich holte eine Karte aus dem Umschlag. Sie zeigte einen Teddybären mit einem blauen Eisbeutel auf dem Kopf in einem Krankenhausbett. Auf der Innenseite stand: »Julie, es tut mir so leid, das von Bunker zu hören. Ich bin sicher, er wird es schaffen. Wir beten für ihn. Einen Scheck für den Operationsfonds haben wir beigelegt.«

Ich klappte die Karte zu, sah mir noch einmal das Bild vorne an, dann öffnete ich sie abermals. Ich las Clays Worte wieder und wieder. Es machte mich so unglaublich glücklich, was er getan hatte. Aber auch stocksauer. Mir fiel ein, was ausnahmslos alle Therapeuten gesagt hatten: Seine gewaltsamen Ausbrüche hatten mich verletzt, hatten mich für immer verändert, hatten die Chemie meines Gehirns verwandelt. Aber in diesem Moment konnte ich mir selbst vergeben, dass ich Clays Beschimpfungen geglaubt hatte.

Als Kinder hatten wir beide unsere Probleme, und seine Art, mit seinem Kummer umzugehen, war, ihn in Wut zu verwandeln und auf mich loszugehen. Ich dagegen trat den Rückzug in den Schmerz an, entwickelte Hass auf mich selbst. In dem Augenblick, in dem ich Bunkers Genesungskarte in der Hand hielt, wurde mir das bewusst. Ich vergab dem kleinen Mädchen, das einzig wollte, dass sein großer Bruder es liebte und beschützte. Ich sagte ihr, dass es richtig gewesen war, sich seine Liebe zu wünschen, und dass es mir leidtat, dass es sie nicht bekommen hatte.

Dann geschah etwas Bemerkenswertes. Sobald ich mir selbst vergeben hatte, überkam mich das Gefühl, als könnte ich meinem Bruder vergeben. Ich würde nie vergessen, aber vergeben konnte ich ihm. Ich konnte Will dafür vergeben, dass er mich nicht wiedergeliebt hatte, als ich in New York war. Ich konnte meinem Vater vergeben, weil er nie da gewesen war. Und meiner Mutter für ihre emotionale Distanziertheit. Und wenn ich, überlegte ich weiter, mir sogar vergeben könnte, dass ich mit Glenn geschlafen hatte und eine schlechte Freundin gewesen war? Wenn ich mir vergeben könnte, dass ich eine undankbare Tochter war? Wenn ich einfach beschlösse, dass diese Fehler in Wirklichkeit Lehrstücke gewesen waren? Vielleicht waren ja alle Entscheidungen, die ich je getroffen hatte, nur deshalb erfolgt, damit ich lernen konnte, dass ich nicht Drama und Schmerz brauchte, sondern Liebe: Liebe, so wie Bunker liebte. Bedingungslos. Ohne Erwartungen. Ohne Fesseln. Nur Liebe, denn was ist schöner als dies?

Ich hielt Clays Hundert-Dollar-Scheck in der Hand, ließ die Finger über die Unterschrift gleiten und fragte mich, ob meine Mutter ihn wohl gebeten hatte, das zu tun, oder ob er von selbst auf die Idee gekommen war. Wie auch immer, ich beschloss, dass es so gut war. Alles war gut. Ich würde den ganzen Tag lang nur positive Gedanken hegen. Ich würde all meine Gedanken auf diesen hellen, glücklichen Bunker-Ort richten. Und mit dieser Energie würde Bunker es locker schaffen.

Ich stand auf, ging ins Haus hinein, zog mich an und machte die Leine ans Bunkers Halsband fest. Er tat einen kleinen Hopser, vielleicht weil er dachte, wir würden wie üblich in den Park gehen. Ich half ihm ins Auto, dann ließen wir das Queen-Anne-Viertel hinter uns, durchquerten Fremont und fuhren nach Wallingford. Die Sonne brannte herunter. Ich mochte die Sonne mittlerweile genauso gern wie den Regen: Sie waren beide gut.

Ich musste blinzeln. Bunker ging nur widerwillig durch die Glastür der Tierklinik. Nachdem ich die Papiere unterschrieben und den Scheck ausgestellt hatte, meinte die Tierarzthelferin, Bunker könne jetzt mit ihr kommen. Ich drückte ihr die Leine in die Hand. Dabei gingen mir ständig die Worte *Lieber Gott, lieber Gott, lieber Gott* durch den Kopf. Ein Stoßgebet, dass mein Junge diesen Tag überleben würde. Ich unterdrückte Gedanken an blutgetränkte Böden, an eine verspringende Säge, an verfehlte Schnitte mit dem Skalpell und kniete mich neben Bunker. Er zerrte an der Leine, wollte zurück zu mir und weg von der komisch riechenden Dame mit den regenbogenfarbenen Pfotenabdrücken auf ihren Gummi-Clogs.

»Es wird alles gut, Kumpel«, flüsterte ich. »Sei stark. Du schaffst es. Ich hole dich morgen ab. Du musst eine Nacht hierbleiben, und sobald sie mich anrufen, bin ich da und nehme dich mit.« Ihm gut zuzureden beruhigte mich selbst. Ich legte meine Wange an seine und flüsterte: »Ich liebe dich.«

Ich wischte mir die Tränen aus dem Augenwinkel. Bestimmt sah ich aus wie ein Idiot, wie ich da vor der Empfangsdame und einem Paar im Wartezimmer hockte. In meinem Kopf war da ein ganzer Saal voller Menschen, die sich über mich lustig machten: *Niemand mag dich. Der Hund ist der Einzige, der dich je lieben wird, weil er dämlich ist und es nicht besser weiß.* Ich nickte und drehte mich um. Ich ging raus, die Hand vor den Mund gepresst, und befahl mir, damit aufzuhören. *Sei positiv. Denk positiv.*

Ich machte mich auf den Heimweg, doch nur wenige Blocks weiter hatte die Panik mich wieder eingeholt. *Wenn er stirbt, sterbe ich auch. Wenn er stirbt, sterbe ich auch.* Die Gedanken überfluteten mich. Ich atmete so schnell, dass ich kaum noch Luft bekam. »Mein Gott«, sagte ich, immer und immer wieder. Ich parkte vor dem Haus, raste die Stufen hinauf und versteckte mich im Bett. Ich hatte noch eine Stunde, bis ich zur Arbeit musste, aber ich schaffte es nicht mal, auf die Uhr zu schauen. Meine Gedanken rasten und rissen mich mit. Ich versuchte, tief ein- und auszuatmen, aber ich erstickte fast bei der Vorstellung, dass Bunker jetzt allein in dem kalten, Furcht einflößenden Operationsraum war.

Ich schaffte es, mich so weit zusammenzureißen, dass ich ins Büro gehen konnte. Ich setzte mich hinter meinen Empfangstisch, verteilte die Post und setzte Kaffee auf. In meinem Kopf sirrte es, daher tat mir die kühle, dunkle Lobby gut, die vorhersehbare Routine meines Jobs lenkte mich ab. Das Büro lag im zwanzigsten Stockwerk hinter dunkel verglasten Scheiben. Wir lästerten gern, dass der Architekt vermutlich aus Kalifornien stammte, denn in Seattle gäbe es wirklich keinen Grund, sich gegen Sonneneinstrahlung zu schützen.

Um zwei Uhr nachmittags hatte das Warten auf den Anruf aus der Klinik mich mürbe gemacht. Ich fühlte mich, als hätte ich eine Blechdose zwischen den Ohren. Da war nichts drin außer Luft. Wenn ich einatmete, würde ich vermutlich platzen und durch das Ozonloch in den Weltraum driften. In meinem Kopf kreiste es nonstop: *Ob Bunker wohl noch lebt? In diesem Augenblick? Ob er wach ist? Ob er sich seiner Umwelt bewusst ist? Ob er Schmerzen hat? Ob etwas schiefgelaufen ist?*

»Olson und Smithfield«, sagte ich, wenn ich mich am Telefon meldete. »Mit wem darf ich Sie verbinden?« Jeder Anruf konnte von der Klinik kommen, jeder Anruf konnte schreckliche Neuigkeiten bringen. Vielleicht rief die Empfangsdame der Tierklinik an, um mir zu sagen, dass mein Scheck geplatzt war. Oder die Bank, weil ich mein Konto überzogen hatte.

»Julie?«, hörte ich eine Stimme durch den Telefonhörer sagen. Ich erkannte sie nicht.

»Ähm, ja«, sagte ich. »Hier Julie am Apparat. Wie kann ich Ihnen helfen?«

»Und hier ist dein Bruder am Apparat.« Ich wäre nie draufgekommen, dass die Stimme zu Clay gehörte. »Mom hat mir gesagt, dass heute der große Tag ist. Ich wollte dir nur sagen, dass ich an dich denke. Und dass Bunker es schaffen wird.« Mein Mund öffnete sich, aber mir fehlten die Worte. Ich konnte es nicht fassen, dass ich einen Bruder hatte, dessen Stimme ich nicht erkannte. Sie klang ein bisschen blechern, als hätten sich im Resonanzraum zwar die richtigen Klänge gebildet, aber der Mund wüsste nicht, wie er sie zu Worten formen sollte. »Bist du noch da? Hallo?«, fragte er. Ich starrte in die leere Lobby der Anwaltskanzlei. Es war gegen Ende der Mittagszeit. Normalerweise kamen zu dieser Zeit die Anwälte, Anwaltsgehilfen und Sekretärinnen vom Mittagessen zurück oder schleppten Mikrowellenschalen mit ihren Mahlzeiten vom Pausenraum an den Schreibtisch. Jetzt war alles leer. Nicht eine Menschenseele.

Diese Kanzlei hätte auch die meines Vaters sein können, wo er seine Tage verbrachte, während Clay und ich in unserem Vorstadthaus unsere Kämpfe ausfochten. Es war, als hätte ich die Seiten gewechselt, als sei ich nicht mehr loyal zu meiner alten Familie. Ich testete gerade meine Loyalität zu meiner neuen Familie aus. All das ging mir durch den Kopf, als ich mich fragte, ob ich träumte. Aber ich sagte etwas ganz anderes: »Danke … Danke für deinen Anruf.«

»Kein Problem«, sagte er. »Viel Glück jedenfalls. Er wird es packen.« Es hörte sich an, als bereite er sich innerlich schon auf die nächste Aufgabe vor. Ich erinnere mich nicht mehr an den Rest des Gesprächs oder daran, wie es endete. Ich weiß nur noch, dass ich mich sowohl berührt als auch unwohl fühlte. Ob er wohl nach dem Gespräch eine verächtliche Bemerkung über mich machen würde? Zum Beispiel, wie man nur an so einem dummen Hund hängen konnte? Rief er vielleicht Mom an und erzählte ihr, dass er mit mir telefoniert hätte – so wie sie es verlangt hatte? Warum war mir das so wichtig? Himmel noch mal, warum war es mir so verdammt wichtig, was Clay von mir dachte? Und dann fiel mir wieder ein, dass ich ja dem kleinen Mädchen vergeben wollte, das sich von seinem Bruder Liebe wünschte. Es war schon okay. Er hatte angerufen, und das war nett.

An jenem Tag erzählte ich jedem, der ein Gespräch mit mir begann, dass ich gerade mit meinem Bruder telefoniert hätte. Wenn jemand mich fragte, wie es mir ging, antwortete ich: »Gut. Mein Bruder hat mich gerade angerufen.« Noch drei Stunden später erklärte ich den Leuten: »Ich habe heute mit meinem Bruder gesprochen.« Als wollte ich hören, wie das klang.

Ich bog Büroklammern zu langen Speeren und legte sie wie Messer nebeneinander, jeder Speer genau einen Zentimeter vom anderen entfernt. Das Telefon läutete den ganzen Nachmittag, aber kein Anruf von der Tierklinik. Der Druck in der Brust wurde immer schlimmer. Ich klopfte mir leicht mit der Faust ans Brustbein. Es fühlte sich an, als habe sich ein riesiger Mann auf mein Herz gesetzt. Ich versuchte abermals, tief einzuatmen. Es ging nicht.

»Bunker«, flüsterte ich. Ich hatte das Gefühl, als würde er mir entgleiten. Ich malte mir aus, wie er tot auf einer Metallbahre lag. Wie der Tierarzt seinen leblosen Kopf in Händen hielt. Missglückt. Kunstfehler. Ich würde sterben. Ich stand auf und ging zum Fenster. Da fiel es mir wie Schuppen von den Augen. Sie war da. Die Depression. Die schreckliche Angst. Sie war nie fort gewesen. Vielleicht würde ich sie nie loswerden. Sie hatte nur gewartet, bis Bunker weg war, um wieder anzugreifen.

In dem Moment, in dem ich mir sicher war, dass Bunker nicht mehr am Leben war, dachte ich: Es ist mir egal, ob ich sterbe. Ich legte meine Hand ans dunkle Glas und war dankbar, dass das Fenster nicht aufging. Ich zitterte. Meine Eltern hatten also doch recht: In Seattle *war* es kalt. »Bunker«, flüsterte ich, nun lauter, und tippte mit einer massakrierten Büroklammer ans Glas. Dann trat ich zurück, bog die Klammer wieder in ihre ursprüngliche Form und sagte: »Bitte, übersteh diese Operation!«

Als die Tierklinik schließlich anrief, wusste ich das, noch bevor ich den Hörer abnahm. Ich wusste, sie hatten Neuigkeiten von meinem Jungen. Ich stand gerade am Fax, als das Telefon klingelte, und ließ augenblicklich alle Papiere fallen. Ich sprintete an den Empfangsschalter und verlor in der Eile einen Schuh.

»Hallo?«, fragte ich. In diesem Moment hörte ich die Stimme eines Mädchens sagen: »Hier spricht Blablabla vom Seattle Animal Surgical Center.« Die Zeit dehnte sich ins Unendliche. Es waren nur wenige Sekunden, doch in ihnen heckte ich einen Plan aus. Wenn sie Bunker getötet hatten, würde ich mich vor ihrer Klinik vor einen Lastwagen werfen. Diesen schnellen Tod hatte ich für mich im Sinn. Mein Magen krampfte sich zusammen. Ich fühlte mich genauso wie damals, als ich in meiner New Yorker Küche zusammengebrochen war.

»Wir wollten Ihnen nur mitteilen«, sagte das Mädchen, immer noch höllisch langsam, »dass es Bunker gut geht. Er ruht sich aus. Die Operation war erfolgreich.« Und Schluss war mit der Qual. Als hätte jemand gerufen: »Cut!« Das Drama war vorüber. Ich hackte auf mich ein, weil ich so einen dramatischen, dummen, hysterischen Auftritt geplant hatte. Aber das Muster war ja bekannt. Nach dem Adrenalinstoß der giftige Fallout der Selbstvorwürfe. *Du bist so eine Idiotin. Was für eine dämliche kleine Schwester du bist.*

»Ist gut. Vielen Dank«, sagte ich. *Du bist so unglaublich blöde.*

So eine Idiotin, rief mir meine Depression aus dem Hinterzimmer meines Gehirns zu, zornig, weil sie verloren hatte. »Vielen, vielen Dank. Ich danke Ihnen. Sie können sich gar nicht vorstellen, wie erleichtert ich bin. Ich meine, wie glücklich.«

»Sie können ihn morgen früh um neun abholen«, fügte sie hinzu. »Dann ist er reisefertig. Bitte lesen Sie sich die Anweisungen zur Nachbehandlung nochmals genau durch, damit Sie wissen, wie Sie ihn ins Auto bekommen und von dort ins Haus.«

»Ja«, sagte ich. »Das habe ich schon gemacht. Es ist alles bereit für ihn.« Und mit diesen Worten zerplatzte die böse Stimme in meinem Kopf wie ein Luftballon.

Bunker brauchte mich. Ich wurde *gebraucht.* Mein geliebter Hund, mein Seelenzwilling, der mich gerettet hatte, den ich soeben gerettet hatte. Ich hatte eine Aufgabe. Ich würde meinen Jungen pflegen, bis er gesund war. Ich hatte die Nachbehandlungsanweisungen auswendig gelernt. Ich hatte mein Zimmer umgestellt und Bunkers Box, als würde ich ein Baby erwarten. Ich hatte seine Box mit bunten Decken und Kissen ausgelegt, hatte den Deckel abgeschraubt, damit er den Kopf rausstecken und sich strecken konnte, wenn nötig. Ich hatte die Box vors offene Fenster gestellt und mein Bett daneben geschoben, so dass ich beim Schlafen die Hand auf seine Schulter legen konnte wie zu der Zeit, als er noch ein ganz kleiner Hund war. Und ich hatte ihm ein Spielzeug gekauft, das quietschte, und es in die Ecke der Box gelegt.

Ich hatte zwar immer noch Probleme, gut zu mir selbst zu sein, aber mich um ein anderes Geschöpf zu kümmern tat mir gut. Ich war jetzt nützlich. Ich konnte erkennen, ob Bunker Schmerzen hatte. Und seine Augen, seine unglaublichen, überirdischen, tiefen, seelenvollen Augen, in denen aller Schmerz, alle Hoffnung, alles Lachen unseres gemeinsamen Lebens lag, hatten mir zu der Erkenntnis verholfen, dass auch ich innerlich verwundet war. Er half mir, mir selbst zu vergeben, weil ich wusste, Bunker würde nicht wollen, dass ich mir selbst weh tat. Wenn ich glücklich war, war er außer sich vor Freude. Und ich wollte, dass er glücklich war. Dadurch fand ich schließlich selbst zum Glück. Die Uhr tickte sich langsam bis zum Ende meines Arbeitstags vorwärts. Noch eine Nacht und ich würde Bunker abholen können. Seine äußeren Wunden waren das Gegenstück zu meinen inneren. Ich würde sie erkennen und versorgen, sie würden langsam heilen. Ich würde mein Bestes tun, um uns beiden zu helfen, mit jeder Faser meines Wesens.

WIEDER VEREINT

Februar 1997

»Er wird laufen wollen«, warnte mich die Veterinär-Krankenschwester. Ich saß im Behandlungszimmer und wartete auf Bunker. »Aber das darf er nicht. Vier Wochen lang sollte er sich so wenig wie möglich bewegen. In der ersten Woche darf er seine Box nur verlassen, wenn Sie ihn hinaustragen, damit er sein Geschäft machen kann. In der zweiten Woche kann er etwas herumgehen, aber nur im Haus – keine Treppe, kein Hartholzboden. Einzig Teppichboden. In der dritten Woche darf er an der Leine raus, aber Sie müssen ihn die Treppen hinauf- und hinuntertragen. Und weiterhin keine Hartholzböden. Einen ganzen Monat lang.«

Die Tür ging auf, doch sie redete weiter und weiter. Bunker. Sein linkes Hinterbein war geschoren und schimmerte rosig. Zwei riesige Narben, eine fünfzehn, eine ungefähr zwölf Zentimeter lang. Sechsundzwanzig Klammern hielten die Wundränder. Er sah aus wie ein Geschöpf Frankensteins. Für den Bruchteil einer Sekunde war ich schockiert, dann blickte ich in seine Augen. Unsere Augen fanden sich, und er war immer noch da. Wir waren immer noch zusammen. Nichts hatte ihn mir weggenommen, seine Seele war noch da und wartete auf Heilung. Winselnd und wimmernd steuerte er auf mich zu, ich sank zu Boden. Die Schwester hielt seine Leine straff, er aber kam auf mich zu, seine Hinterbeine funktionierten prima. Kaum humpelte er. »Sehen Sie, er glaubt, er kann alles. Er hat keine Ahnung vom Ausmaß des Traumas, das er überwinden muss. Es ist Ihre Aufgabe, ihn vor Überanstrengung zu schützen, nur so kann er wieder ganz gesund werden.«

»Ja, natürlich«, sagte ich zu der Schwester, dann wandte ich mich Bunk zu: »Es ist alles gut, Kumpel. Du kommst in Ordnung.« Er legte sich auf den kühlen Boden, auf die gesunde Hüfte, und leckte meinen Hals, meine Ohren. Er wimmerte, dann stimmte er ein leises Heulen an. Mein ganzer Körper zitterte. Er war noch nicht mal ein Jahr alt, und dann so etwas. Was hatte er bloß schon durchstehen müssen! Die Schnitte waren lang und verliefen in einer gebogenen Linie. Die Klammern sahen aus, als habe man sie aus einer mittelalterlichen Folterkammer geborgt. Der Anblick ließ mich erschaudern. Ich machte die Augen zu und sog seinen Duft ein. Ich spürte ihn, seine Weichheit, seine Ruhe. »Oh, mein Engel«, sagte ich.

So jung und so viele Schmerzen, das könnte dieses wundervolle Tier für immer verändern. Doch wenn es eine liebevolle Person an seiner Seite hatte? Das konnte auch gut gehen. Und ich wusste, dass es gut gehen würde. Ich ließ mich ganz in unsere Liebe fallen, unser inniges Band, unser Wunder.

»Bald darfst du wieder laufen«, flüsterte ich. »Wir werden zusammen laufen.« Er legte seine Schnauze an meinen Hals. Ein tiefer Seufzer entfuhr ihm. Er war erschöpft, aber er war wieder dort, wo er Vertrauen fassen konnte. Ganz egal, was passiert war, wir hatten uns.

Während der Heimfahrt ließ ich eine Hand ständig auf Bunkers Bein ruhen. Er lag auf dem Rücksitz, vollgepumpt mit Schmerzmitteln und vollkommen erschöpft. Nachdem ich vor unserem Haus geparkt hatte, öffnete ich die vordere Haustür und ging zum Auto zurück, um Bunker zu holen. Er versuchte aufzustehen, doch das gelang ihm nicht. »Schsch, schsch«, sagte ich. »Ich trage dich, Kleiner.« Ich schob meine Arme unter seinen Körper und hob ihn aus dem Wagen, als wäre er ein kostbares Daunenkissen. Meine Kraft ließ mich nicht im Stich, ich trug ihn Stufe für Stufe nach oben, ohne zu zittern, ohne zu schwanken, ohne ihn zu drücken. Dabei flüsterte ich: »Alles gut.« Immer und immer wieder. Ich brachte ihn in mein Zimmer und beugte mich über die oben offene Transportbox. »Und jetzt hier hinein, mein Junge«, sagte ich. »Hier werden wir die nächste Zeit ein wenig herumhängen.« Sein Schwanz wedelte ein klein bisschen, wenn er meine Stimme hörte. Ich bückte mich und legte ihn ganz langsam und vorsichtig in seine Box. Es strengte mich nicht im

Geringsten an, ich war vollkommen auf seine Heilung konzentriert, und das verlieh mir eine Stärke, die mir neu war. Frei von Gejammer.

»So, das haben wir geschafft«, flüsterte ich. Ich redete wie meine Mutter. So hatte ihre Stimme geklungen, wenn sie mich als Kind tröstete. Ich spürte förmlich ihre hornhautrauhe Hand, wenn sie mir das Haar aus der Stirn strich. »Du kannst ruhig weinen«, sagte ich zu meinem Hund, und jetzt war ich mein Vater. Mein wunderbarer Vater, der mir vor einigen Monaten am See gesagt hatte, ich könne ihm alles erzählen. »Du darfst ruhig winseln. Es tut weh. Du hast jedes Recht der Welt, deshalb zu wimmern.«

Ich setzte mich neben der Box auf einen Stuhl und sprach im Flüsterton mit ihm, bis er schlief. Ich hatte das Gefühl, als könnte ich Monate, ja Jahre neben ihm hocken und auf ihn aufpassen. So lange, wie es nötig war. Wenn er in seiner Box bleiben musste, getrennt vom Rest der Welt, ich würde nicht von seiner Seite weichen. Ich würde ihn nicht allein lassen, sollte er leiden.

Was mich am meisten überraschte, nachdem ich einige Zeit Wache gehalten hatte, war, dass ich lächelte. Felsenfest war ich davon überzeugt, dass Bunker wieder gesund wird. Draußen fuhren die Autos vorüber, der Wind schüttelte die riesige Tanne im Vorgarten. Die Vögel schwirrten über uns hinweg, und ich saß versunken da. Ich war erleichtert, weil Bunk am Leben war und wir wieder vereint.

Die Schwester sollte recht behalten. Bunker wollte sofort laufen, dabei konnte er noch nicht einmal kleine Schritte machen. Er wimmerte, weil er aus der Box herauswollte. Ich öffnete die Tür, er stand auf, hielt aber das Hinterbein angezogen. Offensichtlich hatte er Schmerzen. Ich hockte mich vor die offene Tür und redete mit ihm. »Hör mal zu, Kumpel. Du musst es jetzt langsam angehen. Sei vorsichtig. Ich werde dich raustragen, damit du pinkeln und ein wenig herumschnüffeln kannst, aber das mit dem Herumtollen kannst du vergessen. Alles klar?« Er starrte mich verständnislos an. Ich rief ihn, und er humpelte aus der Box. Er leistete keinen Widerstand, als ich einen Arm unter die Brust schob, den anderen unter den Bauch und ihn aufhob. Die Vordertür hatte ich schon geöffnet. Langsam ging ich mit ihm die Treppen hinunter. Bunker blieb ruhig, bis er zu Boden gesetzt wurde.

Er pinkelte, machte ein paar Schritte und sah mich schließlich an, als wolle er mir zu verstehen geben, dass er wieder zurückwolle. Ich trug ihn hinein und setzte ihn vorsichtig in die Box. Sein Schmerzmittel wickelte ich in eine Scheibe Schinken, die er mit einem Bissen verschlang. Vor Müdigkeit fielen ihm die Augen zu. Manchmal hob er die Lider, um sich zu vergewissern, dass ich noch da war. Als wollte er fragen: »Und wie geht es dir? Bist du in Ordnung?«

»Ich bin total in Ordnung, Kumpel«, sagte ich. »Und du wirst bald wieder fit sein, mein tapferer kleiner Krieger.«

ALLES ODER NICHTS

März 1997

An einem wolkenverhangenen Nachmittag drei Wochen nach der ersten Operation bat mich Greg, ins Wohnzimmer zu kommen. Melissa und Chris waren nicht da. Er sagte: »Ich muss jetzt wissen, was wir machen.«

»Wie?«, fragte ich, obwohl ich genau wusste, was er meinte. Aber ich wollte nichts ändern, nur mit Bunker spazieren gehen, damit er ein bisschen frische Luft bekam. Er erholte sich zunehmend und schaffte es schon, die Straße hinaufzugehen, jeden Tag einen halben Block weiter als am Vortag. Mittlerweile packte er sieben Blocks. Nur bei den Treppen brauchte er Hilfe, und auf dem Weg von meinem Zimmer in die Küche und zurück musste er sich auf dem Teppich halten. Die nächste Operation war in drei Wochen angesetzt. Mittlerweile war ich völlig sicher, dass er bald wieder ganz gesund sein würde. Ich stellte mir vor, wie wir in einigen Monaten wieder im Marymoor Park spazieren gingen, wie er schmerzfrei sprinten könnte, und ich hinterdrein, glücklich über seine Ausgelassenheit.

»Jetzt, wo ihr die Operation hinter euch habt, möchte ich gerne wissen, ob ich mich nach einer neuen Bleibe umsehen muss.« Er hatte all seinen Mut zusammennehmen müssen, um mich das zu fragen. Ich spürte die Schwere seiner Worte, es war, als würden sie zu meinen Füßen niedersinken.

Widerwillig nahm ich ihm gegenüber Platz. »Ich weiß einfach nicht«, sagte ich. Und das war die Wahrheit.

»Ich muss das jetzt wissen«, sagte Greg, in seiner Stimme schwang ein Hauch von Ärger mit.

»Ich kann es nicht beantworten«, erwiderte ich. »Ich bin immer noch total durcheinander. Ich ...«

Die Augen verengten sich zu Schlitzen, die Ellbogen hatte er auf den Knien abgestützt, die Hände ineinander verschränkt. »Nun, das sagt ja schon einiges«, meinte er distanziert.

»Nein, so ist das nicht«, stotterte ich. »Ich glaube nur, dass ich gerade keine Beziehung gebrauchen kann.«

»Ich habe verstanden.« Sein Unterkiefer wurde weiß.

Ich wusste nicht, was ich noch sagen sollte. Plötzlich überfiel mich eine Sehnsucht, ich wollte raus und den Hügel hinauflaufen, bis ich keine Luft mehr bekam, bis meine Lungen brannten und um Gnade flehten. Litt ich körperlich, würde ich vielleicht klarer sehen. »Okay«, sagte ich schließlich, stand auf und rief Bunker. Er kam auf mich zu und schlug mit dem Schwanz. Ich befestigte die Leine am Halsband und hielt die Tür auf. Ein letzter Blick auf Greg. Er saß da, niedergeschmettert, den Kopf ließ er hängen.

Bunker blieb auf der Veranda stehen. Am liebsten hätte ich mich in den dunkelsten, fernsten Ecken von Seattle verkrochen. Ich stellte mir vor, zur Fähre zu laufen und zu den Olympic Mountains zu fahren, um im Wald Zuflucht zu suchen. Dort würde ich verharren, bis Moos auf mir wuchs und riesige Schnecken mir über die Brust und in die Ohren krochen.

»Komm, Bunk«, sagte ich. Ich hob ihn hoch und trug ihn die Treppe hinunter. Mein Blick war von Tränen verschleiert. Bunker machte zwei zögerliche Schritte, bis er weiter an meiner Seite blieb, trotz seiner Schmerzen und seiner kaputten Knochen ein williger Partner. Ich bin so blöd, dachte ich. Die schlimmen Gedanken traktierten mich, ein gnadenlose Echo meiner Fehler. Doch in diesem Moment waren sie wie dunkle Wolken am Himmel, die so schnell fort waren, wie sie aufgetaucht waren. Ich vergab sie mir. Ein paar Häuser weiter blieb ich stehen, hockte mich neben Bunker und vergrub mein Gesicht in seinem Fell. »Es tut mir leid«, flüsterte ich und streichelte seinen Hals. Ich atmete seinen Geruch ein, seinen so lebendigen, erdigen Geruch. »Es tut mir leid, mein lieber Freund«, wisperte ich in seinen Hals.

Bunker wedelte mit dem Schwanz und machte einen Schritt, es schien, als würde er mein Verhalten akzeptieren. Also richtete ich mich wieder auf und ging mit ihm weiter. Langsam entfernten wir uns von dem Haus. Bunker sah zu mir hoch, und wir überquerten die Straße.

Beim nächsten Block überzeugte ich mich selbst, dass ich gerade keinen Freund gebrauchen konnte. Ich war viel zu instabil, um noch ein gebrochenes Herz zu riskieren. Dann dachte ich, dass die Geschichte mit Greg so ganz anders war als alles, was ich bislang erlebt hatte, und dass ich diesen unglaublich tollen Mann ständig von mir stieß. Mir fiel meine Therapeutin in Ohio ein. Sie hatte gemeint, es sei normal, dass Beziehungen meine Gefühle von Unsicherheit und Schmerz nur verstärken würden, denn genau das würde ich von ihnen erwarten. Auf dieses miese Empfinden, hatte sie gemeint, sei ich eingestellt. »Daher suchen Sie Ihre Liebespartner genau nach diesem Schema aus. Ich weiß, das hört sich sehr simpel an, aber denken Sie mal darüber nach.«

Einen Block weiter spielte ich in Gedanken durch, wie sich eine andere Art von Beziehung anfühlen könnte. Greg hatte mir einen Teil seiner Ersparnisse für Bunker zur Verfügung gestellt. Er brachte mich zum Lachen. Er war brillant und leidenschaftlich, aber auch besorgt und liebenswürdig. Wenn er mich mitten in der Nacht berührte, hatte ich das Gefühl gehabt, nach Hause zu kommen. Dennoch hatte ich nicht den Eindruck, dass ich ihn brauchte.

Zwei Blocks weiter überfiel mich Panik. Vielleicht fühlte sich eine gesunde Liebe so an. Vielleicht sollte ich ihn gar nicht brauchen müssen. Möglicherweise konnte ich mich auch wohl fühlen, ohne dass er ständig an meiner Seite war. Das kam mir aber total unromantisch vor, nicht stürmisch genug. Das Feuer in meinen Liebesbeziehungen war entstanden, weil es von Verzweiflung geschürt wurde.

Drei Blocks weiter fragte ich mich, ob die Flamme vielleicht deshalb immer so schnell verlosch.

Vier Blocks weiter beschloss ich, es mit Greg zu versuchen. Er hatte so vieles, was mich anzog. Seine blauen Augen. Seine sanften Hände. Seine Großzügigkeit. Sein Humor. Die Tatsache, dass er *mich* mochte, nicht das schicke, zurechtgemachte Ich, sondern das Ich in Pyjamahosen und Ringelshirt, das sich nach einer durchfeierten Nacht am Sonntagmorgen mühsam in die Küche schleppt.

Fünf Blocks weiter blieb ich stehen. Ich schloss die Augen und dachte daran, wie er einmal um zwei Uhr morgens in mein Bett geklettert war, kurz vor der Nacht mit Glenn. Seine rechte Hand stützte sich auf meiner Matratze ab, sein Gewicht drückte sie nieder, so dass ich praktischerweise auf ihn zurollte. Er legte die linke Hand in meinen Nacken und verschloss meine Lippen mit seinen. Ich zog die Decke über ihn und drängte mich in seine Arme. Ein anderes Mal fürchtete ich, ich könnte, nur weil er da war, aus heiterem Himmel in Tränen ausbrechen.

Sechs Blocks weiter blieb ich erneut stehen.

Bunker schaute mich an, weil er wissen wollte, wo ich als Nächstes hingehen würde. Das hatte ich ihm beigebracht. Bei jeder Straßenkreuzung blieb er stehen und sah mich an. Als wir an der Ecke Nob Hill und Newton Street standen, wollte er von mir einen Hinweis, was jetzt zu tun war. Auf den Baseballplatz? Nach Hause? Normalerweise wollte er auf den Platz. Heute nicht. Heute setzte er sich ruhig hin und blickte mir in die Augen. Als ich mich in Richtung Haus drehte, setzte er sich sofort in Bewegung. Ich folgte ihm.

Ich trug ihn die Treppe hinauf. Er leckte meine Handgelenke. Ein Akt der Unterwerfung und der Dankbarkeit. Ich setzte ihn vorsichtig auf der Veranda nieder und öffnete die Tür in der Hoffnung, Greg säße immer noch auf dem Futon.

Das Haus hörte sich leer an, wenn man von Bunker mal absah, der über Teppiche zur Wasserschüssel tappte. Wie ich es mochte, wenn er Wasser schlabberte und alles danebenging. Als er keinen Durst mehr hatte, war es ganz still. Ich stand, die Leine in der Hand, neben der Vordertür und horchte. Dann rannte ich die Treppe nach oben. Gregs Tür war geschlossen. *Bitte sei da. Bitte sei da. Bitte sei da.*

Ich klopfte, klopfte wieder. Nichts. Klopfte noch zweimal. Nichts. Schließlich drehte ich den Knauf und stieß die Tür auf. Als Erstes sah ich seine übereinandergeschlagenen Füße auf dem Bett. Er lag da und starrte ins Leere. Sein Kummer war sichtbar. Ich setzte mich auf den Bettrand und streckte die Hand nach ihm aus. Er blieb bewegungslos liegen, die Augen weiter an die Decke gerichtet. Ich hörte Bunker unten, wie er in mein Zimmer humpelte und Laute von sich gab, die wie ein Grunzen klangen. Der Spaziergang hatte ihn müde gemacht.

»Ich habe …«, stotterte ich, »… gerade meine Meinung geändert.« Greg versuchte weiterhin, keine Regung zu zeigen, aber ich konnte den Anflug eines Lächelns in seinen Mundwinkeln erkennen. Ich wusste, dass er wütend war und nicht lächeln wollte. Und ich fand es toll, dass er nicht anders konnte.

»Du bist wieder mal ein richtiges kleines Arschloch«, sagte er.

»Ich weiß. Ich weiß. Bin ich. Aber ich lerne. Du musst das verstehen …«, fing ich an. »Ich bin nette Männer nicht gewohnt. Ich bin Typen nicht gewohnt, die freundlich sind und mit mir zusammen sein wollen. Ich weiß auch nicht. Wie soll man das erklären? Du bist kein Arschloch. Du bist ein netter Mensch. Du bist gütig und sensibel. Das ist für mich Neuland. Aber ich brauche jemanden, der den ganzen Mist mit mir durchsteht«, redete ich weiter. Die Worte fielen wie Ziegelsteine aus meinem Mund. »Denn ich warne dich, ich bringe jede Menge Mist mit. Aus irgendeinem Grund habe ich den in mir, und du wirst nie wissen, wann sich der Abgrund öffnet und es eklig und schlimm wird und du dich fragen wirst, was zum Teufel du von mir wolltest.«

»Mag sein«, sagte er. »Aber nicht sehr wahrscheinlich.«

Seine sichtbare Erleichterung über meine Rückkehr fühlte sich fremd an. Warum wollte er nur unbedingt mit mir zusammen sein? Ich musste ihm sagen, was ihn erwartete, also redete ich weiter: »Ich wurde als Kind verkorkst. Nicht richtig verkorkst, aber ich habe ein ziemlich verdrehtes Selbstbild. Und ich hatte nur schreckliche Beziehungen, und es geht mir nicht besonders gut.«

Ich wollte sagen: *Ich habe Depressionen.* Diese Worte lagen unter all dem Gerede, und je mehr ich sprach, desto näher kamen sie der Oberfläche. »Ich habe mal versucht, aus dem Wagen meines Vaters zu springen, während er über einen Highway fuhr. Und einmal wollte ich, dass meine Mutter dachte, ich würde mich mit einem Messer erstechen. In Manhattan bin ich total durchgedreht. So richtig. Und der einzige Grund, warum ich den letzten Sommer überlebt habe, war, dass ich Bunker bekommen habe. Ich hänge auf eine absurde, ungesunde Weise an diesem Hund, weil man bei mir …« Ich konnte mein Herz schlagen hören. Ich wusste nicht, ob ich Greg all diese Dinge erzählte, damit er sein Vorhaben, mit mir befreundet zu sein, aufgab, oder damit wir unsere Beziehung mit der Wahrheit beginnen konnten. »Ähm«, sagte ich und musste husten. Ich glaubte zu ersticken, während ich die Worte aus meinem Hals quetschte. »… bei mir eine klinische Depression festgestellt hat. Und ich muss Medikamente nehmen, damit ich nicht ohne jeden ersichtlichen Grund von einer Brücke springe. Ich versuche, der Sache auf den Grund zu gehen, versuche herauszufinden, warum ich so bin, warum all das passiert, und es geht mir so viel besser, seit ich hier in Seattle bin. Ich bin so glücklich hier.« Jetzt heulte ich auch noch. »Und du bist so wunderbar. Du bist wie ein Licht, das immer dann für mich da ist, wenn ich es brauche, aber auch immer dann, wenn ich es nicht akzeptieren kann. Ich werde mich bemühen, es trotzdem anzunehmen. Und deshalb denke ich, ich könnte mich über alle Maßen in dich verlieben. Du bist wie …« Sein Gesicht zuckte, als könnte er sich nicht entscheiden, ob er lachen oder davonlaufen sollte. »Oh mein Gott, ich kann nicht glauben, dass ich das alles gerade gesagt habe. Du musst denken, ich habe einen Sprung in der Schüssel. Es tut mir leid. Es ist nur so, dass ich mit dir nicht dieses rasende verrückte Liebesgefühl habe. Ich habe eher ein wunderbares, ruhiges Liebesgefühl, und ich glaube, dass das genau das Richtige für mich ist … Oh je. Versteh mich nicht falsch. Ich glaube nur, genau so sollte sich eine gesunde Beziehung anfühlen …«

Ich hätte noch länger geredet, aber er brachte mich zum Schweigen, und zwar auf die einzige Weise, die funktionierte, mit seinen Lippen auf meinen. Er zog mich an sich, heftiger, als er es je getan hatte, und wir waren wieder zusammen. Unsere Körper verschlangen sich ineinander, und ich stellte mir vor, wie eine

Doppelhelix von uns aufstieg, DNS mit Gänseblümchen und Sonnenschein und hohem Gras und Schmetterlingen. Himmel, es war einfach umwerfend.

Unser erstes offizielles Date hatten wir ein paar Tage später in einem französischen Restaurant im Pike Place Market. Greg meinte, wir sollten einfach von vorn anfangen. »Tabula rasa«, sagte er. Nach dieser zweiten Chance schwor ich mir, nie wieder denselben Fehler zu machen. Ich ging die First Avenue hinunter und sah ihn an der Ecke Pike Street stehen, mit einem Strauß Tulpen. »Auf den Neuanfang«, sagte er und reichte mir die Blumen.

»Auf den Neuanfang«, erwiderte ich und ergriff seine Hand.

In jener Nacht schrieb ich in mein Tagebuch, das nun schon seit Wochen unberührt auf dem Nachttisch in meinem Zimmer lag. »Dies ist mein neues Tagebuch. Mal sehen, wie lange ich durchhalte. Aber ich habe den Mann kennengelernt, den ich heiraten möchte. Ich möchte dies festhalten, damit unsere Kinder es eines Tages lesen können. Aber es ist merkwürdig, denn es ist ein total ruhiges Gefühl.«

DIE ZWEITE HÜFTE

April 1997

Fast einen Monat später schlief Greg in der Nacht vor Bunkers zweiter Operation in meinem Zimmer. Gewöhnlich huschte er gegen ein Uhr morgens die Treppen hinauf, doch diesmal blieb er, ich brauchte seinen Beistand.

»Ich glaube, ich habe letzte Nacht meine Tür offen lassen«, flüsterte er im Flur. »Jetzt ist das Spiel wohl aus.« Melissa sagte nichts, aber der Tonfall, wie sie »Guten Morgen« wünschte, machte deutlich, dass sie Bescheid wusste.

»Die Katze ist aus dem Sack«, sagte ich.

»Na ja, das ist jetzt auch egal«, meinte er und streichelte Bunker. »Heute bist du das Wichtigste, Kumpel.« Ich kämpfte gegen mein Katastrophenhirn an und versuchte an die positiven Dinge zu denken, die mich während der ersten Operation beruhigt hatten.

Greg fuhr mein Auto, und ich saß auf dem Weg zur Tierklinik neben Bunker. Als wir auf das Gebäude zugingen, zerrte Bunker an der Leine. Er wollte nicht hinein.

»Dumm ist er ja nicht«, meine Greg.

»Gibst du uns eine Minute?«, bat ich. Ich musste mit Bunk allein sein.

»Natürlich. Ich warte drinnen.« Meine Bitte schien Greg nichts auszumachen. Er begriff, dass das, was mich mit Bunker verband, die Freundschaft zwischen zwei ähnlichen Seelen war. Er wollte sich in diese Beziehung nicht dazwischendrängen. Er war nicht eifersüchtig auf meine Liebe zu meinem Hund. Ganz im Gegenteil, er sah uns immer bewundernd zu. Oft sagte er zu seinen Freunden und seiner Familie, dass ich die unglaublichste Hundeflüsterin sei, die er je erlebt habe. Er meinte, ich würde die Bedürfnisse meines Hundes erstaunlich genau vorausahnen, und dass er nie einen besseren Hund gekannt habe als Bunker.

Ich setzte mich auf dem Parkplatz neben Bunk, legte beide

Hände auf seine Schultern und versuchte, ihm das Ganze zu erklären. Das Fell an seiner linken Hüfte war schon ungefähr einen Zentimeter lang, zart und flaumig wie bei einem Hundebaby. »Erinnerst du dich noch an diese schreckliche Sache, die da drin passiert ist?«, fragte ich. Er hörte mir zu. Ich schlang meine Beine um ihn. »Das wird jetzt wieder passieren, okay? Es wird noch einmal schlimm, hörst du? Aber dann werde ich dir wieder helfen, und Greg und Melissa und Chris werden dir auch helfen. Danach wird es dir besser gehen, Bunk. So viel besser. Wir können wieder in den Park fahren und *laufen*. Kannst du dir das vorstellen? Wie schön das sein wird?« Er hörte die Freude in meiner Stimme und wedelte mit dem Schwanz. Ein Auto hielt auf dem Parkplatz, die Fahrerin sah mich mit meinem Hund reden. Sie lächelte uns an, als sie an uns vorüberging. Ich liebe die Menschen in Seattle.

»Es wird dir danach richtig gut gehen«, sagte ich. »Du schaffst das.« Er stand auf. »Bist du bereit?« Ich ging los, er zögerte noch, schließlich trottete er widerwillig auf die Klinik zu, den Schwanz zwischen die Hinterbeine geklemmt, den Kopf ließ er hängen. Die Dame am Empfang erinnerte sich sofort. »Bunker!«, rief sie. »Da bist du ja wieder! Wir alle lieben Bunker!« Sie wandte sich mir zu und erzählte: »Wir haben uns das letzte Mal alle in diesen Kerl verliebt. Was für ein wunderbarer Hund. Hallo, Kleiner!« Bunker hatte den Schwanz immer noch zwischen die Hinterbeine geklemmt, aber ein klein bisschen zuckte er doch. Dann stieß er einen Laut aus, halb Wimmern, halb Heulen.

Ich legte meinen Mund an sein Ohr und flüsterte ihm zu: »Es wird alles gut.«

Die Empfangsdame nahm seine Leine und verschwand mit ihm durch die Schwingtür. »Du bist so ein guter Junge«, flötete sie. »Wir freuen uns sehr, dass du dich so gut erholt hast. Seht mal, Bunker ist wieder da!«, hörte ich sie sagen.

Greg sah mich an und lächelte. Ich konnte noch nicht zurücklächeln. Bunk war wieder fort, und ich musste abermals einen nervenaufreibenden Tag durchstehen, bevor ich wusste, ob alles in Ordnung war. Die Empfangsdame kam zurück, übers ganze Gesicht strahlend, als hätte sie mir eine Packung Antidepressiva geklaut. Ich versuchte, nicht zusammenzubrechen, als sie mir erneut das Prozedere erklärte. Sie erinnerte mich daran, dass man mich gegen vier oder fünf anrufen würde, um mir mitzuteilen, wie die Operation verlaufen sei, und dass ich ihn am nächsten Morgen abholen könne.

Ich bedankte mich bei ihr und sprach ein stilles Gebet. Danach versuchte ich, mich daran zu erinnern, was ich getan hatte, nachdem ich ihn zum ersten Mal hierhergebracht hatte. Geduld. Gute Gedanken. Alles Negative verdrängen. Greg nahm meine Hand, als wir zu meinem Ford Explorer zurückgingen, aber mir zitterten die Knie. Ich hatte ein mieses Gefühl. Ich musste es abschütteln. Schließlich kletterte ich auf den Beifahrersitz, und Greg fuhr los.

Je weiter wir uns von der Klinik entfernten, desto schlimmer wurde das schreckliche Gefühl. Voller Panik wurde mir bewusst, was diesmal anders war: Beim ersten Mal war Greg nicht dabei gewesen, um Bunker in der Klinik abzuliefern. Ich hatte das allein gemacht. Ich hatte ihn allein in die Klinik gebracht, allein getröstet, war dann allein zur Arbeit gefahren – und alles war gut gegangen. Warum hatte ich nur zugelassen, dass Greg mitkam? Mein unheimliches, abergläubisches Gefühl war so stark, dass ich in heftiges Schluchzen ausbrach. Ich konnte nicht mehr sprechen, legte den Kopf in meine Hände, keuchte. Ich hatte solche Schuldgefühle, dass ich kaum noch atmen konnte. Ich weinte endlos viele Tränen. So viel geweint hatte ich noch nie vor irgendjemandem, nicht einmal vor meinen Eltern oder meiner Therapeutin. Es war dieselbe Art von Weinen, die mich damals in New York in der Dusche befallen hatte, als ich glaubte, den Verstand zu verlieren. Ich bekam es nicht mehr unter Kontrolle. Greg konnte ich nicht ansehen. Es war mir so peinlich. Außerdem war ich davon überzeugt, dass etwas Schreckliches geschehen würde, nur weil ich zugelassen hatte, dass dieser Mann uns begleitete. Ich hätte das nie zulassen dürfen. Es gab doch dieses heilige Band zwischen Bunker und mir. Nicht zwischen Bunker, mir und Greg.

Erst als das Schluchzen ein wenig nachließ, merkte ich, dass Greg auf einem Seitenstreifen gehalten hatte. Wir befanden uns auf einer stark befahrenen zweispurigen Straße, aber er hatte tatsächlich ein Platz gefunden, wo er den Motor ausmachen konnte.

»Er packt das schon«, sagte Greg. »Hast du gesehen, wie die Leute ihn dort begrüßt haben? Sie werden sich bestimmt liebevoll um ihn kümmern.«

Ich nickte, ohne aufzuschauen. Ich konnte Greg nicht sagen, was mir gerade aufgegangen war – dass es viel zu intim gewesen war, ihn mitzunehmen, als ich meinen geliebten Hund zu seiner zweiten Operation brachte, zu seiner zweiten traumatischen Erfahrung. Ich war nicht bereit gewesen, eine andere Person an diesem Erlebnis teilhaben zu lassen. Ich war noch nicht so weit, einem Mann zuzutrauen, dass er mit dieser Situation fertig wurde und sich nicht umdrehte und Reißaus nahm, weil seine Freundin eine spinnerte Hundenärrin war. Ich stellte mir die schrecklichsten Dinge vor – so konnte er mir zu verstehen geben, dass ich verrückt sei; stumm neben mir warten, bis ich zu weinen aufhörte, um dann nicht zu wissen, was er sagen sollte; meinem peinlichen Schweigen lauschen, mit dem ich zutiefst bedauerte, mich ihm je in meiner ganzen Verwundbarkeit gezeigt zu haben.

Ich hielt mein Gesicht mit den Händen bedeckt, als müsste ich eine furchtbare Entstellung verbergen, die Greg keinesfalls sehen durfte. Ich wollte keine Helligkeit in mein Leben lassen. Ich wollte nicht aufblicken und sein Gesicht sehen. Ich wusste nicht, was mich erwarten würde. Die Dunkelheit hinter meinen geschlossenen Lidern, die Hände, die mein Gesicht verdeckten, waren tröstlich und mir vertraut. All das kannte ich gut. Es war so ungeheuer real, verführerisch real. Ich traute mich auch nicht, etwas zu sagen. Ich versuchte nur, ruhiger zu atmen. Meine Hände wurden allmählich heiß, ein Schweißfilm legte sich über mein Gesicht. Fünf Minuten vergingen, vielleicht noch mehr. Ich fragte mich, was außerhalb meiner Hände vor sich ging. Schlief Greg? Starrte er mich an wie ein Tier im Zoo? Wusste er nicht, welche Worte er aussprechen sollte?

Schließlich ließ ich die Hände sinken und öffnete langsam die Augen. Die kühle Luft auf meinen Wangen und meiner Stirn ließen mich beinahe erschauern. Stur sah ich geradeaus – links sausten die Autos an uns vorüber. Die Fensterscheibe war beschlagen von meinem Atem. Ich drehte den Kopf ein wenig, voller Angst, was ich erblicken würde.

Ich sah Greg: ruhig, klar, liebevoll. Er hielt den Kopf leicht geneigt und musterte mich mit forschendem Blick. Dann sagte er etwas, was kaum schöner sein konnte: »Ich bin noch da.« In diesem Moment wusste ich, dass ich diesen Mann nie wieder verlieren würde, ganz egal, was geschehen würde.

MARYMOOR PARK

Mai 1997

Bunker überstand auch die zweite Operation gut. Vertrauensvoll ließ er sich wochenlang von mir über alle Treppen tragen. Er schien verstanden zu haben, dass wir unsere gemeinsamen Spaziergänge nach dieser Unterbrechung wieder aufnehmen würden. Er machte einen zufriedenen Eindruck, so als wisse er, dass er gerettet worden war. Und dass er nach der schmerzhaften Rekonvaleszenz sein altes Leben mit mir und allen anderen Menschen, die ihn liebten, wieder aufnehmen konnte. Er saß brav in seiner Box und legte das Kinn auf die Fensterbank, so dass seine Nase hinausschnuppern konnte. Ich sah ihm stundenlang zu, denn er strahlte eine unglaubliche Zufriedenheit aus, selbst wenn er nur einen Vogel im Vorgarten beobachtete. Ging ein anderer Hund vorüber, zuckte seine Nase mehrmals, schnüffelte eifrig. Kamen meine Mitbewohner nach Hause, war ihr erster Weg in mein Zimmer, um Bunker mit Heulen und Tätscheln zu begrüßen. Er hob das Kinn und heulte zurück. Ich bewunderte ihn, denn selbst mit seiner kahl rasierten Hüfte und den Dutzenden von Klammern, die die Operationswunden zusammenhielten, strahlte er vor Lebensfreude. Selbst als er nicht aus seiner Box durfte, schlug seine Versunkenheit sofort in schwanzwedelnde Freude um, sobald er den Geruch eines Freundes erschnupperte. Noch immer war er mein Lehrer. Er führte mich durch sein beispielhaftes Verhalten durchs Leben. Dass er ein zweites Mal so lange in der Box bleiben musste, schien ihn weiter nicht aufzuregen. Er blieb einfach sitzen, hing seinen Betrachtungen nach, wedelte hin und wieder mit dem Schwanz und war ganz bei sich, es war ein Leben im Sein. Er nahm glücklich unsere Aufmerksamkeiten und unsere Liebe entgegen, atmete und war mit seiner neugierig zuckenden Nase ständig auf der Suche nach neuen Gerüchen. Zwischendurch rollte er sich für ein Schläfchen auf seiner Decke zusammen. Wenn das keine Lektion in der Kunst der Lebensführung ist, dann weiß ich auch nicht.

Greg und ich erzählten unseren Mitbewohnern, dass wir zusammen waren. Reaktion: »Ja, klar. Wissen wir.« So viel zum Thema Geheimhaltung. Und doch änderte sich die Dynamik im Haus, nachdem unsere Beziehung publik war. Wir alle trauerten um das »Eine-Familie-von-Freunden«-Feeling, das wir genossen hatten. Nun waren wir ein Paar und zwei Freunde.

Als Bunker sich von der zweiten Operation erholt hatte, bekam ich bald darauf einen zweiten Anruf von Clay. »Julie, ich wollte dir nur sagen, dass es mich freuen würde, wenn du zu meiner Hochzeit kommen könntest. Megan hat schon ein paar Kleider ausgesucht. Sie wird dich noch anrufen, wegen der Größe und so. Es wäre echt toll, wenn du dabei wärst. Es würde mir wirklich viel bedeuten.«

Ich zögerte mit der Antwort. Die Hochzeit fand in sechs Wochen statt. War ich vielleicht der Notnagel, was diese Brautjungfernsache betraf? Oder hatte Mom ihn genötigt, mich einzuladen? Wie auch immer: Dieser Anruf war ein Meilenstein in unserer Beziehung. »Ich wäre sehr gern dabei«, sagte ich, und es fühlte sich für mich auch richtig an.

Ich lud Greg ein, mit mir nach Ohio zu kommen, als mein offizieller Freund. Alle in der Familie mochten Greg, und ich hörte mehr als einmal, dass ich endlich so klug gewesen sei, mich in einen netten Typen zu verlieben. Aurora und Bob betrachteten Greg ohnehin schon als Familienmitglied.

Ich weiß noch, wie ich auf der Hochzeit den Fotografen beobachtete. Er machte ein Foto von Clay, flankiert von meinen Eltern. Er lächelte und überragte sie beide mühelos mit seinen eins fünfundneunzig. Sie hielten sich an den Händen, und mir stiegen die Tränen in die Augen. Mochten sie auch einiges falsch gemacht haben, meine Eltern hatten sich wirklich bemüht, uns zu lieben. Sie waren da, als sie merkten, dass meine emotionalen Probleme mich zu überwältigen drohten. Wie konnte ich ihnen bloß sagen, dass sie mir damit das Leben gerettet haben, trotz allem, was vorausgegangen war? Dass ihr Glaube an mich überhaupt erst den Wunsch in mir geweckt hatte, mich selbst lieben zu wollen? Dann machte der Fotograf eine kurze Pause, und Clay konnte einen Moment verschnaufen. Er war jetzt erwachsen. Verheiratet. Ich aber konnte, vielleicht zum ersten Mal, den kleinen Jungen in ihm erkennen. Ich konnte die Verletzungen unter seiner Haut spüren, sein Gefühl der Unzulänglichkeit, seine Sehnsucht nach Liebe von seinem viel zu oft abwesenden Vater, seine Unfähigkeit, mit meiner Mutter zu sprechen, seine Angst, von der kleinen Schwester verdrängt zu werden, und die Wut, die daraus entstand. Ich begriff nun, welchen Trost seine Freunde ihm gewesen waren, Jungs von der Highschool, die für ihn wie Brüder waren, die ihn getröstet und mit ihm getrunken hatten. In seiner Verzweiflung hatte Clay eine eigene kleine Familie gegründet, eine Familie mit Freunden. Ich empfand eine gewaltige Zärtlichkeit für ihn, als er sich mit seinen Kumpels fotografieren ließ. Hochstimmung hatte mich erfasst, sicher bedingt durch die Hochzeit. Aber ich hatte auch verstanden, wie Clay mit den Schwierigkeiten des Erwachsenwerdens fertiggeworden war.

Ich wusste jetzt, warum es zu den Gewaltausbrüchen meines Bruders gekommen war, nun lag es an mir, mir klarzumachen, dass sie nichts mit mir zu tun gehabt hatten. Ich musste aufhören, sie weiter mit mir herumzuschleppen. Das war eine Übung in Achtsamkeit, die ich mein Leben lang würde befolgen müssen: nicht zu schlecht von mir denken, nicht jede noch so kleine Handlung sofort zu kritisieren, sie in Grund und Boden zu verdammen und in ein Trauerspiel zu verwandeln. Ich werde wohl immer wieder meinem Selbsthass Einhalt gebieten müssen. Hierbei war Bunker mein erster und wichtigster Lehrer. Er strahlte so viel Lebensfreude aus, und er liebte mich, was auch geschehen mochte. Ganz egal, wie ich auf ihn zuging, in welcher Stimmung ich war, wie viel Energie ich hatte, wie ich aussah oder roch, er liebte mich über alle Maßen. Umgekehrt war es genauso – außerdem hatte ich ihn gerettet. Wir hatten einander gerettet. Ich lernte, indem ich Bunkers bedingungslose Liebe beobachtete. Auf diese Weise fand ich zu wahrer, mitfühlender Selbstliebe. Ich habe lange dafür gebraucht, denn jede Heilung erfolgt über verschlungene Wege, mitunter dreht sie sich sogar im Kreis. Aber mit der Zeit, mit Meditation, Medikamenten, Therapie, Freunden, Gregs Liebe und viel, viel Schreiben habe ich begriffen, dass das unschuldige, tierliebe kleine Mädchen in mir einfach nur lieben und geliebt werden wollte. Und dass es nie zu spät war, ihr genau das zu geben.

Zwei Monate nach der zweiten Operation sprangen Bunker und ich ins Auto und fuhren in den Marymoor Park. Das erste Mal seit den Operationen. Das erste Mal seit dem Spaziergang mit meinen Eltern und Tante Aurora, als Bunker nicht mehr vom Boden hatte aufstehen können. Als wir vom Highway abbogen und die Straße Richtung Park nahmen, setzte er sich auf dem Rücksitz auf und fing laut zu heulen an. »Wir sind gleich da, Kumpel«, sagte ich lachend und rollte auf den Parkplatz.

Ich öffnete die Autotür, und Bunker sprang heraus wie eine aufgezogene Feder. Er lief einige Meter, dann blieb er stehen und blickte zu mir. Er wollte sich vergewissern, dass ich ihm auch folgte. Es dauerte eine Weile, bis ich es geschafft hatte, das Auto abzuschließen. Ich trug meine Laufschuhe, die Schlüssel steckte ich in meine Jackentasche. Bunker lief im Kreis herum, bellte und wartete auf mich. Die Art, wie Bunker mich liebte, so uneingeschränkt, eindeutig und ausnahmslos, half mir, mich jeden Tag daran zu erinnern, mir diese Liebe auch selbst und anderen Menschen entgegenzubringen.

Ich lief auf ihn zu, und er fing an zu rennen, so schnell seine bionischen Hüften es zuließen. Er war nicht sehr schnell, jedenfalls konnte ich noch mit ihm Schritt halten. Anfangs sprintete ich hinter ihm her und beobachtete, wie seine neuen Hüftgelenke ihren Dienst taten. Er würde nie laufen können wie ein normaler Hund, gerade deswegen liebte ich ihn noch mehr. Seine Hinterbeine hatten einen leichten Linksdrall, aber er rannte trotzdem, was das Zeug hielt. Ich war nun auf einer Höhe mit ihm und behielt ihn im Auge, wenn er ungeschickt über Zweige hüpfte. Die ganze Zeit hing ihm die Zunge heraus. Er wirkte so locker, wie ich ihn noch nie gesehen hatte. Wir schafften es bis an den Rand des Sees. Dort hielt er inne, umrundete mich dreimal und heulte dann aus tiefster Seele den Himmel an. Ich hockte mich neben ihn, hielt seine daunenweichen Ohren in meinen Händen und flüsterte: »Nein, mein Lieber. Ich danke *dir.*«

NACHWORT

Ein paar Dinge, die ich Ihnen noch erzählen möchte

Vier Jahre nach unserem ersten postoperativen Ausflug nach Marymoor heirateten Greg und ich in einer winzigen Kirche in den Wäldern von San Juan Island, einer Insel am Eingang der Puget Sound im Bundesstaat Washington. Mein Vater führte mich den Mittelgang hinab, und in der letzten Minute bat ich Clay, einer unserer Trauzeugen zu sein. Er war einverstanden und trug sogar einen Smoking. Bunker hatte auch einen bekommen. Er war nämlich unser offizieller Ringträger. Melissa führte ihn an einer babyblauen Leine, und er saß links von mir, als ich Greg meine Liebe schwor. Wir sind nun seit fünfzehn Jahren verheiratet, und es war nicht immer einfach, aber er ist noch da und ich bin noch verliebt in ihn. Ich weiß seine ruhige, beständige und kraftvolle Art zu schätzen. Wir haben zwei wunderschöne Töchter, eine hat seine blauen Augen geerbt, die andere hat Augen von einem tiefen Grün, der Farbe der Erde. Und so sehen unsere Töchter mit unseren Augen. Die Mädchen sind unser ganzer Sonnenschein.

Bevor wir im Jahr 2000 den Bund der Ehe schlossen, schmiss Chris für uns eine Verlobungsparty in seiner Wohnung in Belltown. Er schenkte uns ein Video, für das er Fotos und Filmaufnahmen aus unserem Zusammenleben als Freunde und als Paar montiert hatte. An jenem Abend fuhren Melissa und Chris zum Haus seiner Eltern, wo sie sich zum ersten Mal küssten. Als sie mich am Morgen anrief und mir die Neuigkeit verkündete, ließ ich einen Schrei los, der bestimmt irgendeiner Fensterscheibe im nördlichen Seattle den Garaus gemacht hat. Zwei Jahre später haben die beiden ebenfalls geheiratet. Ich war Brautjungfer und heulte während der gesamten Zeremonie Rotz und Wasser. Der Empfang fand in einem Restaurant am Lake Union statt, von dem aus man unser Haus sehen konnte; mittlerweile hatten wir es »Die Liebeshütte« getauft. Schließlich hatte es uns nicht nur ein neues Leben, sondern obendrein die Liebe unseres Lebens geschenkt. Melissa und Chris haben mittlerweile drei Söhne und leben in Los Angeles. Wir sehen uns, wann immer sich eine Gelegenheit ergibt.

Was meine Depression angeht: Es hat immer wieder Momente in meinem Leben gegeben, in denen ich dachte, nicht länger depressiv zu sein. Vier- oder fünfmal habe ich versucht, die Medikamente abzusetzen. Es dauerte dann jedes Mal keine sechs Monate, bis ich sie wieder nehmen musste. Ohne sie versinke ich in der Finsternis, und das ist schrecklich. Ich hoffe, ich habe dieses Gefühl klar genug beschrieben. Es ist eine Wand, die sich um meinen Geist schließt. Es ist schiere Finsternis. Die Depression ist die grauenhafte Stimme in meinem Kopf, die mir sagt, ich solle endlich ein für allemal Schluss machen. Einmal hatte ich wieder meine Tabletten genommen, aber es klappte nicht richtig. Ich musste in aller Eile ein paar andere Medikamente ausprobieren. Das hat mich so geschockt, dass ich nicht mehr auf die Antidepressiva verzichten werde. Warum sollte ich auch? Warum sollte ich mit meinem Leben spielen? Ich kann mich noch gut erinnern, wie der amerikaweit bekannte Nachrichtensprecher Mike Wallace einst verkündete, dass er sein Leben lang diese Serotonin-Wiederaufnahmehemmer würde nehmen müssen und dass er für diese Medikamente dankbar sei, weil er ohne sie seinem Leben längst ein Ende gesetzt hätte. Das kann ich nur unterschreiben. Diese Medikamente sind für mich so lebenswichtig wie Wasser. Welcher Neurobiologe auch immer die SSRI erfunden haben mag, ich danke ihm aus tiefstem Herzen. Ich verdanke ihnen nämlich mein Leben.

Ich habe mit Clay über einige der Vorfälle gesprochen, die es zwischen uns im Kindesalter gegeben hat. Er sagte, er erinnere sich an die ein oder andere Begebenheit, keineswegs an alle, aber er würde mir glauben und es täte ihm wirklich schrecklich leid. Seine Entschuldigung war ernst gemeint und nahm dem Ganzen die Spitze. Natürlich kann eine Entschuldigung nichts ungeschehen machen. Aber jetzt, wenn ich ihn so ansehe, weiß ich, dass er kein Kind mehr ist. Und ich auch nicht. Er ist ein klasse Typ. Ein liebender Ehemann. Er wird es packen, und ich auch. Ich habe Clay vergeben, aber ich möchte, dass meine Geschichte nicht ungehört verhallt. Viel zu viele Geschwister streiten sich und tun sich schreckliche Dinge an. Tatsächlich ist die Gewalt unter Geschwistern eine der letzten Formen sanktionierter Gewalt. Eltern sagen häufig, dass Kinder sich einfach prügeln. Ein gewisses Maß an Aggression zwischen Geschwistern ist unvermeidlich, aber Eltern sollten wissen, wie sie nötigenfalls eingreifen und dies unterbinden können, bevor es zu schwerwiegenden körperlichen oder seelischen Verletzungen kommt. Gewalt sollte unmissverständlich verboten werden. Kein Kind darf ein anderes einschüchtern, misshandeln oder verletzen, schon gar nicht, wenn es sich um ein Geschwisterkind handelt. Solche Vorfälle hinterlassen Wunden, deren Narben ein Leben lang spürbar sind.

Bunker starb 2007. Sein ganzes wunderbares Leben über hatte ich Angst vor dem Tag, an dem er mich verlassen würde. Ich weiß noch, wie ich auf den Stufen meines Hauses saß und weinte, als er sechs Jahre alt wurde. Mir war klar, dass er möglicherweise schon die Hälfte seiner Lebenszeit überschritten hatte. Im Jahr 2000 zogen wir von Seattle nach Connecticut, Greg hatte dort eine Stelle bekommen hatte. 2005 ging es nach Berkeley, wo er eine Professorenstelle antrat. Damals war Bunker neun, und sein Gesicht war vom Alter schon weiß geworden. Aber er war immer noch gesund. 2006 brachte ich ihn zum Tierarzt für einen Senioren-Check-up. Da hieß es noch, alles sei in bester Ordnung.

Im April 2007 war unsere älteste Tochter zwei und ich im siebten Monat schwanger. Wir hatten ein Haus gekauft, und kaum waren wir einzogen, fing Bunker an, im Zimmer meiner Tochter zu schlafen. Sie litt unter Alpträumen, und irgendwie schien er das zu wissen. Er machte sich ein Nest zwischen ihren Kuscheltieren und wachte Nacht für Nacht über sie, der große Heiler. Eines Morgens ging ich in ihr Zimmer und fand einen merkwürdigen Blutfleck auf dem Teppich, wo Bunker geschlafen hatte.

Damals wurde in den USA viel über Tierfutter diskutiert, denn giftige Produkte aus China hatten bei Hunden Blutungen ausgelöst, an denen die Tiere gestorben waren. Also vereinbarte ich sofort einen Termin beim Tierarzt. Ich brachte Bunker hin, während die Kleine im Kindergarten war. Der Tierarzt machte Röntgenaufnahmen von Bunkers Bauch, dann brachte er ihn zu mir zurück und meinte, er würde gleich mit mir die Resultate besprechen. Ich war mir sicher, dass es nichts Gravierendes war, denn ich hatte wirklich gut auf seine Gesundheit geachtet. Und die meisten Besuche beim Tierarzt verliefen so, dass man mir am Ende sagte, es ginge Bunker gut und ich solle mir nicht immer solche Sorgen machen.

Diesmal aber holte der Arzt uns nochmals in den Behandlungsraum. Er sagte: »Ich fürchte, ich habe schlechte Neuigkeiten.« Ich zuckte zusammen. Das Blut schoss mir ins Gesicht. Ich weiß noch, wie ich dachte: *Nein, nein, nein.* »Auf der Röntgenaufnahme sehen Sie, dass seine Lungen fast vollständig von Krebsgeschwulsten befallen sind.« *Nein, nein, nein, nein.* Er war jetzt elf Jahre alt. Ich war nicht darauf vorbereitet, ihn zu verlieren. Ich war eine junge Mutter. Ich brauchte seine Unterstützung. Ich brauchte seine Beständigkeit. Ich brauchte *ihn.*

Der Arzt ging hinaus, und ich rief augenblicklich meine Mutter an. Sie rief ich als Erste an, weil sie immer für mich da ist. Unter allen Umständen. Sie ging gleich ran, und ich brach in Schluchzen aus, so wie damals, als ich sie aus New York anrief. Heftiges, nicht zu stoppendes Schluchzen. »Bunker hat Krebs«, weinte ich ins Telefon. »Der Tierarzt hat ihm noch sechs bis acht Wochen gegeben. Bunker wird sterben, Mom!«

»Mein Gott«, sagte meine Mutter, und ich hörte die Tränen in ihrer Stimme. Ich legte auf und rief Greg an. Ich erzählte ihm, was los war. Wir waren jetzt alle geschockt. Ich musste die Kleine gleich vom Kindergarten abholen, daher hieß es nun, dass ich mich zusammennehmen musste. Ich hatte dieses wunderbare kleine Mädchen, für das ich sorgen musste, das ich zu beschützen hatte, und vielleicht wusste Bunker das. Er hatte sich um mich gekümmert und sich umgekehrt meiner Obhut anvertraut, bis er sich sicher sein konnte, dass mit mir alles in Ordnung war. Und nun fing er an loszulassen.

In den nächsten Nächten wachte ich weinend auf. Bunker schlief jetzt wieder neben mir, weil ich ihn darum gebeten hatte. Ich schlief mit einem Arm über der Bettkante, die Hand auf seinem Brustkorb, wie ich es getan hatte, als er noch ein Welpe war. Und nach der Operation. Ich wollte fühlen, wie er atmete. Ich weinte ein paar Tage lang ziemlich viel. Als ich einmal mitten in der Nacht weinend aufwachte, hörte Greg mich. »Oh, Julie, Liebes«, sagte er und hielt mich fest. Wir würden Bunkers unvorstellbares Ende gemeinsam durchstehen. »Bunker«, flüsterte Greg mir ins Ohr. »So ein guter Junge.«

Er starb zehn Tage nach der Diagnose. Der Tierarzt hatte mich gewarnt. Wenn Bunker lethargisch würde, wenn er nur noch flach hechelte, dann müssten wir ihn zum Einschläfern bringen. Am neunten Tag nach der Diagnose war all das eingetreten. Ich brachte Bunker in die Praxis, wo man uns in einen Raum mit gedämpftem Licht führte, eine Decke lag auf dem Boden.

Aber ich brachte es einfach nicht fertig. Ich sagte ihnen, dass ich noch eine Nacht bräuchte. »Nur eine Nacht. Bitte. Glauben Sie, er übersteht noch eine Nacht?« Der Tierarzt wies mich darauf hin, dass Bunkers Körper stark in Mitleidenschaft gezogen sei. Die Organe würden beginnen zu versagen. Er habe Hunde und ihre Organe geradezu explodieren sehen, erzählte er, ein ganz grauenhafter Tod, den man Bunk unbedingt ersparen solle. »Ich kann noch nicht. Ich kann mich noch nicht von ihm verabschieden. Ich bringe ihn morgen vorbei«, sagte ich und schlurfte niedergeschlagen aus der Praxis. Ich kam mir so selbstsüchtig vor, weil ich ihn diesem Risiko aussetzte. Das Letzte, was ich wollte, war, dass Bunker leiden musste, aber ich konnte mir ein Leben ohne ihn nicht vorstellen.

Ich hatte vierundzwanzig Stunden, um mit seinem Sterben ins Reine zu kommen. Vierundzwanzig Stunden, um mich zu verabschieden. Greg kümmerte sich um die Kleine, während ich mit

Bunker auf unserem Bett saß, weinte und ihn bat, doch weiterhin über mich zu wachen, wenn er fort wäre. »Bitte, Kumpel. Gib mir ein Zeichen, dass du noch da bist, wenn du hinübergegangen bist. Irgendwie. Zeig mir, dass ich nicht allein bin. Ich danke dir für alles. Danke, dass du mich geheilt hast. Danke, dass du mir gezeigt hast, dass es mir besser gehen kann, dass ich leben kann, dass ich für uns ein gutes Leben schaffen kann, dass die Entscheidung, einen guten Mann in mein Leben zu lassen, die beste überhaupt war. Danke, dass du mir gezeigt hast, dass ich nicht völlig kaputt war. Danke, dass du mich hast wissen lassen, dass ich geheilt werden konnte.« Während ich mit ihm redete, starrte Bunker blicklos vor sich hin, ins Leere, bis ich mein Gesicht vor seines hielt. Dann sah er mich noch einmal an, und sein langer Schwanz mit dem wunderschönen Fell wackelte ein bisschen. Oh, mein lieber, lieber Junge.

Am Morgen, an dem Bunker uns verlassen sollte, ging Greg los und kaufte das beste Steak, das er finden konnte. Er legte es auf den Grill vor unserem Haus, und ich führte Bunker vorsichtig die Stufen hinunter in den Garten. Er war so schwach, dass er nicht stehen konnte, und ließ sich einfach zu Boden fallen, sein Gesicht in sorgenvolle Falten gelegt. Ich sagte: »Es ist Zeit zu gehen, Bunk. Ich schaffe das schon, Kumpel. Wirklich. Du hast deine Aufgabe erfüllt. Du hast mich geheilt und viele andere Menschen. Du warst mein Retter, weißt du.« Ich flüsterte ihm das ins Ohr, und seine alte Stupsnase schnüffelte, weil sie den Geruch seiner letzten Mahlzeit einfing. Greg schnitt das Fleisch in kleine Happen, und wir setzten uns rechts und links von ihm, um ihm jeden Bissen einzeln zu fressen zu geben. In einer halben Stunde würden wir ihn zum Einschläfern bringen. Ich wusste nicht, ob ich die Kraft aufbringen würde, mitzufahren. Ich konnte mir mein Leben ohne ihn schlichtweg nicht vorstellen. Ich war zweiunddreißig, verheiratet, hatte eine kleine Tochter und war mit der zweiten schwanger. Und doch schien mir ein Leben ohne Bunker undenkbar. Nicht vorstellbar.

Greg fuhr uns in die Praxis. Ich hatte mit Bunker auf dem

Rücksitz Platz genommen. Wir öffneten die Klappe, und Bunker weigerte sich herauszukommen. Er zerrte an der Leine mit aller Kraft, um im Wagen bleiben zu können. Ich weinte. Ich weinte, weil ich wusste, was ich zu tun hatte, was er zu tun hatte. Er musste mich verlassen. Und ich fragte mich, ob ich nicht das Falsche tat. Ich hatte solche Angst, einen Fehler zu machen. Dann aber klangen mir wieder die Worte des Arztes in den Ohren: *Die Organe können explodieren.* Ich musste meinen Jungen vor diesem Schmerz beschützen. Ich musste ihn durch seinen Tod bringen, wie er mich durch unser gemeinsames Leben gebracht hatte.

In dem Augenblick, in dem der Tierarzt Bunker die Spritze ins Bein gab, verließ seine Seele den Raum. Sie nahm alle Farbe mit. Selbst das Licht sah anders aus als vorher. Ich weinte und schob meinen ungeheuer dicken Bauch über seinen toten Körper. Der Tierarzt ließ Greg und mich allein, damit wir uns verabschieden konnten. Ich legte meinen Kopf auf Bunkers lebloses Haupt und flüsterte: »Danke. Danke. Danke. Danke für alles, mein Lieber. Ich werde dich so vermissen. Danke. Danke für mein Leben. Du wirst immer mein Engel bleiben.«

Als unsere Tochter an jenem Nachmittag aus dem Kindergarten kam, sagten wir ihr, dass Bunker jetzt im Himmel sei. Sie sah mich an mit diesen blauen Augensternen, die sie von ihrem Vater geerbt hatte, und meinte: »Und wer wird mich dann vor den Ungeheuern beschützen?« Ich hätte ihr am liebsten dieselbe Frage gestellt. Auch ich brauchte ihn, damit er mich vor den Ungeheuern bewahrte. Aber er hatte mich gelehrt, dass ich das selbst tun konnte. Ich hatte die Fähigkeit, mich für das Positive und das Licht im Leben zu entscheiden. Ich hatte sogar die Fähigkeit, anderen zur Heilung zu verhelfen. Und so sah ich meiner Kleinen fest in die Augen, nahm ihre beiden Hände in meine und sagte: »Dad und ich werden dich beschützen, meine Süße. Dad und ich werden immer für dich da sein, jeden einzelnen Tag unseres Lebens.«

Als unsere wunderhübsche zweite Tochter fast ein Jahr alt war, beschloss ich, dass es nun an der Zeit war, Bunkers Asche dem Ozean zu übergeben. Er war immer gern im Wasser gewesen, ich wollte, dass seine Seele frei war. So frei, dass sie womöglich zu mir zurückkommen würde. Ich wollte ein Zeichen, dass er nicht für immer von mir gegangen war.

Mit drei Freundinnen fuhr ich an den Strand von Santa Cruz. Wir alle wollten symbolisch etwas dem Meer übergeben, etwas, das uns wichtig war oder das wir loslassen mussten. Eine meiner Freundinnen, die gerade eine schmerzhafte Scheidung hinter sich hatte, warf einen Herzanhänger in die Wellen. Eine andere einen Ganesha-Glücksbringer, der auf magische Weise die Liebe zu ihr bringen sollte. Ich nahm Bunkers Urne mit und watete so weit ins Wasser hinaus, wie ich nur konnte. Meine Jeans waren durchnässt, mein T-Shirt klebte an der Brust, und ich sagte laut und feierlich: »Bunker, wo auch immer du bist, ich will, dass du weißt, dass ich noch da bin, dass ich dich weiterhin liebe und dir sehr dankbar bin. Es geht mir gut, aber manchmal könnte ich dich wirklich gut gebrauchen. Ich würde so gern wissen, ob du mich noch begleitest. Wie soll ich das je erfahren?« Ich brauchte ein Zeichen. Dass ich seine Urne stets auf dem Nachttisch stehen hatte, hatte mir keine prophetischen Träume beschert, keine hundeähnliche Erscheinung mitten in der Nacht.

Ich holte weit aus und schleuderte die Urne in die Wellen des Pazifik. In der Sekunde, in der sie mir aus der Hand glitt, wusste ich, dass das ein Fehler war. Ich wollte Bunker nicht gehen lassen. Ich kämpfte gegen den Drang an, der Urne nachzuschwimmen, doch letztlich hatte ich mich entschieden. Ich kehrte an den Strand zurück und ließ mich weinend in den Sand fallen. Da zeigte eine meiner Freundinnen in die Wellen hinaus.

»Schau nur! Sie kommt zurück!«, rief sie. Ich blickte auf und sah die Urne auf den Wellen tanzen. Jede Welle trug sie Richtung Ufer. Näher. Näher. Näher. Zurück ans Land. Zurück zu mir. Die Urne landete auf dem Sand, und meine Freundin ging zu ihr hin, hob sie hoch und legte sie mir vor die Füße. Ich griff nach ihr und hielt die sandige Urne weinend an die Brust gepresst. Ich lachte, denn nun war Bunker zurückgekehrt. Es war, als würde er zu meinen Füßen sitzen, gegen meine Schienbeine gelehnt, als würde er mir sagen, dass alles in Ordnung sei. Er erinnerte mich daran, dass er immer noch bei mir war, immer bei mir sein würde, da eine Liebe wie die unsere nicht einfach stirbt.

DANKSAGUNG

Ich möchte mich bei dem unglaublichen Adam Wahlberg von Think Piece Publishing bedanken, weil er mein größter Fan, Cheerleader und Wegbereiter für dieses Buch war. Adam, mit dir zu arbeiten ist, als arbeite man mit einem lieben Freund – einem brillanten und wagemutigen Freund. Danke, dass du an diese Geschichte geglaubt hast und mir ein Partner bei diesem Weg warst.

Meine Dankbarkeit für Greg kennt keine Grenzen. Ohne dich wäre all dies nicht möglich gewesen. Ich danke dir, weil du mir Zeit und Raum zum Schreiben gegeben hast. Du warst der Mensch, der mich zum Schreiben ermutigt hat, der sagte, ich solle mir um die kritischen Stimmen in meinem Kopf keine Sorgen machen. Dafür werde ich dir ewig dankbar sein. Danke, dass du mir in schweren Zeiten die Tränen aus den Augen gewischt und mich zum Lachen gebracht hast. Nichts liebe ich mehr als das Funkeln in deinen Augen, wenn du zu lachen anfängst.

An unsere Töchter Rachel und Lucy: Ich liebe euch. Vergesst eines niemals: Steht zu eurer Wahrheit. Bewahrt euch ein offenes Herz. Ihr sollt wissen, dass ich jede Sekunde eures Lebens für euch da sein werde, so wie eure Großmutter für mich da war. Denn das zeichnet die Frauen in unserer Familie aus: Sie sind da, wenn man sie braucht. Rachel, danke für deine wunderbare Musik. Du bist erstaunlich, Liebes. Lucy, danke, dass du mir gezeigt hast, welch ein Geschenk es ist, wenn man jeden Raum optimistisch und mit einem Lächeln betritt.

An meinen Bruder, den ich liebe: Danke, dass du diesem Buch deinen Segen gegeben hast, dass du den Mut dazu hattest, diese Geschichte der Welt zu offenbaren, auch wenn es nicht leicht war. An alle, die Clay kennen: Ihr wisst auch, dass er sich zu einem liebevollen, fürsorglichen, witzigen, fröhlichen und großzügigen Mann entwickelt hat. Clay, ich bin dir dankbar, dass du es zugelassen hast, dass ich unsere schwierigen Zeiten öffentlich gemacht habe. Ich bin davon überzeugt, dass dies auch anderen Menschen helfen wird.

An meine Mutter und meinen Vater, die mein Leben mehr als einmal gerettet haben (zum Beispiel, als ich wissen wollte, was passiert, wenn man einen metallenen Kleiderbügel in die Steckdose steckt): Ich liebe euch über alle Maßen. Ihr wart und seid immer für mich da. Ich weiß jetzt, was für ein unglaubliches Geschenk das ist. Ich bin dankbar, dass ihr meine Eltern seid.

Brigid und Rob Robinson: Danke, dass ihr mich von Anfang an ermuntert habt, meinem Traum zu folgen. An Doug und Sue Barton: Danke, dass ihr mir geraten habt, ein Buch zu schreiben, das ihr eines Tages würdet lesen können. Danke an jeden Einzelnen von euch, weil ihr Greg großgezogen habt.

Marcia Jimenez: Danke, dass du mir gezeigt hast, dass meine enge Verbindung zu Tieren und der Natur weder sonderbar noch falsch ist. Rich, Adriane und Corinne: Ich liebe euch. Danke, dass ihr mich als eine von euch aufgenommen habt. Das hat mir sehr geholfen, als ich es dringend nötig hatte. Ross, du bist der beste Cousin, den jemand haben kann.

Grandma und Grandpa Hill: Ich liebe euch und habe euch immer im Herzen. Euer Bild steht auf meinem Nachttisch. Danke für meinen geliebten Vater. Ihr habt ihn zu einem wunderbaren Menschen erzogen.

Grandma und Grandpa Houdek: Danke, dass ihr mir gezeigt habt, wie eine Familie sich anfühlt. Bei allem Auf und Ab und Hin und Her konnte ich mich auf eines immer verlassen: den Duft nach Hefezopf und Spritzgebackenem. Danke für die Kraft, die alle Frauen in unserer Familie haben. Linda, Rich, Angie und Tina: Danke, dass ihr eure Liebe zu Hunden mit mir teilt. Ich liebe euch alle.

Tom, Whitney, Mele, Koa und Nanea: Danke für eure Unterstützung. Whitney, deine Hilfe war mir besonders wichtig. Ich danke dir dafür.

Meine Wahlfamilie, Erik und Michelle: Ihr wart Bunkers Zweiteltern. Vielen Dank dafür. Michelle, du hast mir gezeigt, was wahre Freundschaft ist. Dafür möchte ich dir danken. Erik, du bist eine große Inspirationsquelle, und ich bewundere dich sehr. Mit euch an meiner Seite ins Erwachsenenleben hineinzuwachsen, war eine der schönsten Erfahrungen meines Daseins. Henry, Shane und Ben: Ich liebe euch, Jungs. Ihr macht mich so stolz. Otto und Dudley, ihr seid klasse.

Dawn Haines und Robin Oliveira, meine Seelenschwestern vom Vermont College of Fine Arts: Ich bewundere euch beide. Dawn, dieses Buch hätte ohne dich, dein scharfes Auge, deine sorgfältige Lektüre, dein Wissen um Satzbau und Erzählstruktur nie das Licht der Welt erblickt. Danke für deine Erfahrung und deine Freundschaft. Robin, dir danke ich, dass du mich mit deinen klugen Büchern und deinem Talent inspiriert hast. Und dafür, dass du ans Telefon gegangen bist und mit mir Atemübungen gemacht hast, wenn ich wieder mal am Rande der Hysterie war.

Danke an Lisa Grantham: Danke für deine Freundschaft und für den Kontakt zu Adam Wahlberg. Ich stehe in deiner Schuld. Und vielen Dank, dass du mir beigebracht hast, dass man mit Freunden zu Hause genauso viel Spaß haben kann wie mit Freunden beim Ausgehen.

Robin MacArthur und Anne Kelley Conklin: Danke für euer sorgfältiges Lektorat, eure aufmunternden Worte und eure Liebenswürdigkeit. Karen Lynch: Danke, dass Sie sich so viel Zeit genommen haben, diese Geschichte auf den Punkt gebracht zu haben. Sie haben mir den Weg dazu bereitet.

Meine Dozenten am Kenyon College der Southern Connecticut State University (SCSU), am Vermont College of Fine Arts und am Esalen Institute: P.F. Kluge, Tim Parrish, Vivian Shipley, Rosalyn Amenta, Sue William Silverman, David Jauss, Larry Sutin, Pamela Painter, Laurie Alberts, Steve Almond, Cheryl Strayed, Pam Houston, Samantha Dunn und Alan Heathcock – danke für Weisheit, Ermutigung und Inspiration. Danke auch an alle, die an der Fakultät für Women's Studies und im Fachbereich Englisch der SCSU an mich geglaubt haben: Ich bin euch so unendlich dankbar. An die wunderbaren Menschen am Vermont

College of Fine Arts: Ihr wart eine Oase der Ruhe und Kreativität. Danke, dass ihr mich in euer Programm aufgenommen habt. Es hat mein Leben verändert.

Danke an alle Schriftsteller des Esalen Institutes: Ich bewundere jeden von euch. Alles Liebe an Lisa Russ, Melanie Simonich, Karen Lynch, Amy Sterne, Amy Kortuem, Lalé Shafaghi, Hilary Tellesen und Sarah Pape.

Grenzenlos dankbar bin ich Laurie Wagner und jenen tapferen Seelen, die sich um ihren Tisch im 27 Powers die Finger wund schreiben: Irgendwann entwickelt sich aus den miesesten Sätzen die schönste Literatur.

Illana Berger: Sie waren meine Lehrerin, die mir verdeutlicht hat, dass meine enge Bindung an die Natur eine Gabe ist. Danke Ihnen für Ihre unerschöpfliche Weisheit, Ihre Freundschaft und Ihre Liebe. Jennifer Brault: Danke für deine Freundschaft. Ich liebe dich, meine Seelenschwester. Meine ehrwürdige Frauengruppe: Ich liebe euch Mädels. Danke, dass ihr mit mir zusammen das Risiko eingegangen seid, wahrhaftig zu jedem von uns zu sein.

Alle lieben Menschen von Piedmont Friends: Danke für eure Unterstützung und dafür, dass ihr mich auf meinem Weg begleitet habt. Ich würde ja alle der Reihe nach aufzählen, aber ich habe viel zu viel Angst, einen von euch zu vergessen. Ihr wisst schon, wer alles gemeint ist.

Ryan Scheife, der eine sechzehn Jahre alte Fotografie zu einem wunderbaren Buchcover gemacht hat. Wow! Danke. Deine Geduld und deine Begabung schlagen einfach alles.

Dank an alle Hunde, die vor Bunker lebten: Bunker Hill, Sam, Midnight, Ebony, Blarney, Cinder, Bogey, Rocky und Ben. Ihr seid meine Engel.

Bunker: Danke. Ich vermisse dich. Ich liebe dich. Dieses Buch ist für dich. Du hast deine heilende Energie so vielen Geschöpfen geschenkt. Ich werde dich immer in meinem Herzen tragen. Manchmal sehe ich mir die alten Aufnahmen von dir an, nur um dein Heulen wieder zu hören. Danke, dass du mich so umfassend geliebt hast, Bunka-doo. Du hast mir alles beigebracht.

Und schließlich ein Danke an meinen augenblicklichen Hund. Jackson ist eine Promenadenmischung aus dem Tierheim, acht Jahre alt, jedoch quietschfidel wie ein Welpe: Du trägst keine Hundemedizin wie Bunker in dir, du bist auch manchmal eine richtige Nervensäge, aber ich lerne allmählich, dass du deine eigene Medizin mitbringst. Danke, dass du in dem Hundebett links neben meinem Schreibtisch gelegen hast, während ich den Großteil dieser Geschichte schrieb. Ich weiß, dass du da irgendein Wunder bewirkt hast. Du bist ein guter Junge. Ich liebe dich. Wollen wir eine Runde drehen?